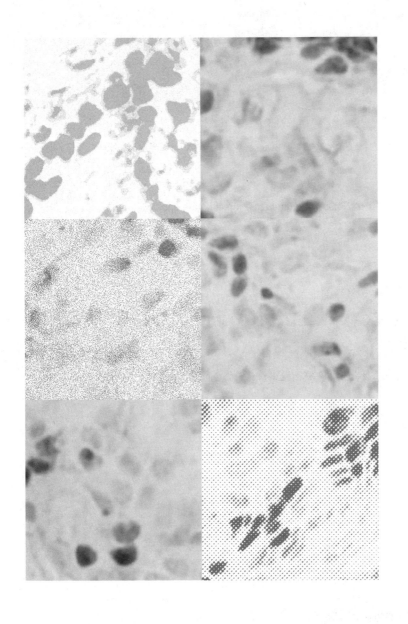

乳腺癌内分泌治疗简史

赵文和 编著

U0377716

清华大学出版社
北京

图书在版编目（CIP）数据

乳腺癌内分泌治疗简史/赵文和编著. —北京：清华大学出版社，2023.2
ISBN 978-7-302-62167-6

Ⅰ. ①乳… Ⅱ. ①赵… Ⅲ. ①乳腺癌－激素疗法－医学史－世界 Ⅳ. ①R737.905-091

中国版本图书馆 CIP 数据核字（2022）第 213369 号

责任编辑：张 宇
封面设计：马术明
责任校对：王淑云
责任印制：杨 艳

出版发行：清华大学出版社
      网 址：http://www.tup.com.cn，http://www.wqbook.com
      地 址：北京清华大学学研大厦 A 座 邮 编：100084
      社 总 机：010-83470000 邮 购：010-62786544
      投稿与读者服务：010-62776969，c-service@tup.tsinghua.edu.cn
      质量反馈：010-62772015，zhiliang@tup.tsinghua.edu.cn
印 装 者：三河市东方印刷有限公司
经 销：全国新华书店
开 本：185mm×260mm 印 张：14.25 字 数：269 千字
版 次：2023 年 2 月第 1 版 印 次：2023 年 2 月第 1 次印刷
定 价：129.00 元

产品编号：098202-01

献给杜伟平女士

序

FOREWORD

2020 年，乳腺癌超过肺癌成为全球发病率第一位的恶性肿瘤；在我国，乳腺癌居女性恶性肿瘤发病率首位，且患者年龄呈年轻化，发病与死亡风险呈上升趋势。按乳腺癌分子分型，新诊断患者中，60%～70%为雌激素受体阳性型，从而需要接受内分泌治疗。

比特森 1896 年报告将卵巢切除作为晚期乳腺癌治疗手段，一般将此作为内分泌治疗元年。比特森注意到卵巢对乳腺的影响，乳腺癌不是局限于病变部位，而是作为整体的一部分，一个器官可以控制另一个远隔器官的功能，这一内分泌生理调节机制在疾病或肿瘤同样适用。从而将乳腺癌的认识从局部到全身，为疾病本质认识的深入，开了一扇门。比特森的创举不应视为孤立事件，这是人类 2000 多年来对疾病、对自身认识的汇总。比特森开创了系统治疗之先河，为靶向雌激素与雌激素受体的乳腺癌内分泌治疗铺平了道路。

有关医学历史，中文著述不多，专门的内分泌历史沿革作品更是凤毛麟角。本书作者以历史脉络时间轴为主线，抽丝剥茧，从一个个人物故事演义乳腺癌内分泌治疗的发展历程，介绍了新治疗背后的起源、认识发展和循证证据，读之令人耳目一新。相信该书的出版发行，将有助于广大医务工作者，特别是乳腺专科医师全面认识和了解乳腺癌的内分泌治疗。期待该书早日出版发行。

徐兵河

中国工程院院士

中国医学科学院、北京协和医学院肿瘤医院长聘教授

中国抗癌协会乳腺癌专业委员会名誉主任委员

"以史为鉴可以知兴替……"2021年春天,当我开始敲下第一段文字时,正是杭州的雨季,潮湿而阴冷。回想起1995年那个春天的晚上,来自台州的电话"小红走了……",我现在仍依稀记得1993年那个身着红色皮大衣,年仅28岁的年轻母亲。回想30多年的医学之路,那些逝去的、健在的、鲜活的生命,如天使,照耀着我、激励着我写下这些故事,斯人已去,来者可追,记书过往,展望未来。

检索-阅读-笔记-思考-框架-文字,历史铺开的一个个故事,讲述了前辈的探索和实验者生命的付出。一篇篇文献,犹如一条流淌的河流,诉说着过往、描述着循证之路。历史不一定很光鲜,甚至很血腥,但历史演绎着人类从愚昧和荒原,走向文明和沃野的演变。我把这本书称为"故事",一个关于古老的疾病:乳腺癌的故事,一个仅100多年的治疗史——内分泌疗法的发展之路的故事。

公元前3世纪,"解剖学之父"希罗菲卢斯(Herophilus,335—255 BC)第一次对两性生殖系统进行描述和解剖,至1552年意大利解剖学家尤斯塔西欧(Eustacio)发现肾上腺,历经1800年,前辈们完成了内分泌器官的标识。

1855年,生理学之父伯纳德(Bernard)提出内分泌研究三原则:①切除腺体,记录随后产生的相应症状和体征;②移植回腺体,相应症状和体征逆转;③腺体提取物使腺体缺乏的症状和体征缓解。这一天才方法,指引了器官激素与功能研究的方向,至20世纪上半叶,历时100年,几乎所有的内分泌激素被发现并合成。

1895年,乔治·比特森(George Beatson)应用卵巢切除术治疗晚期乳腺癌,开创乳腺癌内分泌治疗先河;但后续的50年,内分泌治疗在迷茫中探索:垂体切除术、双侧肾上腺切除术,甲状腺素、雄激素、雌激素、孕激素、肾上腺皮质激素,治疗在尝试,结果并不确定。

1971年,时任美国总统尼克松(Nixon)签署癌症法案、科尔(Cole)发表他莫昔芬治疗晚期乳腺癌、吉列明(Gillemin)和沙利(Schally)证明GnRH。詹森(Johnson)将实验动物的雌激素靶组织转化为乳腺癌的治疗靶点,通过检测乳腺癌雌激素受体水平,以预测内分泌治疗反应人群。20世纪70年代后的50年,卵巢功能抑制剂(OFS)、雌激素受体调节剂（SERMs）、芳香化酶抑制剂（AIs）、雌激素受体下调剂（SERDs）、CDK4/6 抑制剂，以及蛋白质靶向嵌合分子（PROTAC），新的概念、新的治疗方法犹如雨后春笋丰富着内分泌治疗方案。

我们如远足者，回望来路，驻足思考，我们是否真的摆脱了愚昧，进入了文明？和 100 年前相比，我们是否建立了完美的内分泌治疗方案？我们已经知道很多雌激素的作用，我们已经进入基因层面了解其机理，我们对内分泌耐药性也已经有了一定的认识，但我们离一个真正的内分泌理论，还相距甚远。医学部分源于巫术，早期的巫术更像是精神的家园，希波克拉底让我们更关注患病的人。

人不仅是物质，心灵也不只是与自身肉体相互竞争的独立对象；同样，人也是他所处的社会的一份子，涉及与社会互动。我们是否把生物-心理-社会属性作为一个人的整体来看待一种治疗？我们切除一个器官，用一种功能抑制，是否仅顾及了活着？是否想过，切除掉了一部分器官，或许也意味着失去了生活的一部分。我们同样也不能把自我的概念简单归于自身，而不把它归于与他人整合过程中更高的群体中，甚至人类层次之上。

内分泌治疗立足于雌激素。根据查尔斯·哈金斯（Charles Huggins）的理论，激素依赖性肿瘤继承了其祖细胞的特性。但对激素受体阴性乳腺癌，雌激素受体的丢失，是肿瘤进化的过程还是进化的结果？雌激素与乳腺癌的关系来源于临床调查、雌激素诱发动物乳腺癌实验和雌激素拮抗治疗有效。公元 200 年，盖伦（Galen）即发现没有月经或月经周期不正常的女性更易患乳腺癌；1713 年，纳迪诺·拉玛兹尼（Bernardino Ramazzini）发现意大利修女患乳腺癌的比例高于已婚妇女；1926 年，受英国卫生部委托，珍妮特（Janet）领导了一项开创性研究。这项里程碑式的研究有效地指出了导致乳腺癌的几大风险因素：怀孕、生育数量、绝经年龄、结婚年龄和哺乳持续时间。1932 年，拉卡萨涅（Lakatsane）通过注射雌激素诱发雄性小鼠乳腺癌，第一次证明雌激素与乳腺癌的相关性。

但我们如何解释为什么在绝经后低雌激素环境下乳腺癌更高发，而不是雌激素旺盛的绝经前？临床研究也发现，雌激素剥夺并不是越低越好！如雌激素合成途径（卵巢切除或芳香化酶抑制剂）与雌激素受体拮抗剂联合应用并没有得到期望中更佳的结果。

科学相互成就，如果没有其他科学的存在，任何一门科学都不成为科学。医学的发展，需要其他科学的助力，没有总体科技的进展，医学不可能独自前行。这也决定了我们认知的局限性。

如果说如常人的我们，都是彼此生命中某一阶段的匆匆过客和时光记忆，那么，在医学发展的关键时期、起关键作用的引路人，他们对未知的好奇心、坚韧不拔的探索精神、对科学发展方向的高维认知和对规律认识的智慧,如灯塔照耀着历史,引领人类前进。

放弃是一种勇敢,但坚持更是! 马雅科夫斯基说:死不是难事,更难的是把生活重新建立! 任何一种成功的新疗法,背后是患者的勇敢、坚持和信任,他们用生命成就着医学。

"对需要医学的人来说,医学几乎是一种神奇的魔术,而它的效力总有一部分来自对它的信念。"

"人眼见群山之高、浪涛之巨而啧啧称奇;也因河流滔滔、大洋无边以及星辰运行而讶然。却不曾对自己的身体发出一声惊叹!"生命的故事奇妙无比,亘古流传。

"悠悠的过去只是一片漆黑的天空,我们所以还能认识出来这漆黑的天空者,全赖思想家和艺术家所散布的几点星光。朋友,让我们珍重这几点星光! 让我们也努力散布几点星光去照耀那和过去一般漆黑的未来!"

——朱光潜

未来的道路依旧漫长,医学仍在黎明前的探索,医患共同演绎的故事还没讲完……

又是一年的春天,两包喜糖附着一封短笺:"我的儿子结婚了,是否还记得 30 年前的我。"

写下最后的几行文字,窗外的阳光,温暖而美好!

2022 年 4 月 9 日星期六于杭州

历史地回顾是预告未来的最好借鉴。——威廉·奥斯勒

　　人类迄今有文字记载的第一个恶性肿瘤就是乳腺癌。公元前 2800 年史密斯纸草文[①]，相传为古埃及医神印和阗[②]（Imhotep）所著。其记载的第 45 个案例被认为是乳腺癌："这是肿块病例……乳房上隆起的肿瘤意味着胸内有肿块存在，体积大、分布广泛、硬实；触摸它们就像在触摸一只球状包裹，或者可以把它们比作未成熟的何曼果，摸上去又硬又凉；没有治疗方法！"

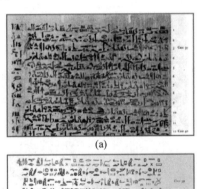

(a)

(b)

图 1　史密斯纸草文

（a）第 39 案例原始记录；（b）现代科学转录文本。

原载：Lukong KE BBA Clin. 2017；7：64-77

---

　　①　纸草文，或纸莎草文，是记录在尼罗河的一种莎草科植物上的文献。史密斯纸草文（见图 1）是美国埃及古物学家和收藏家埃德温·史密斯（Edwin Smith）于 1862 年在卢索克购得。

　　②　印和阗（Imhotep），另有文献为：伊姆霍特普（Imuthes），意为"和平之人"。4600 年前生活在赫里奥波里斯（今开罗，是古代埃及太阳神崇拜的中心，被称为"众神之乡"）。当时为古埃及法老王大臣兼管医术，后世尊为医神，称贝德（Ptah）。

　　乳腺癌第二次见诸历史,为公元前 440 年古希腊历史学家希罗多德(Herodotus, 480—425 BC)所撰写的《历史》。当时波斯国王大流士一世(558—486 BC)的王后阿托莎(波斯帝国阿契美尼德王朝公主,居鲁士二世的女儿)患乳腺癌,被希腊奴隶德摩西迪斯成功切除了肿瘤。传说这位希腊奴隶回家乡的愿望,改变了阿托莎的儿子波斯国王薛西斯的征战方向,间接造成了"波希战争"。正如《癌症传》的作者悉达多·穆克吉所言:"是阿托莎的肿瘤悄悄扬起千艘战帆。癌症,即使是作为一种秘密的疾病,也在古代世界留下了它的指纹。"

　　公元前 400 年,西方医学之父希波克拉底(Hippocrates,460—370 BC)第三次记述了乳腺癌:"阿夫季拉的妇女患乳癌,乳头溢血,血液干涸,终止流出,她也去世了……还是不做处理,可延缓一些生命。"至公元 2 世纪,古罗马皇帝的御医盖伦(Galen)第一次将癌症认知提高到理论:"黑色的胆汁淤积不化,遂生癌症。"他提倡手术切除乳腺癌,但他自己却从未进行过这种操作。由于古罗马禁止解剖人体,盖伦的解剖学是基于他的角斗士医师经历和动物的解剖。在盖伦的理论统治西方的 1000 多年间,如果一位医师解剖一具尸体,观察到盖伦不曾描述的事物,那不是他的眼睛有问题,就是这具尸体畸形。

　　文艺复兴是一次思想的大解放,"上帝不会应用盖伦的一切天才"。维萨里(Vesalius)的《人体的结构》,纠正了盖伦的很多错误。此后的 200 年,各种乳腺癌的手术探讨,及疾病认识逐渐深入。19 世纪末,德国病理学家魏尔肖(Virchow,1821—1902)提出"乳腺癌播散方式的离心性理论",即乳癌从局部,经腋窝淋巴结,再至全身播散;乳腺癌是乳腺的局部病变,区域淋巴结是癌细胞通过的机械性屏障。受此启发,美国霍普金斯医院的霍尔斯特德(Halsted,1852—1922)设计了乳腺癌根治术。将肿瘤连同周围软组织包括胸大/小肌及区域淋巴结的广泛切除。1882 年,在纽约罗斯福医院首次实施这种手术。从而开创了乳腺癌外科的新纪元:1884 年报告随访 50 例结果,无手术相关死亡,局部复发率 1%,3 年治愈率 45%。

　　但除了外科,没有第二种治疗方式。对晚期肿瘤或术后复发,依然束手无策。1895 年,英国比特森第一次将卵巢切除用于治疗不能手术的乳腺癌,从而开创了乳腺癌内分泌治疗[①]先河。为乳腺癌治疗开辟了第二战场。

---

　　①　内分泌治疗又称激素治疗,临床上分为外科治疗、放射治疗及药物治疗。外科治疗和放射治疗指通过手术或放射线照射切除或破坏内分泌腺体。药物治疗是指补充(替代治疗)或药物消除某些激素及用某些药物抵消某种激素的效应(拮抗治疗)。

目录

CONTENTS

第1章

源 起

凡是过往,皆为序章。——莎士比亚

1895 年 6 月 15 日,苏格兰格拉斯哥癌症医院的比特森博士应用卵巢输卵管切除治疗一例年轻复发性乳腺癌患者取得成功。次年他在柳叶刀杂志报告了三例不能手术乳腺癌采用卵巢切除治疗结果,三例中两例有效。1896 年启幕的这场乳腺癌内分泌治疗序章,戏剧性的彩排准备了 20 年。1876 年,初上职场的比特森在苏格兰牧场了解到,苏格兰和澳大利亚的农民在母牛产犊后摘除其卵巢,可增加产奶时间。这一现象引起了他极大的兴趣,因为它表明了:"一个器官控制着另一个独立器官的分泌",这一想法使他着迷。其后来对哺乳过程与癌症的组织学变化进行比较,发现在某种程度上,两者乳腺内的变化几乎是相同的。摘除哺乳兔子的卵巢,妊娠期乳腺细胞的增殖会发展为脂肪变性。由此引发他的思考:乳腺癌是否是由于某些卵巢的刺激,如卵巢周期中的某些缺陷步骤引起的?如果摘除卵巢,细胞增殖是否会停止?是否会产生哺乳期发生的脂肪变性?1895 年手术的成功似乎证实了其初期的假设。而随着卵巢切除治疗乳腺癌的开展,至 1900 年,卵巢切除治疗乳腺癌的总有效率 35%。人们很难预测哪些患者从中获益。这成为困扰比特森的第二个问题:"为什么一些乳腺癌在卵巢切除后萎缩,而另一些却全然没有反应。"

同样是 1896 年,维也纳埃米尔·诺尔(Emil Knauer)医师,手术摘除大鼠卵巢,观察到子宫萎缩,而将卵巢碎片重新植入同一只兔子的不同部位,可以预防子宫萎缩,证实了卵巢内分泌假设。使用卵巢提取物治疗更年期症状流行于 19 世纪末到 20 世纪初,而改用非卵巢组织,则治疗无效。1929 年美国多伊西和德国布坦南特分别定位、纯化雌激素,从而解答了比特森的第一个问题,卵巢通过分泌雌激素,进而影响乳房的变化。

1932 年法国拉卡萨涅注射雌激素在雄性小鼠中诱发了乳腺癌,第一次表明激素和癌症发展之间可能存在相关性,而注射孕酮会加速二甲基苯蒽诱发癌症的出现,并加快生长速度。通过卵巢切除术,可导致雌二醇和孕酮诱发乳腺癌的消退。20世纪50年代中期,人们注意到不管是甾体还是非甾体雌激素,都能刺激女性生殖系统的生长、成熟和功能。"核受体之父"詹森利用17-氚标记雌二醇,发现激素敏感组织的一种特定成分在不改变化学成分的情况下吸收并保留雌二醇。推测雌激素是通过子宫和阴道中表达的特定受体蛋白相互作用来促进生长。由此诞生了雌激素受体理论。1971年詹森利用雌激素受体特异性单抗,量化组织中雌激素受体的数量。1978年实现了乳腺癌雌激素受体测定,显示肿瘤组织中存在雌激素受体,乳腺癌分为激素受体阳性与阴性两个亚型,切除卵巢仅对激素受体阳性癌有治疗作用,而阴性则无效。由此,持续70余年的比特森之问(Beatson'Puzzle)落下帷幕。乳腺癌内分泌治疗开启新时代。

1.1　比特森的故事

1895 年 5 月 11 日,苏格兰格拉斯哥癌症医院的乔治·比特森(George Beatson, 1848—1933)医师收到一位转诊的患者。首诊医师华莱士(Wallace)认为如果不是患者的坚持,单就病情而言,已没什么可以做的了!

> "37 APSLEY PLACE, *6th May* 1895.
> "DEAR DR BEATSON,—The bearer, Mrs B., is, and has been suffering, I fear, from a malignant breast. She has been in the Royal Infirmary before she came to me. My own opinion is that nothing can be done for her; but as she is a woman of great courage, you might have a look at it for my sake, and perhaps you can order her something in the way of dressing. Even this little will be accepted by her as a great deal.—With kindest regards, yours very truly,
> "JAMES W. WALLACE."

如上图所示,简要病史总结如下:

女性,33 岁,左侧乳腺癌术后 4 个月,胸壁再发 1 个月。

患者 3 年前哺育第一个孩子时发现左侧乳房肿块,未伴疼痛,哺乳期间肿块大小无变化,未予重视。21 个月后,第二个孩子出生,自感肿块稍有增大,但仍用双乳喂养了第二个孩子 10 个月,至第二个孩子断奶后,肿块增大迅速。患者就诊于格拉斯哥皇家医院,入院查体:左乳 13cm×9cm(5 英寸×3.5 英寸,为方便阅读以下均换算为厘米)肿块,伴 2.5cm 溃疡,皮肤见卫星结节。1895 年 1 月 25 日行左侧乳房切除＋腋窝和累及部分胸肌切除。术后恢复良好,3 月初切口愈合出院。术后 3 个月,胸壁再发结节,渐增大,并出现溃疡,再次住院,诊断为癌复发,被告知不能手术。为寻进一步治疗,转比特森医生。

患者格拉斯哥癌症医院入院查体:胸壁 9cm×6cm 肿块,伴溃疡,胸壁、腋窝粘连固定。腋窝另见一结节,锁骨上未见肿大淋巴结。

胸壁活检:确认癌。

怎么办? 这是摆在比特森医生面前急需回答的问题! 显而易见,再次手术已不可能。在问询病史时,比特森注意到该患者在给孩子喂奶期间肿瘤消退的现象,这一变化引起了他的思考。

20 年前(1876 年),比特森从爱丁堡大学医学专业毕业后,这样记述他的医学研究生培训:"我被派去为一个精神受到影响的人治病,我到他在苏格兰西部的一处庄园和他住在一起。我的职责有时是令人兴奋的,但从不繁重,我有许多自己的闲暇。我认为这将是一个写医学论文的好机会,经过考虑,我决定从事哺乳这一课题。"在毗邻的牧场他了解到,苏格兰和澳大利亚的农民和牧羊人都知道,如果一头母牛在产犊后摘除卵巢,它就会无限期地产奶。这一现象引起了他极大的兴趣,因为它表明了:

"one organ holding the control over the secretion of another and separate organ"（一个器官控制着另一个独立器官的分泌）。这一想法使他着迷。

"当我于 1878 年在格拉斯哥安顿下来时，我决心进一步研究卵巢对哺乳功能的影响。因此，我在 1878 年底获得执照，可以进行摘除哺乳兔子卵巢的实验。"来到格拉斯哥后不久，他成为格拉斯哥大学外科教授乔治·麦克劳德爵士的助手，大约在同一时间，他被任命为外科医生，在西部医院为患者服务。这些任命拓宽了他的工作范围，同时也给了他教书的机会。但他仍然坚持在大学实验室做病理学研究。

将哺乳过程中乳房的组织学变化与癌症的组织学变化进行比较发现，在某种程度上，两者乳腺内的变化几乎是相同的。"一样的上皮细胞增殖，阻塞导管和填充腺泡……在泌乳的情况下，它们迅速液泡化，经历脂肪变性并形成乳汁；而在癌组织中，它们在这个过程之前就停止了，为了给自己腾出空间，它们穿过腺泡导管壁并侵入周围组织。"简而言之，哺乳在某一点上很危险地接近成为癌症的过程！为了进一步研究这一过程，他在哺乳兔子身上进行了实验，再次证实了，如果切除卵巢，妊娠期乳腺细胞的增殖会发展为脂肪变性。他总结了下列与哺乳有关的观点：

（1）牛奶的分泌虽然受到一般神经系统的影响，但并没有专门的神经供应来控制它。

（2）哺乳过程中发生在乳腺的变化，在某种程度上，与发生在癌症乳腺的变化几乎是相同的。

（3）某些国家的习俗是，为了保持牛奶的产出，会在产下牛犊后摘除奶牛的卵巢，而结果是奶牛会无限期地产奶。

由此引发他的思考：乳腺癌是不是由于某些卵巢的刺激，如卵巢周期中的某些缺陷步骤引起的？如果摘除卵巢，细胞的增殖会停止吗？或者细胞会产生哺乳期发生的脂肪变性吗？"为了得到这些问题的答案，我觉得我必须等待。"显然，他的想法一直处于休眠状态。直到 1882 年，他才考虑为一名晚期子宫癌患者切除卵巢。然而，由于肿瘤的扩散，卵巢切除术没有进行。而这次"她很乐意地同意我做任何有希望治愈的事情，因为她知道她的情况已经没有希望了"。

1895 年 6 月 15 日，患者接受了双侧输卵管卵巢切除术。术中见右侧卵巢正常，左侧卵巢部分囊性。术后恢复得很好。而后是开始见证奇迹的时刻：

7 月 19 日体检左侧胸壁肿瘤缩小，更扁平，周围组织更软，更柔韧。颜色为暗黄白色，血管稀疏。腋窝区小结节也在缩小。

8 月 1 日，肿瘤缩小到 7cm×3cm。

术后 4 个月，切口瘢痕上方原有的粗条癌组织呈现为黄色脂肪外观，癌组织已经缩小到很薄的一层，表面光滑而平坦。

　　该患者 4 年后在肿瘤进展之前死亡，有 46 个月的有效缓解期。同年 9 月 2 日，比特森对另一个初诊不能手术的 40 岁女性乳腺癌进行了双侧卵巢输卵管切除，同样取得很好疗效。1896 年，比特森报告了三例无法手术的乳腺癌患者的治疗结果，并发表在《柳叶刀》杂志上。结论认为：卵巢是乳腺癌的诱因！

> The conclusion I draw from them is this, *that we must look in the female to the ovaries as the seat of the exciting cause of carci-noma,* certainly of the mamma, in all probability of the female generative organs generally, and possibly of the rest of the body.

　　卵巢输卵管切除术作为治疗无法手术的乳腺癌的一种新方法，比特森强调三点：

　　(1) 似乎有证据表明卵巢控制着人体局部上皮细胞的增殖。

　　(2) 输卵管卵巢摘除术对乳腺癌中发生的上皮细胞局部增生有影响，并有助于癌细胞自然发生脂肪变性的趋势。

　　(3) 这种效果在年轻患者病例中表现得最好。

　　随着比特森医生的巨大成功，更多的医生、更多的患者采取了用卵巢输卵管切除术的方法来治疗不能手术的乳腺癌，但结果产生了巨大差异！1911 年，比特森在格拉斯哥医学杂志上撰文，汇总当时的研究结果：

　　博伊德 (Boyd) 于 1896 年 12 月 22 日开始用卵巢输卵管切除术治疗乳腺癌，至 1900 年，报道了 54 例，总有效率 35%（19/54）。博伊德认为，卵巢的内分泌在某些情况下有利于癌症的生长。1902 年，汤姆森 (Thomson) 报告 80 例，结果分为三组：有效且生存 12 个月以上 18 例，有效但生存小于 12 个月 11 例，无效 51 例。1905 年，休·莱特 (Hugh Lett) 收集了 99 例手术治疗结果，在 50 岁以下转移性乳腺癌，卵巢输卵管切除有效率 50%。

　　但是，有一个问题在比特森心头萦绕，挥之不去：为什么一些乳腺癌在切除卵巢后萎缩，而另一些全然没有反应？

乔治·比特森小传

　　比特森 1848 年出生于锡兰亭可马里 (Trincomalee，今斯里兰卡)，是外科医生乔治·斯图尔特·比特森 (George Stewart Beatson) 的长子。他的学生时代是在马恩岛的威廉国王学院度过的。他进入剑桥的克莱尔学院拿到学士学位后，在爱丁堡开始医学学习，1874 年获硕士学位，1878 年博士毕业后在格拉斯哥工作。1900 年晋升为客座外科医生。1913 年退休时，被任命为名誉咨询外科医生。

他因为提倡和实践卵巢切除术治疗不能手术的乳腺癌而闻名于世。从活跃的外科实践中退休后，仍致力于癌症研究，后与格拉斯哥癌症医院联合创办了镭研究所。

工作之余，比特森积极从事公益事业，当他还是助理教授时，他发起成立了一个大型志愿医疗团，招收学生参加连队，训练和指导他们做医疗勤务兵。至 1901 年，该团已拥有 5 个运输队，共有 500 名官兵。1882 年他负责建立了圣安德鲁救护车协会，推广民用救护车工作，并于 1899 年成为该协会理事会主席。在他担任

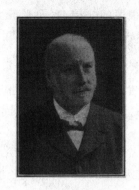

图 2　比特森

原载：Br Mad J. 1933；1(3764)；344-345

主席的 10 年里，协会不断扩大，卸任时，该组织几乎覆盖了整个苏格兰。协会初创期间，他出版了救护车手册，并成为协会的官方手册。在英国红十字会成立之初，比特森负责苏格兰的红十字运动。由于他的推动，在第一次世界大战爆发时，协会仍正常运转，并在这一紧张时期，规模迅速壮大。战争结束后不久，担任行政主席并在战争期间担任理事会主席的比特森退休了，苏格兰红十字会理事会为了感谢他为协会事业做出的贡献，向他赠送了他的油画肖像画。

比特森 1933 年 2 月 16 日逝世于格拉斯哥，享年 85 岁。他一生未婚，遗嘱要求将自己的骨灰葬在马恩岛一个小教堂墓地，那里埋葬着他的母亲。

在他去世 20 年后，格拉斯哥癌症医院更名为皇家比特森纪念医院。

1.2　雌激素的发现与纯化

人类对性征的好奇从未间断。以至人们对古代的绘画或雕塑，常会通过观察做一些主观臆测。如公元前 1332 年至 1323 年统治埃及的法老图坦卡蒙（Tutankhamun，1341—1323 BC），我们可以从雕像中发现他的男性乳房发育症，这显示了历史中观察到的男性雌激素过量（见图 3）。比较他的父亲，法老阿蒙霍特普四世奥克亨那坦（Akhenaten）和他的弟弟斯孟克卡拉（Smenkhkare）以及他的祖父阿蒙霍特普三世，可以确认这是男性乳房发育症，而不是艺术的创造。而在希腊神话特洛伊之战中出现的亚马逊（Amazons，意为割去右乳的少女）女战士，用"医学之父"希波克拉底的描述："她们没有右边的乳房，少年时期她们的母亲就会用青铜器割掉或

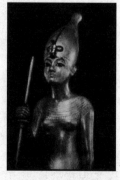

图 3　埃及法老图坦卡蒙雕像

原载 Santen RJ，et al. Endocrinology. 2019；160(3)；605-625

者腐蚀掉她们的右侧乳房,以便使其所有的力量转移到右肩和右手臂。"一个"男性"乳房可以让她们更好地使用弓或扔标枪。我们今天使用的医学术语"gynecomastia"预设了文化象征,定义为男性乳房(μαστós,希腊文)女性化(γυναίκα)。

与雌激素有关的文献,最早可追溯到公元前 300 年,古希腊亚里士多德(Aristotle,384—322 BC)描述停经发生在女性 40 岁。同时认为,妊娠仅需要男性的精液,而女性不起作用。古罗马时期最著名的妇科医生,来自艾菲索斯的索拉努斯(Soranus,98—138 AD),反驳亚里士多德学说,认为男性和女性共同产生受孕必需的种子(seeds)。盖伦同意索拉努斯的观点,他从观察中得出结论:"女性睾丸"(female testes)和男性睾丸有相同的目的,即精子的生产。盖伦认为月经代表了一种自我放血形式(auto phlebotomy),目的是清除不利的循环体液。这个概念直到几个世纪后才被推翻。文艺复兴时期汤姆斯·沃顿(Thomas Wharton,1614—1673)认为,卵巢和睾丸是相似的,任何一种损伤都会导致不孕。和索拉努斯和盖伦一样,他认为卵巢必须产生"精子"。19世纪的尼古拉斯·根德林(Nicolas Gendrin,1796—1890)提出月经与排卵有关假说。

1855 年,实验医学与生理学之父克劳德·伯纳德(Claude Bernard,1813—1878)率先从临床观察转向实验证实。他从肝脏释放的葡萄糖被血液输送到许多远处组织的观察中,发展了内分泌的概念,并提出内分泌研究的三个实验步骤:

(1)切除腺体,记录随后产生的相应症状和体征;

(2)移植回腺体,相应的症状和体征逆转;

(3)腺体提取物(器官疗法,organ therapy)可以使腺体缺乏的患者症状和体征缓解。

显然,这些实验只能在活体动物上完成。因此,伯纳德,这位来自法国的生理学家,一度被视为全民公敌,甚至遭到妻女的反对。他坚持认为:"没有动物的比较研究,实践医学就不可能获得科学的特征。"只有通过实验才能建立生命科学,好比"只有在牺牲了某些生命后,才有可能将生命从死亡中拯救过来"。伯纳德死后哀荣,法国为他举行国葬,这也是法国历史上第一次给予科学家国葬的礼遇。小说家福楼拜曾形容:"这场虔诚和极为壮观的葬礼,甚至比教皇逝世时所举行的仪式更加令人难忘。"

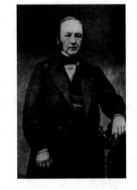

图 4　克劳德·伯纳德

原载：Lee JA Anesthesia. 1978；33(8)：741-747

伯纳德于 1859 年命名"内分泌"(internal secretion)是相对于"外分泌"而言,意指机体组织所产生的物质不经导管而直接分泌于血液(体液)中的现象。1893 年,英国生理学家欧内斯特·斯塔林(Ernest Starling,1866—1927)将这种物质命名为"激素"。"Hormone"(激素)一词源于希腊语,含义为"驱使",特指其远距离影响器官功能。

19世纪末,卵巢相关研究逐渐显现。80年代罗伯特·巴蒂(Robert Battey)研究出可安全实施的卵巢切除手术,并广泛用于治疗痛经和子宫肌瘤出血。切除卵巢后,患者出现潮热和阴道萎缩。这导致了一种假设,即卵巢产生某种物质,如果没有这种物质,将会出现相应症状。1896年,维也纳年仅29岁的埃米尔·诺尔,手术摘除大鼠卵巢,观察到子宫萎缩,而将卵巢碎片重新植入同一只兔子的不同部位,结果显示可以预防子宫萎缩,证实了卵巢内分泌假设。使用卵巢提取物流行于19世纪末到20世纪初,1886年3月和4月发表的两项德国研究:患者是切除卵巢或有更年期症状的妇女,她们被注射了卵巢组织提取物,患者的性功能障碍明显减轻,而在改用非卵巢组织后,则治疗无效。1897年,休伯特·福斯贝里(Hubert Fosbery)成功地使用卵巢提取物治疗了一位患有严重潮热的患者。19世纪90年代,默克公司用奶牛卵巢制成的所谓"卵巢素",成功地用于更年期治疗。虽然人们认为卵巢中存在激素,但激素是什么及其具体作用、提取物用于临床的效果,依然未知。

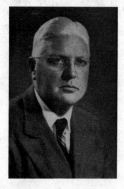

图5　埃德加·艾伦(1892—1943)

原载:Yale J Biol Med. 1943;15(4):4-644

雌激素的纯化主要涉及三个关键的研究人员:埃德加·艾伦(Edgar Allen)、爱德华·多伊西(Edward Doisy)和阿道夫·布特南特(Adolph Butenandt)。

埃德加·艾伦,1892年5月2日生于美国科罗拉多州峡谷城的一个医生家庭,在罗德岛长大,并养成航海的爱好。1915年,布朗大学本科毕业后开始攻读生物学研究生时因第一次世界大战而中断。他志愿参加医疗救护队在法国服役,1919年2月作为少尉退役,1921年获得博士学位。1919—1923年,任华盛顿大学和密苏里圣路易斯解剖学讲师兼助理教授;1923—1933年先后任密苏里大学解剖学教授,解剖学系主任,密苏里大学医学院院长。1933—1943年,耶鲁大学医学院解剖学教授,解剖系主任。第二次世界大战期间,担任海岸警卫队辅助707舰队的初级指挥官和行动官,1943年2月3日在执行巡逻任务时去世。

艾伦在女性激素和月经生理方面的开拓性研究使他享誉国际。他确信卵泡是"主要卵巢激素"的来源,他与多伊西合作,证明了卵巢激素首先存在于卵泡的无细胞液体,然后存在于脂溶性提取物。他们首次令人信服地证明在没有活性卵巢组织的情况下存在活性卵巢激素。

艾伦为人友善,他的组织能力、个人品德和发自内心的友善使他成为科学家中杰出的领导者。

艾伦和多伊西相识于华盛顿大学医学院,后来两人都搬到圣路易斯,成为邻居。他们一起上班,一路上分享各自的科学研究成果。1923年,生殖生理学家艾伦用解剖学和组织学技术研究老鼠的发情周期。他认为卵巢卵泡的变化和子宫的大小及组织学变化之间似乎存在一种关系,并假设卵巢可能会分泌一种激素。为了印证这样想法,他从附近的肉类加工厂获得母猪的卵泡,再让妻子帮忙提取液体。获得的液体再注射到未成熟的大鼠体内,观察其子宫的变化。而卵泡液体的净化让他陷入了僵局。于是他说服多伊西参与这个项目。由于母猪卵巢液体有限,而且分离方法烦琐,艾伦和多伊西需要寻找更好的雌激素来源。

多伊西偶然发现两位德国科学家塞尔马·阿沙姆(Selmar Ascheim)和伯恩哈德·宗德克(Bernhard Zondec)报告了在孕妇的尿液中发现了大量的雌激素物质。多伊西随后在产科诊所招募了一名护士,为每位孕妇取 1 加仑尿。多伊西花了 5 年时间开发了一种多级净化程序(见图 6),1929 年,他生产出了纯雌激素晶体,称为二氢雌酮(theelin)。同年,在波士顿举行的第 13 届国际生理学大会上报告了这一发现。

与此同时,一个来自德国的独立实验室研究员布坦南特(Adolph Butenandt)也在研究雌

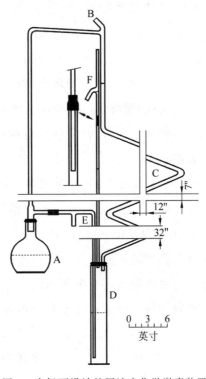

图 6　多伊西设计的尿液净化学激素装置

原载 Simpson E,Santen RJ-J Mol. Endocrinel 2015;55(3):1-20

激素纯化。他从一名参加波士顿会议的同事那里听到多伊西的报告时,也同时提纯和结晶了雌激素,并将其命名为"progynon"。这导致布坦南特的研究报告在多伊西的手稿出版前几个月匆忙出版。布坦南特在 1929 年 10 月 14 日,也就是多伊西报告的 1 个月后写了一篇关于雌酮(oestone)纯化的评论,记述了这段历史。布坦南特后来又纯化了睾酮,并与利奥波德·鲁津卡(Leopold Ruzincka)一起因纯化雌激素和睾酮获得 1939 年诺贝尔奖。而多伊西则在 10 年后,才因纯化维生素 K 获得诺贝尔奖。

艾伦和多伊西陆续报道了雌激素的定位、提取和部分纯化。他们还确定了雌激素在动物模型中的一些作用。这种检测雌激素活性的生物测定方法为未来的激素研究提供基础,并有助于多种不同来源的雌激素的鉴定,包括哺乳动物组织、排泄物和植物等。同样重要的是,新的检测方法促进了雌激素的合成。此后 5 年,雌激素的临床与商业价值得到发展,用于治疗潮热,缓解痛经(1940),治疗骨质疏松(1945),和排卵(1946)。

第一个雌激素产品是从孕妇的尿液中提取的,在 1933 年由詹姆斯·科利普(Jams Scoop)在美国埃尔斯特进行商业生产和销售,因生产成本很高,1941 年被普瑞玛林

(Premarin)所取代。"Premarin"源自孕马的尿液,在市场上被用于替代女性雌激素。己烯雌酚(Diethylstilbestrol,DES)于1938年被合成,1941年获得FDA批准,被誉为"永葆青春"的雌激素,20世纪40年代,仅在美国就有超过40%的更年期妇女服用雌激素替代服用药物。在20世纪60年代到70年代中期DES使用量翻了2~3倍。到1975年,雌激素是美国第五大处方药物。

近年来,女性体内被发现有400多个部位含雌激素受体,主要分布在子宫、阴道、乳房、盆腔、皮肤、膀胱、尿道、骨骼和大脑。人类对雌激素的认识也从简单的控制发情/月经周期和伴随的性行为,发展到对情绪、神经障碍和学习/记忆等高级神经功能产生的广泛影响。

从比特森于1876年在苏格兰牧场观察到的通过摘除卵巢来延长奶牛产奶时间时的灵光乍现,生理学之父克劳德·伯纳德(Claude Bernard)的关于卵巢激素的研究,到1929年多伊西定位、纯化雌激素开始,相关的证据已经确立:卵巢分泌雌激素,进而通过雌激素影响乳房的变化。从而解决了比特森的第一个问题。

但有关雌激素还有更多的问题需要回答:雌激素是如何合成和调控的?雌激素的作用机制如何?雌激素过多是否可导致抑或抑制乳腺癌?

多伊西(1893—1986)小传

爱德华·多伊西,1893年11月3日出生于美国伊利诺伊州休谟,那是一个约有500名居民的小村庄。他在那里度过了难忘的童年。卖过菜园的农产品和牛奶,送过报纸,收获季节在农场帮忙。大约12岁的时候,母亲开始和他谈论上大学,嘱咐他应该为此攒钱。1941年,母亲癌症晚期,仍坚持到芝加哥看他领取威拉德·吉布斯奖(Willard Gibbs medal)。

多伊西的父亲是一名旅行推销员。从父亲那里,多伊西接触到户外活动:打猎、钓鱼、网球和棒球。并成为一生的爱好,到84岁时仍在打猎和钓鱼,不过是把网球和棒球换成了高尔夫球。

1910年,多伊西七年级毕业后进入伊利诺伊大学。在校期间跟随C. G. 麦克阿瑟(C. G. MacArthur)进行神经组织化学研究。研究结果发表在 *Journal of Comparative Neurology* 和 *American Journal of Insanity*。并由此跟随麦克阿瑟攻读硕士学位。1915年由芝加哥哈佛俱乐部提供

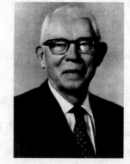

图7　爱德华·多伊西

原载:Doisy EA. Annu Rev Biochem. 1976;45:1-9

奖学金,多伊西到哈佛医学院攻读博士学位,师从欧·福林(Ouo Folin)教授,研究肌酸-肌酸酐问题。因1917年至1919年在美国陆军服役,直到1920年才获得哈佛大学博士学位。服役期间先后在伊利诺斯州格兰特步兵军官训练学校、乔治亚州戈登刺刀学校和俄亥俄州佩里轻武器学校等学习。

1919年退伍,在华盛顿大学医学院生物化学系做尿酸和血气研究,在那里他结识了埃德加·艾伦。1921年秋,多伊西一家搬到了南圣路易斯,与艾伦一家相隔仅一个街区。两人经常开着多伊西的车上下班。1922年,艾伦提出希望多伊西为他提供帮助,制作卵泡、黄体、全卵巢、胎盘等提取物。1923年9月两人都离开了华盛顿大学,艾伦去了密苏里大学,而多伊西获得了圣路易斯大学生物化学教授的职位,但仍为艾伦做提取液,艾伦负责提供检测。但两个城市之间的距离太远,这种合作没有持续很长时间。

20世纪20年代早期,由当地一家金属公司制造的老式大型连续萃取器投入使用。初期预计花费约150美元,而当它完成时,账单是750美元。那时候钱非常少,以至于账单交给哈瑙·勒布(Hanau Loeb)院长时,多伊西以为自己会被解雇。但院长只是眨了眨眼睛,然后问:"你需要它,不是吗?"

多伊西花了5年时间开发了一种多级净化程序,1929年他生产出了纯雌激素晶体。1930年3月3日和10月6日,多伊西分别成功申请了关于雌激素研究成果的两项专利,并于1934年7月24日被通过。由于勒布院长支持他的早期工作,多伊西把这项专利转让给了圣路易斯大学。该专利技术支持了许多实验室和建筑,现在估值约1.5亿美元。

1938年11月,多伊西的实验室又分别结晶了维生素K_2和维生素K_1。并于1939年在波士顿举行的美国化学学会秋季会议上就该技术做了报告。以后他又根据维生素K_1和维生素K_2的物理化学性质进行研究,确定了维生素K_1和维生素K_2的结构,进而合成了维生素K_3,并取得专利。此后,他还对胰岛素、血液缓冲体系、胆汁酸代谢、抗菌素等进行了研究。

由于对维生素K的研究和贡献,他和丹麦医药学家H.达姆(H. Dame)分享了1943年诺贝尔生理学或医学奖。

从1920年起,多伊西先后在华盛顿大学、圣路易斯大学担任生物化学讲师、副教授、教授及生物化学部部长等职务。他还担任过性激素标准统一国际委员会委员、美国生物化学会会长、内分泌学会会长、实验生物学会会长和医学会会长等社会职务,直至1965年退休。

1.3　雌激素受体与雌激素受体阳性乳腺癌

随着多伊西纯化雌激素,有关雌激素的临床及商业化应用日益广泛,包括乳腺癌的治疗。20 世纪 50 年代中期,内分泌学领域认识到类固醇和非甾体雌激素,如 DES,都能刺激女性生殖系统的生长、成熟和功能。但缺少对其潜在机制的解释。

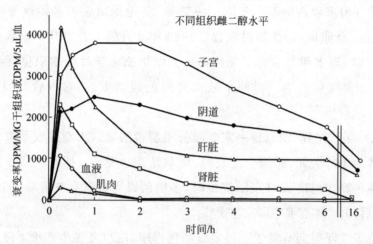

图 8　单次注射氚标记雌激素后未成熟大鼠组织的放射性浓度

原载:Jensen EV,Jotdan VC. Clin Cancet Res. 2003;90(6):1980-1989

雌激素是如何发挥组织特异性的,是否可以确定一个靶点来阻止雌激素的作用?

人们普遍认为,代谢酶是雌二醇作用所必需的。然而,这一机制并不能解释像 DES 这样的非甾体雌激素如何在同一组织中发挥强效雌激素作用。来自芝加哥大学的埃尔伍德·詹森(Elwood V. Jensen)决定采用一种替代的方法,即研究激素敏感的目标组织对激素的作用,而不是激素对组织的作用。化学家赫伯特·雅各布森(Herbert Jacobson),与詹森合作设计了一种微氢化装置,利用氚标记雌二醇跟踪激素的转归。对未成熟的老鼠给予生理剂量的氚雌二醇,测定其在子宫、阴道、肝脏、肾脏、血液和肌肉中的吸收和潴留。结果发现:雌激素靶组织(如子宫和阴道)保留了氚标签,而非预定目标组织(如肌肉、肾、肝)不保留放射性(见图 8)。子宫中的放射性物质被鉴定为雌二醇本身。通过 17-氚雌二醇合成发现,在刺激大鼠子宫生长时雌二醇不会失去氚,从而证实雌二醇被选择性地保留在子宫和阴道中,实验过程中它没有被转化,这一现象否定了当时流行的概念,即雌二醇作用于靶组织,需要雌二醇的可逆氧化还原。詹森得出结论:激素敏感组织的一种特定成分在不改变化学成分的情况下吸收并保留雌二醇。由此推测雌激素是通过子宫和阴道中拥有的特定受体蛋白相互作用来促进生长。

1958 年,詹森在奥地利维也纳的一次会议上首次报告了这一假说。由此诞生了雌激素受体理论。这一理论引起了相当大的争论,争论的焦点是缺乏下游功能的发现,詹森当时含蓄地称之为"estrophilin"。1962 年,使用早期的非甾体类抗雌激素(u-11100a,后称为 nafoxidine)证明,在老鼠子宫雌激素结合的物质是一个真正的受体,参与激素行动,增加抗雌激素剂量可逐步拮抗①雌二醇的作用。1967 年前后杰克·戈尔斯基(Jack Gorski)利用蔗糖密度梯度分析(sucrose density gradient analysis,SDGA)认为,老鼠雌激素受体是一种可提取的蛋白质,雌激素结合受体能够迁移到细胞核,从而刺激核内基因转录。核概念的形成确立了詹森雌激素受体作为核转录因子的地位,在西北大学有机化学家博士格林(Geoffrey Greene)(作为博士后研究员加入詹森实验室)的帮助下,格林和詹森利用雌激素亲和柱从生殖组织中纯化了雌激素受体,然后构建了针对雌激素受体的特异性单克隆抗体。该抗体在两个方面具有重要用途。首先,它可以量化组织中雌激素受体的数量,很快就发现雌激素受体阳性的肿瘤比受体阴性预后更好。其次,雌激素受体的克隆。在埃文斯(Evans),古斯塔夫松(Gustafsson)和山本(Yamamoto)实验室早期克隆糖皮质激素受体的工作之后,詹森提供抗体,与皮埃尔·尚邦(Pierre Chambon)合作,于 1986 年在尚邦(Chambon)实验室首次克隆了雌激素受体。埃文斯关于核受体超家族的研究使科学家们意识到雌激素受体是一个庞大的核受体超家族的成员,目前已知有 48 个核受体,这对我们理解疾病的发生发展具有深远的影响。毫无疑问,埃尔伍德·詹森是核受体领域的鼻祖。

一旦确定了雌激素作用的主要中介,詹森博士就把注意力转向了乳腺癌研究。早在 19 世纪 90 年代,比特森就观察到一些乳腺癌的生长依赖于卵巢。到 20 世纪 50 年代早期,哈金斯证明这些癌症对激素剥夺有显著的反应。然而,这些女性中只有大约 1/3 从卵巢切除术中获益。因此,需要一种预测激素治疗反应的方法,1971 年,詹森利用雌激素受体特异性单抗,量化组织中雌激素受体的数量,总体预测率达 80%,今天看来,这仍是一个了不起的成就。1978 年对 359 例乳腺癌进行雌激素受体测定,结果证实卵巢切除术对激素受体阴性者无效。

至此,比特森之间谜底逐渐揭开,乳腺癌可以分为雌激素受体阳性和阴性两类,而拮抗雌激素的作用仅在激素受体呈阳性乳腺癌获益。真正的临门一脚仅差一个临床试验,即卵巢切除对不同激素受体表达的作用。乔丹(Jordan)应用免疫组化(immunohistochemical)对乳腺癌进行雌激素受体检测,仅仅服用一粒药丸(他莫昔芬)就可以避免患者接受更为激进的抗激素疗法,如切除卵巢或肾上腺。大型临床试验证实了这一结论:肿瘤组织中存在雌激素受体,乳腺癌分为激素受体阳性与阴性两个亚型。切除卵巢仅对激素受

---

① 拮抗与拮抗作用:拮抗是一种物质(或过程)被另一种物质(或过程)所阻抑的现象;2 种以上物质混合后的总作用小于每种物质分开的作用之和称为拮抗作用。如代谢物间或药物间的拮抗作用。

体阳性癌有治疗作用,而阴性则无效。由此,持续70余年的比特森之问(Beatson'Puzzle),落下帷幕。但后续产生新的问题:

(1) 为什么同样是乳腺癌,部分表达雌激素受体,而有些不表达?

(2) 激素受体阳性乳腺癌,随着抗雌激素治疗,后续敏感肿瘤失去效果,如何成为内分泌耐药肿瘤?

(3) 雌激素受体阳性乳腺癌,雌激素抑制水平是否越低越好?

附录:

1878年,朗格莱(Langley)提出受体(RECEPTOR)假设,他用"受体物质"来解释阿托品和毛果芸香碱对猫唾液分泌的拮抗作用。1913年,欧利希(Ehrlich)根据实验结果提出了"锁和钥匙"的药物与受体的互补关系,但当时认为受体和配体都是静止不动的。1933年,克拉克(Clark)在研究药物对蛙心的量效关系中,定量地阐明了药物与受体的相互作用。从而为受体学说奠定了基础。20世纪五六十年代,艾瑞斯(Ariens)和斯蒂芬森(Stephenson)从实验发现药物产生最大效应不一定占领全部受体,由此提出的备用受体学说和速率学说,从动力学的角度解释了受体拮抗剂和激动剂的作用。20世纪70年代以后,随着蛋白质晶体学的发展,许多配体和受体的结构被人们所认识,从而阐明了受体亚型、离子通道等的分布和功能。变构学说彻底打破了蛋白质静止不动的认识,认为受体在有活性与无活性的构象状态间转化。1977年,格里夫斯(Greaves)提出的能动受体学说,把受体的微观变化同生理、生化或药理反应相联系,说明了受体在细胞膜内传递信息的作用机制。细胞表面受体位于细胞表面,可与细胞外的配体结合,引发细胞内的反应。目前已发现的细胞表面受体中,较经典的有5类:G蛋白偶联受体(G protein-coupled receptor)、受体酪氨酸激酶(Receptor tyrosine kinases)、鸟苷酸环化酶偶联受体(Guanylate cyclase-coupled receptor)、离子通道(ion channel),以及黏附受体(adhesion receptor),其中以G蛋白偶联受体的数量最多,相关的研究也最深入的。位于细胞内的受体称为细胞内受体。大部分属于核受体,在未激活时位于细胞质中。因为配体需要穿过细胞膜,扩散入细胞质中后才可以与核受体结合,因而核受体的配体大部分是小分子脂类物质。核受体在与配体结合后,会进入细胞核内,对基因的表达进行调控,因而核受体可认为是一类转录因子。因为核受体的效应是改变基因表达,因而相比细胞表面受体,核受体产生效应所需时间相对较长,产生的效应相对也能持续较长时间。除核受体外,还有一类细胞内受体的化学本质是细胞内的酶、结构性蛋白、核糖体或RNA。比如药物(配体)甲氧苄氨嘧啶可以作用于受体微管、红霉素可以作用于细菌的50s核糖体亚基。(摘自维基百科)

核受体之父　詹森小传

埃尔伍德·詹森,1920年生于北达科他州的法戈(Fargo,North Dakota)。学龄前教育是由当教师的母亲完成的,在俄亥俄州度过了少年时光。1940年威滕伯格(Wittenberg)大学毕业获学士学位,进入芝加哥大学,师从莫里斯·卡拉什(Morris Karasch)做战争毒气研究,1944年获得有机化学博士学位。在卡拉什帮助下,詹森在瑞士苏黎世完成博士后研究,并获得古根海姆奖(Guggenheim fellowship)。在瑞士期间,詹森攀登了阿尔卑斯山最高山峰之一马特洪峰,虽然他没有登山经验,也没有为这项惊人壮举做过准备,但这项艰难的体能挑战对詹森来说,也许最重要的一课是他所说的,面对最困难的山峰"采取另一种策略"。后来的类固醇激素研究同样表现出了他的不竭热情和决心。

1947年詹森返回芝加哥,卡拉什把他介绍给了查尔斯·哈金斯。这标志着他杰出教职生涯的开始,他被任命为外科助理教授,与哈金斯一起研究癌症。1951年哈金斯创立Ben-May实验室,詹森是最早成员之一,1969年成为该实验室主任。

毫无疑问,哈金斯对詹森职业生涯影响巨大。哈金斯开创性地将化学和医学完美结合,研究依赖激素的前列腺癌和乳腺癌,1966年获得诺贝尔奖。

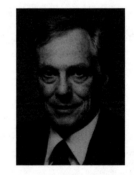

图9　埃尔伍德·詹森

原载:Greene GL. Endocrinology. 2013;154(10):3489-3491

20世纪50年代中期,詹森采用一种替代的方法,即研究激素敏感的目标组织对激素的作用,而不是激素对组织的作用。但刺激子宫生长所需的雌二醇或己烯雌酚的量非常小,需要一种不同的方法来示踪。幸运的是,另一位曾与卡拉什一同受训的化学家赫伯特·雅各布森与詹森合作,设计了一种微氢化装置,采用氚标记雌二醇。结果发现雌二醇被选择性地保留在子宫和阴道中,实验过程中它没有被转化。詹森得出结论,激素敏感组织的一种特定成分在不改变化学成分的情况下吸收并保留雌二醇。另外的实验证实可逆氧化并没有发生,由此推测雌激素是通过与生殖道组织中,特别是子宫和阴道中表达的特定受体蛋白相互作用来促进生长的。

1958年,詹森在奥地利维也纳的一次会议上首次报告了这一假说。并当场创作了打油诗。他的实验室和杰克·戈尔斯基的实验室又花了数年时间分离和鉴定雌激素受体,并随后证明它参与了基因表达的调节。O Malley实验室通过发现雌激素介导的类固醇激素特异性蛋白和mRNAs诱导,形成了一个核概念。这项研究确立了詹森雌激素受体作为核转录因子的地位。此后陆续发现的 48 个核受体，对我们理解疾病的发生发展产生深远影响。詹森被认为是核受体领域的鼻祖。

利用氚标记雌二醇定量评估乳腺肿瘤雌激素受体，能够对患者分层，了解内分泌治疗效果，总体预测率达 80%。

20 世纪 70 年代后期，詹森实验室先后产生了第一个针对雌激素受体或其他类固醇受体的多克隆和单克隆抗体，用于雌激素受体的定量和免疫组化检测。目前，使用免疫组织化学检测雌激素受体已成为乳腺癌标准临床实践的一部分。

詹森曾担任美国内分泌学会主席，苏黎世路德维希癌症研究所医学主任；先后获得内分泌学会颁发的雷弗德康拉德·科赫奖，查尔斯·F.凯特林奖，多萝西·P.兰登奖，拉斯克基础医学研究奖。

2012 年 12 月 16 日，核受体研究先驱埃尔伍德·詹森去世，享年 92 岁。

从比特森的卵巢切除到詹森雌激素受体理论，历时 60 年。又过了 20 年，他莫昔芬成为乳腺癌治疗的"金标准"。80 余年的探索，乳腺癌内分泌治疗在迷雾中前行。

第2章

纷乱年代

这是最好的时代,也是最坏的时代;这是智慧的年代,也是愚蠢的年代;这是信任的时期,也是怀疑的时期。——查尔斯·狄更斯

从1895年比特森应用卵巢切除术治疗晚期乳腺癌,至20世纪70年代,他莫昔芬成为激素受体阳性乳腺癌治疗金标准的80年中,尤其在20世纪30年代前后,大多数内分泌激素被提纯及人工合成。乳腺癌治疗,包括乳腺癌手术后的辅助治疗,医生们竭尽所能,大胆尝试,按时间顺序,先后应用甲状腺素、雄激素、雌激素、孕激素、双侧肾上腺切除、垂体切除和糖皮质激素。但在雌激素生物合成机制及詹森雌激素核受体概念形成以前,至少在哈金斯内分泌依赖肿瘤概念提出之前,多数治疗属于主观臆测或基于少量动物实验的观察,因此,其效果与治疗安全性,乏善可陈。

哈金斯通过对去势[①]狗前列腺癌交替给予或剥夺睾酮所产生的生长和萎缩周期被反复诱导观察,认为癌细胞持有其正常祖细胞的特性,一些癌症在很大程度上保留了其正常前代的特征。从而提出激素依赖性肿瘤的概念。这一概念为乳腺癌内分泌治疗提供了重要理论基础。

本章对相关内分泌组织器官的解剖生理认识,激素分泌与合成发现之旅,并在乳腺癌治疗中的应用,做了全面阐述。

自1895年比特森应用卵巢切除术治疗晚期乳腺癌,至20世纪70年代,在他莫昔芬成为激素受体阳性乳腺癌治疗金标准的80年中,尤其在20世纪30年代前后,大多数内分泌激素被提纯及人工合成。现在认为,至少在哈金斯以后,多数治疗属于雌激素剥夺或激素加性治疗,但在当时,人们尚不明确其作用机制。在雌激素生物合成机制及詹森雌激素核受体概念形成以前,所有内分泌治疗实践多为主观臆测或基于少量动物实验的观察,因此,其治疗效果与安全性,多有冒进。但也正是由于前人们大胆的尝试,

---

① 去势:通过外科、放疗或药物等外在方式,除去生殖系统或丧失性功能。

才有了今天规范、安全的治疗。时至今日,某些方法,仍是晚期后线的一种尝试,某些方法,再绽光芒。

　　以下是1895年比特森卵巢切除术到他莫昔芬成为"金标准"治疗期间,有关乳腺癌内分泌治疗的方法和时间、相关激素纯化合成报告时间(见表1)。

表 1　早期内分泌治疗方法、时间及作者

激素纯化/合成时间(年)	治疗方法	时间(年)	作者	国籍
1914—1927	卵巢输卵管切除/甲状腺提取物	1896	比特森	英国
1931—1935	雄激素	1938	乌尔尼奇和勒泽尔	德国
1929—1936	雌激素	1944	哈德多	英国
1934—1960	孕激素	1951	泰勒和莫里斯	美国
	双侧肾上腺切除	1951	哈金斯和贝延斯托尔	美国
	垂体切除	1952	兰夫特和奥利维克罗纳	瑞典
1935—1946	肾上腺皮质激素	1954	塞格洛夫	美国

2.1　甲状腺素与甲状腺提取物

器官解剖或生理知识始于对疾病的认识,公元前2700年我国就有关于甲状腺肿大记录,公元前1400年印度阿育吠陀体系(ayurvedic system)将甲状腺肿大记录为:"Gala Ganda",而在公元前4世纪希波克拉底的著作中提到的"choiron",也被认为指向甲状腺肿大。文艺复兴时期维萨里详细绘制了甲状腺的解剖结构(见图10)。一个世纪后,托马斯·沃顿(Thomas Wharton,1614—1673)在他的著作 Adenographia 中正式命名了甲状腺(Glandulae thyreoidea)一词。

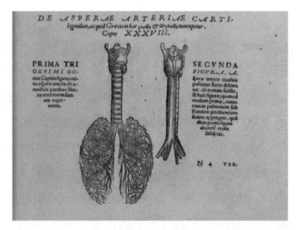

图10　源于1543年维萨里的第一张甲状腺解剖素描

原载:Laios K,et al. Folia Morphol(Warsz). 2019;78(1):171-173

罗马时期的盖乌斯·普利尼乌斯·西康都(Gaius Plinius Secundus)认为甲状腺肿大是由于饮用不干净的水引起的;盖伦认为甲状腺的分泌物可以润滑喉部。19世纪外科的先行者西奥多·毕罗斯(Theodor Billroth)认为甲状腺肿大是感染的局部表现。1850年,伦敦医院外科医生托马斯·布利扎德·柯林(Thomas blizard Curling)描述了两例罕见的克汀病(cretins,又称呆小病,临床表现为黏液水肿、智力障碍、身材矮小),10岁女孩和6个月女婴都显示出严重发育不良,表情呆滞,几乎没有运动能力。两人死后尸检显示都没有甲状腺。柯林提出克汀病可能与甲状腺缺失有关。1874年英国医师威廉·盖尔(William Gale)将黏液性水肿描述为"成人的克汀状态"。

早在6世纪,中国就有文献报告应用羊甲状腺治疗克汀病。1883年瑞士伯尔尼外科医生西奥多·科赫(Theodor Kocher,1841—1917),在研读一篇关于甲状腺摘除的论文时,回想起一位患者独特的术后表现,随后科赫和西蒙对诊治的甲状腺手术患者跟踪随访,发现甲状腺部分切除和全切除术患者有不同的术后表现,所谓"甲状腺恶病质"与

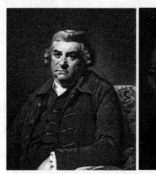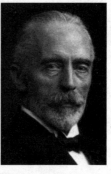

图 11　托马斯·沃顿和西奥多·科赫

原载：Dorairajan N，Pradeep PV：Int Surg. 2013；98(1)：70-75

克汀病患者症状十分相似。1909 年，西奥多·科赫因其"甲状腺的生理学，病理学和外科方面的研究"获得诺贝尔奖，成为第一个获得诺贝尔生理学或医学奖的外科医生。

1890 年，贝当古（Bettencourt）和塞拉诺（Serrano）将动物甲状腺组织移植到一个黏液性水肿的患者身上，迅速引发了体温升高等临床反应。1891 年英国内科医生乔治·穆雷（George Murray）对一例 46 岁严重甲减伴黏液性水肿女性患者应用皮下注射羊甲状腺提取液治疗，获得了奇效。这是临床记录的世界首例取得成功的甲状腺替代疗法，尽管他的第三和第四个患者死于心脏衰竭，但第一例患者靠这一疗法多活了 30 年，直到 74 岁去世。

1894 年，默克（Merck）研制出了第一款治疗甲减的羊甲状腺干粉，奠定了默克在甲减治疗领域先驱者的地位。至今默克制药旗下的优甲乐仍占全球治疗甲减药物市场的较大份额。

在随后的几年，因为甲状腺提取物治疗黏液性水肿的效果，甲状腺提取物被认为是一种强大的淋巴兴奋剂，用于治疗各种疾病。比特森被认为是将甲状腺提取物应用于晚期乳腺癌的第一人。在他的卵巢切除术作为女性乳腺癌治疗方法的报告中（Beatson GT. Lancet，1896）提到，严格说这种治疗是一个复合内分泌疗法——甲状腺提取物治疗和卵巢切除术联合，患者在卵巢切除手术前后都在持续应用甲状腺素。

但这种疗法开始之初就充满争议，比特森对应用甲状腺素的原因及临床效果均未阐述，所有疗效也是在卵巢切除后出现的。同时期的英国外科医生斯坦利·博伊德（Stanley Boyd）在 1897 年 10 月 2 日发表的关于卵巢切除治疗乳腺癌的前 5 例患者报告（Boyd S. BMJ，1897）中不相信甲状腺提取物的益处，2 年后强调他治疗的患者均忽略这种疗法（Boyd S. BMJ，1899）。1898 年，弗雷德里克·佩奇（Frederick Page）和威廉·毕晓普（William Bishop）报告一例乳腺癌患者，持续使用甲状腺提取物 18 个月，尽管存在剂量超标，然总体有益。随着口服动物甲状腺提取物的使用越来越广泛，科学家们试图找出克服甲状腺功能减退症状的关键成分。

1811年，拿破仑时代法国第戎的硝石制造商、药剂师贝尔纳·库尔图瓦（Bernard Kultua）将硫酸倾倒进海草灰溶液中，偶然发现一股美丽的紫色气体。这种气体在冷凝后变成暗黑色带有金属光泽的结晶体，经法国化学家研究鉴定，将这种物质命名为"碘"（iode），希腊文意思"紫色的"。

科赫认为碘存在于甲状腺，并将碘剂作为甲状腺手术的术前准备；然而，德国化学家傅根·鲍曼（Fugen Bauman，1846—1896）被认为是第一个证明甲状腺含碘的化学家，1896年他将其称为甲状腺碘质。但直到20世纪40年代，碘缺乏才被认为是地方性甲状腺肿大的原因之一。

1914年圣诞节，美国化学家爱德华·卡尔文·肯德尔（Edward Calvin Kendall）结晶了一种后来被命名为甲状腺素（T4）的物质，这一结晶物含碘量为65.3%，是人类历史第二个被分离出来的激素。他又花了15个月时间，才逐步把流程搞清楚，并最终提取出33g晶体物质，为甲状腺素的生理特征研究提供了基础。1915年，他发表了关于甲状腺激素的研究，并在此基础上首次报告了甲状腺素的分离。1926年化学家查尔斯·哈灵顿（Charles Harington）确定了甲状腺素（T4）的化学分子结构，并在1927年和巴格（Barger）首次合成甲状腺素，揭示了一种将膳食碘与甲状腺联系起来的分子形式，并提供了一种调节生长、分化和新陈代谢的机制。哈灵顿还认识到，甲状腺素存在左旋（levo）和右旋（dextro）两种形式，但左旋甲状腺素具有更大的生理活性。初期合成的分子是一种酸，限制了口服吸收，直到1949年甲状腺素钠盐被引入，这种激素才实现商业化合成。1952—1953年期间，生物化学家杰克·格罗斯（Jack Gross）和皮特·里弗斯（Pitt Rivers）分离和合成了另一种活性更强的甲状腺素：三碘甲状腺原氨酸（triiodothyronine，T3）。至此，甲状腺素的组成得到阐明[①]。

后期甲状腺素在乳腺癌治疗中的应用的结果同样有争议：莱蒙（Lemon）报告甲状腺提取物治疗31例、转移性乳腺癌15例有效（1957）；摩尔（Moore）报告有效率31%（1967），两组平均缓解时间为6个月，仅一半患者大于6个月；支持甲状腺素有效的还有贾德纳（Gardner，1962）、维特（Witt，1963）等；而费洛姆霍尔德（Frommhold，1961）、斯托尔（Stoll，1962）、埃默里（Emery，1963）等的研究认为无效。

伦敦圣救世主医院妇科顾问医生阿尔弗雷德·勒泽尔（Alfred Loeser，1887—1962）被认为是现代内分泌疗法的先驱，1938年他第一次将睾酮用于治疗不能手术的乳腺癌。通过前期观察发现，甲亢组比甲减或甲状腺部分切除患者乳腺癌发病率低，并且前期研

[①] 1970年以前，基于探索甲状腺激素提取物替代品的研究，左旋T4和左旋T3联合治疗被认为是标准的甲状腺激素替代治疗，以模拟正常的甲状腺功能。20世纪70年代后，随着确定外周脱碘酶介导的T4到T3的转化，及血清甲状腺激素和促甲状腺激素放射免疫分析法的发展，T3被证明主要是通过T4的脱碘在外周转化产生，循环中只有20%的T3是由甲状腺直接分泌的。

究认为大剂量甲状腺素使转移性乳腺癌退缩。1950 年开始,勒泽尔陆续报道了使用甲状腺激素和雄激素联合治疗转移性癌症。1954 年报告初期随访结果,甲状腺素 65～320mg/d,未设对照组,18 例应用,仅 1 例复发,14 例存活大于 4 年。结论认为甲状腺素对癌症有预防作用。

阿尔弗雷德·勒泽尔小传

阿尔弗雷德·勒泽尔出生于德国宁普奇。弗莱堡大学和柏林医科大学毕业,1913 年获得博士学位。在法兰克福做过短期家庭外科医生,第一次世界大战的头两年,被聘为东线战地医疗官,1916 年负伤后,在罗斯托克大学妇科诊所做了 4 年的助理。1920 年,勒泽尔回到柏林,作为卡尔·弗朗茨(Karl Franz)领导下的妇科诊所的助理,初期致力于胎盘细胞代谢研究,而后转肿瘤研究,尤其关注激素的肿瘤影响。1933 年开始担任柏林胡弗兰德犹太医院妇科主任,由于他是犹太人血统,受到纳粹迫害,1934 年被迫移民英国,在伦敦开了一个私人诊所。勒泽尔关于激素对癌症影响的研究发现睾丸激素对乳腺癌的生长有抑制作用。1938 年,他在阿姆斯特丹的妇科大会上首次描述的这种治疗方法,很快就发展为乳腺癌治疗的标准程序。1961 年,勒泽尔的妻子去世,次年勒泽尔死于伦敦。正如他的讣告所写,他的妻子死于乳腺癌,而他一生都在研究如何治愈这种疾病。

北爱尔兰贝尔法斯特蒙哥马利医院的研究者在垂体切除前[131]碘扫描中观察到乳腺癌与甲状腺之间的关系:局限于胸壁和局部腺体区域的乳腺癌患者的甲状腺活性指数高于血液播散的患者。1955 年利昂斯(Lyons)开始临床试验,有对照 965 年报告研究结果,甲状腺素对乳腺癌术后辅助治疗没有临床价值,相反,局部复发率高的反而是在接受甲状腺素治疗组。

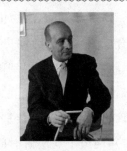

图 12 阿尔弗雷德·勒泽尔
原载:www.bing.com

最早分析甲状腺激素和乳腺癌之间联系的动物模型发表于 1946 年。莫里斯(Morris HP)报告甲状腺合成抑制剂硫脲延缓了小鼠自发性乳腺肿瘤的发展。1950 年,杜布尼克(Dubnik CS)报告另一种化合物硫脲嘧啶也得到了类似的结果。这些结果被冯德哈尔(Vonderhaar)等(1982)进一步证实,他们发现硫脲嘧啶诱导的甲状腺功能减退延缓了小鼠的发育并降低了自发性乳腺肿瘤的发生率。该研究显示,甲状腺功能减退可导致乳腺局部萎缩,从而减少肿瘤的形成。后来的一系列报道清楚地证明丙基硫氧嘧啶(PTU)诱导的甲状腺功能减退的保护作用。PTU 给予大鼠产生严重甲状腺功能减退的剂量,显著降低了二羟甲基丁酸(DMBA)和 N-甲基-N-亚硝基脲(MNU)诱导的乳腺肿瘤的发生率。PTU 治疗抑制了移植瘤乳腺癌的生长,提高了小鼠存活率。休梅克(Shoemaker)和达格尔(Dagher)报告(1979)PTU 治疗小鼠乳腺肿瘤 77% 完全缓解。

甲状腺素或提取物治疗乳腺癌,出现很突兀,结束也很突然,自 1965 年利昂斯报告后,相关文献戛然而止,也未见随机临床结果发布。近年文献集中在甲状腺癌或甲状腺功能状态与乳腺癌发生,综合分析结果也多有矛盾。

目前,已知在乳腺癌组织中存在甲状腺激素受体。甲状腺激素被证明可以诱导乳腺癌细胞的增殖,这些促生长作用与雌激素相当,而 T3 或 T4 的增殖作用可以被雌激素受体(ER)拮抗剂阻断,表明两种激素之间存在显著的相互作用。左旋甲状腺素在体外是乳腺癌细胞的增殖因子,在无雌激素情况下,通过肿瘤细胞表达的甲状腺激素受体介导,促进 ERα 依赖乳腺癌细胞增殖,ER 降解剂氟维斯群可以阻断该过程(Tang,2004)。这些观察结果提出了一个新的问题:甲状腺激素对于乳腺癌治疗作用到底有多大?

维萨里小传

安德烈亚斯·维萨里(Andreas Vesalius,1514—1564),1514 年 12 月 31 日出生于布鲁塞尔,当时属于神圣罗马帝国(Holy Roman Empire)布拉班特(Brabant)公国。他的父亲安德烈斯·范·韦塞勒(Andries van Wesele)是药剂师、祖父是医生,都曾为神圣罗马帝国皇帝服务。他的曾祖父扬·范·韦塞尔(Jan van Wesel)曾在帕维亚大学(Pavia)获得医学学位(意大利帕维亚大学公元 1361 年由意大利的一个贵族创建,是意大利仅次于博洛尼亚大学的第二古老的大学),1428 年来到新成立的鲁汶大学教授医学。鲁汶大学 1425 年由教宗马丁五世下令建立,是现存最古老的天主教大学,同时也是西欧"低地国家"中最古老的中世纪大学。

1529 年,维萨里离开布鲁塞尔前往鲁汶天主教大学学习艺术。作为富有的年轻人,维萨里用拉丁语、古典希腊语和希伯来语学习修辞学、哲学和逻辑。但维萨里的兴趣集中在医学,1533 年来到法国巴黎大学学习医学。当时的巴黎大学是阿尔卑斯山以北首屈一指的医学院,用著名的拉丁语教授希波克拉底、盖伦、阿维森纳和拉齐兹[①]的著作。

---

① 阿维森纳(Avicenna,980—1037):被誉为"中东医圣""阿拉伯医学王子",中世纪医学和阿拉伯医药学最高成就的代表,与希波克拉底及盖伦并称为西方传统医学"三巨匠"。
拉齐兹(Razi,864—924),波斯哲学家,医学家,物理学家。

1536 年,法兰西与神圣罗马帝国关系紧张,维萨里被迫离开巴黎返回鲁汶,在鲁汶进行了第一次公开解剖。并完成学士论文,论文评论了 10 世纪阿拉伯医师拉齐的著作。

1537 年,维萨里前往威尼斯,同年,毕业于帕多瓦医学院,毕业后即成为解剖学和外科学教授,直到 1543 年。

维萨里的职责之一是为学生和公众演示解剖,这所大学著名的陡峭倾斜的解剖学教室于 1594 年使用至今。

1538 年维萨里出版了《解剖图谱六幅》(*Tabulae anatomicae sex*)。首次引入了艺术绘画和精细的印刷纸张作为说明。画作是基于维萨里的草稿,由艺术家扬·范·卡尔卡(Jan van Calcar,1499—1546)绘制。卡尔卡是出生于布拉班特的意大利画家,也是提香的徒弟之一。维萨里的解剖图常以一种讽喻和虚构的人体姿势,配以现实的风景来展示(见图 14)。

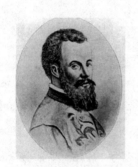

图 13　安德烈亚斯·维萨里

原载：Dorairajan N,Pradcep PV.

Int Surg 2013；98(1)：70-75

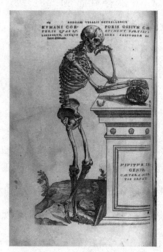

图 14　维萨里的解剖图

原载：Zampieri F,et al. Glob

Cardiol Sci Pract. 2015；(5)：66

1542 年夏,28 岁的维萨里完成其最重要的著作《论人体的结构》(*De humani coporis fabrica libri septem*)。为了将制作插图的木刻送往巴塞尔的印刷商手里,维萨里于 1543 年 1 月到达巴塞尔,并应邀当众解剖了被绞死的罪犯雅克布·卡拉尔(Jacob Karrar),这副"巴塞尔骷髅"的骨架被送予巴塞尔大学,至今仍保存在巴塞尔大学解剖博物馆。

维萨里向查理五世(Charles V)介绍了 *Fabrica*,随即于 1544 年被任命为国王的家庭医生,至 1556 年查理五世退位。

1555 年,维萨里完成修订版的 *Fabrica*。1556 年,查理五世退位。维萨里留在布鲁塞尔,为新国王腓力二世(Philip Ⅱ,1527—1598)效力。1559 年春天,法国国王亨利二世(Henri Ⅱ,1519—1559)在巴黎举行的一场比赛中,右眼眶和太阳穴被木质长矛刺中,维萨里立即被召唤,奉命与法国顶级外科医生一起拯救国王。11 天后,亨利二世死于脑膜炎、发热、左侧麻痹和呼吸困难。维萨里对他进行了尸检,并提交了一份详细的医疗报告,说明长矛是如何穿透头骨,再次表明了解剖学和临床之间的重要关系。

回国后,维萨里跟随腓力二世前往西班牙,在那里他完成了最后一篇解剖学论文。维萨里的 Fabrica 是一部近 700 页的巨著,现存许多木刻的复制品。这是人类第一次用详细的图像系统准确地描绘了人体。书中分章介绍了骨骼、肌肉、血管系统、神经系统、腹部脏器、心肺和大脑。由于与盖伦学派所描述的结构有许多不同之处,以至于查理五世曾发起了一项调查,以确定他工作中的宗教错误,尽管维萨里当时没有被判有罪,但一些攻击仍在继续。许多人不愿意接受新的解剖结构,并坚持盖伦的理念。

1564 年,维萨里离开西班牙前往圣地朝圣。然而,回程却是一场灾难,他乘坐的船在暴风雨中行驶了 40 天,当船在希腊西海岸赞特岛(Zante)登陆,维萨里上岸后随即死亡。

维萨里纠正了盖伦的许多错误,如:心脏有四个腔;肝有两叶;血管是起源于心脏而不是肝;胸骨由三部分组成,而不是七部分;下颌骨由一块骨头组成,而不是两块;大动脉和心脏的网状结构,即盖伦认为存在于人类大脑底部的血管网络,实际上只存在于其他哺乳动物,如公牛(ox)和母牛(cow);人类左颈动脉从主动脉弓发出,而猿存在共干;等等。诸多证据显示,盖伦从未解剖过人体,只是解剖了灵长类动物和其他哺乳动物。

维萨里将心脏定义为生命精神和动脉系统的源泉,肺静脉是将空气从肺部输送到左心室。而根据盖伦解剖学和生理学,肝脏是静脉系统的来源,心脏是动脉系统的来源。左心室是生命精神的来源,血液(自然精神)从右心室经肉眼看不见的毛孔流入左心室,空气从肺静脉流出。维萨里写道:"因此,我们不得不对造物主的勤勉感到惊讶,他使血液从右心室通过我们看不见的通道流到左心室";"不久之前,我不敢对医生之王盖伦的意见置之不理,哪怕是一个指甲的宽度……但是心脏的隔膜和心脏的其他部分一样厚、密、紧凑。因此,我不知道……最小的颗粒是如何通过隔膜从右心室转移到左心室的?"科伦坡(Realdo Colombo,1516—1559)是维萨里在帕多瓦的外科和解剖学主席的继任者。维萨里的怀疑和建议促使科伦坡找到了解决办法,1559 年,科伦坡写道:"我相信肺静脉的功能是使血液混合空气从肺部到心脏的左心室。"肺循环是思考体循环的起点,作为帕多瓦的一名学生,哈维(William Harvey,1578—1657)于 1602 年毕业,其血液循环理论揭示了心肺血管循环的真实面目。"心脏这个生命的基础,是统御一切的王子,也是照亮寰宇的太阳;没有它,生命难以生存——这个器官就是活力、动力的源头"(1628)。

传统的解剖课堂(见图 15),由外科医生或助手(sector)切开尸体、教授(lector)高高在上诵读着《蒙迪诺·德·里尤兹解剖学》[*Anatomy of Mondino de'Liuzzi*。里尤兹(1270—1326),博洛尼亚教授,他的解剖学是基于盖伦的工作]。助手(ostensor)在尸体上指出文本中解释的部分。事实上,医生的地位来源于希波克拉底的努力,但外科医生,多是"澡堂工和理发师"的兼职工作,被称为"barber surgeon";Chirurgie(外科)源于希腊语"Cheir"(手)和"ergon"(工);与"长袍医生"在地位与收入上不可同日而语(中世纪法国长袍和短袍外科医生,同样鼠疫出诊费分别为 300 里尔(内科)和 120 里尔或 80 里尔);而英国,内科为 doctors,外科为 mister;直到 18 世纪后半叶,巴黎慈善外科医生皮埃尔·约瑟夫·德索建立外科学后,受学院派医学教育的医生才开始平等地看待外科。

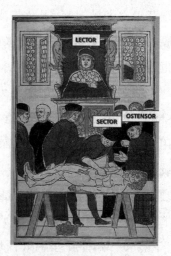

图 15 传统解剖课堂

原载:Zampicri F,et al. Glob Cardiol Sci Pract. 2015;(5):66

与传统的解剖教学不同,维萨里同时是教授、演示者和解剖者。维萨里抱怨当时的医生反对使用手的工作,而把解剖推给缺乏经验和无知的外科医生和理发师。他强烈支持外科手术是医学古老的传统,而不是一门独立的学科。*Fabrica* 的所有序言都可以被视为手对身体和医学知识贡献的辩护。

维萨里是现代解剖学的奠基人,他不仅深刻地改变了人体解剖学,同样改变着医学知识的结构,他对科学革命的影响,至今犹存。

维萨里的著作《论人体的结构》与哥白尼的《天体运行论》同年出版,谕示着我们,仰望星空,也需审视自身。

2.2　雄激素

古希腊亚里士多德(322—384 BC)在其撰写的 *The Generation of Animals* 一书中,描述了受精卵中可见器官的产生,阉割对人、动物及畜牧业的影响。他认为阉割可用来"生产"对他们的主人和统治者忠诚的顺从奴隶。"解剖学之父"希罗菲卢斯(Herophilus,335—255 BC)最早描述男性生殖系统,并认识到精子由睾丸产生。历史中我们熟知的阉割常被用于宫廷、法律处罚和某些特殊目的,如 18 世纪的阉人歌手;古希腊罗马时期和中世纪,阉割也被用于治疗麻风病、癫痫、痛风、反常性取向、过度手淫和精神错乱等,这反映了相关时期的无知。

1849 年 2 月 8 日,德国哥廷根(Göttingen)大学的内科医生和生理学家贝特霍尔德(Berthold,1803—1861)在皇家科学会议上报告其研究结果:6 只公鸡行睾丸切除,2 只对照、2 只自体睾丸移植到腹腔、最后 2 只交换移植。观察显示阉割公鸡移植睾丸后恢复了雄性的功能。贝特霍尔德认为,这些影响一定是由睾丸产生某种物质,通过血液作用全身。因此,他是第一个将睾丸对远处器官的体液作用作为一般原理提出的人,被公认为"内分泌学之父"。

贝特霍尔德 1803 年出生在德国。1819 年就读于哥廷根大学,1825 年短暂去了柏林,同年因鹦鹉甲状腺的论文回到哥廷根任医学讲师,1835 年晋升教授,1840 年任博物馆动物学部主任。1771 年约翰·亨特(John Hunter)曾报告两例通过重新移植睾丸恢复雄性特征,但文献仅存在于一些会议参与者的零星报道,并无书面报道。贝特霍尔德 1849 年的实验并未引起反响,他自己也没有进一步研究。1889 年塞卡尔(Brown Sequard)将狗和大鼠的睾丸提取物注射到自己体内,这一领域才被注意。

1889 年,时年 72 岁的查尔斯·布朗·塞卡尔(Charles E Brown-Séquard,1847—1894)在《柳叶刀》杂志上发表了他著名的自我实验的结果。每天给自己注射 1ml 混有睾丸静脉血、精液和从狗或豚鼠睾丸中的提取物,20 天后,他对自己进行了惊人的观察:"我发生了彻底的变化……我至少恢复了多年前我所拥有的所有力量。我能够做几个小时的实验。晚饭后,我就能写一篇困难的论文。我的四肢经过测力仪的测试,力量增加了 6~7kg。尿喷力和排便力增强。"

当然,所有这些结果都是安慰剂效应,一个世纪后通过重复的实验证实了这一点。但在当时,全世界都期待这种江湖医术。

1909 年波恩的解剖学教授莫里茨·努斯鲍姆(Moritz Nussbaum),在青蛙身上、1910 年维也纳的尤金·斯坦纳奇(Eugen Steinach)在老鼠身上、1911 年巴黎的阿尔伯特(Albert Pezard)在公鸡身上,分别证实了贝特霍尔的德实验结果。1904 年安塞尔(Ancel)和布安(Bouin)通过总结大量实验将内分泌功能归因于睾丸间质细胞。

1931 年,哥廷根大学的阿道夫·布特南特(Adolf Butenandt,1903—1995)从柏林年轻警察提供的 15000L 尿液中分离出雄激素类固醇雄甾酮。阿姆斯特丹大学恩斯特·拉克尔(Ernst Laqueur,1866—1947)从 100kg 的公牛睾丸中提取并分离出 10mg 另一种雄激素——17β-羟基-4-雄烯-3-one,他们在 1935 年的生物测试中发现,这种雄激素比睾酮更活跃。并将这种激素命名为"睾丸素"。

1935 年,布特南特和哈尼斯克,以及苏黎世/巴塞尔的鲁津卡(Ruzicka)和韦特施泰恩(Wettstein)先后发表睾丸激素的化

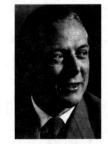

图 16 布特南特
原载:诺贝尔奖网站

学合成,标志着睾酮和男性生殖生理学现代临床药理的开端。

1939年,布特南特因性激素合成获诺贝尔化学奖。

布特南特小传

布特南特1903年出生。1927年毕业于哥廷根大学,1927年到1933年就职于哥廷根大学生物化学系。1933年至1936年任丹泽理工学院的教授和有机化学研究所所长。1936年至1960年,任柏林大学马克斯·普朗克生物化学研究所主任。1960年后,任慕尼黑马克斯·普朗克学会主席。布特南特于1929年分离出雌激素,1931年分离出雄性激素,1934年从黄体中分离出黄体酮。布特南特还对性激素之间的相互关系及其中一些可能的致癌特性进行了大量研究。他对性激素的研究也促进了可的松的大规模生产。1939年,因在性激素方面的研究获得诺贝尔化学奖。布特南特于1995年1月18日逝于德国慕尼黑。

将性激素应用于乳腺癌实验研究始于1932年,拉卡萨涅(Lacassagne)和勒布(Loeb)的研究表明,雌激素物质可诱发小鼠乳腺癌。应用雄激素来抵消雌激素的致癌作用是一种合乎逻辑的选择。1939年雷诺(Raynaud)和默林(Murlin)分别在动物上证实雄激素可延缓乳腺癌的发生。

给予异性性腺激素来抑制某一性别性腺激素活性的原理用于人类癌症的治疗,在雌激素治疗前列腺癌率先取得令人鼓舞的效果。1938年,勒泽尔在阿姆斯特丹举行的妇科大会上首次报告采用雄激素治疗两例不能手术乳腺癌,1939年他们报告丙酸睾酮治疗晚期乳腺癌是第一种对乳腺癌生长具有有利影响的性类固醇。1944年菲尔斯(Fels)报告3例,其中1例丙酸睾酮治疗取得满意疗效。另一方面,法罗(Farrow)和伍达尔(Woodard)发现小剂量丙酸睾酮可刺激乳腺癌发生骨转移(1942)。纽约的阿代尔(Adair)医师采用高剂量丙睾治疗11例进展期乳腺癌,剂量在3个月达到数千毫克;4例疗效显著[①],分别为软组织转移(1例)和骨转移(3例)。图17为阿代尔1946年报告乳腺癌原发灶和转移组织经3.5个月睾酮总量3975mg治疗前后照片;图18为骨转移3个月睾酮总量2400mg治疗前后照片。

1947年阿代尔总结200例接受睾酮150~300mg/w治疗乳腺癌患者。称对骨转移产生良好疗效,而对内脏转移患者没有任何益处。希格瓦德·凯卡(Sigvard Kaae)1949年报告了15例进入更年期转移性乳腺癌睾酮治疗经验,患者均经过多次姑息治疗,3例

---

① 实体瘤疗效评价标准1:完全缓解(Complete Response,CR),肿瘤完全消失。病理完全缓解(PCR);部分缓解(Partial Response,PR),肿瘤最大直径及最大垂直直径的乘积缩小达50%;病变稳定(Stable Disease,SD),病变两径乘积缩小不超过50%,增大不超过25%;病变进展(Progressive Disease,PD),病变两径乘积增大超过25%。

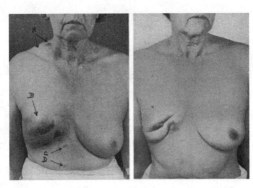

图17 乳腺癌原发灶和转移组织经3.5月睾酮总量3975mg治疗前后照片

原载：Adair PE，et al. Ann Sug 1946；123(6)：1023-1035

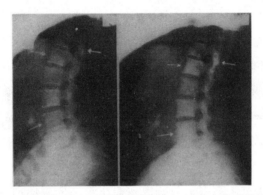

图18 骨转移3个月睾酮总量2400mg治疗前后照片

原载：Adair Fe，et al. Ann Surg 1946；123(6)：1023-1035

已呈恶液质；病例观察10个月以上，2例取得"非常明显的缓解"。观察发现，睾酮对缓解乳腺癌骨转移引起的疼痛效果非常显著，对原发灶和腋窝淋巴结转移也有效果，但对肺部、胸膜或腹腔内转移无效。

沃森(Watson)1959年报告睾酮联合塞替派化疗治疗晚期乳癌，30例(88%)客观缓解，而单独使用睾酮，肿瘤消退的比例约为33%。

德·诺萨科洛(De Nosaquo)(1960)和麦克唐纳(Macdonald)(1962)报告，雄激素治疗应答率为20%，肾上腺切除术应答率30%，雌激素治疗应答率35%。道(Dao)1965年对251例患者比较肾上腺切除术、氟乙甲睾酮或双氢睾酮及各种试验性雄激素，结果显示肾上腺切除术组缓解率为45%，另两组缓解率均低于20%。研究中发现，在伴有肺、胸膜疾病患者中，雄激素治疗期间临床状况严重恶化，以致后续肾上腺切除术不能进行。

普鲁登特(Prudente)1945年报道了63例乳房切除手术后辅助应用丙酸睾酮每周25～175mg，一些病例术后生存期最长达3年；64例对照组术后未用睾酮治疗，睾酮治疗组生存率是对照组的两倍。但后续发表于1946年2月16日《英国医学杂志》(*British Medical Journal*)上的评论指出：不轻率地接受或轻率地忽略才是明智的选择。1987 年，卡里达斯（Karydas）报告了 155 例辅助睾酮 20 年结果，乳腺癌乳房切除术后根据是否接受睾酮随机分为两组，经过至少 15 年的随访，治疗组和对照组之间无复发生存期和 OS 没有差异，病理淋巴结状态分层显示，腋窝淋巴结状态也无差异。

雄激素抑制乳腺肿瘤生长的作用机制尚不清楚。可能机制包括：大剂量雄激素对垂体、甲状腺和肾上腺等内分泌腺的抑制；雄激素抗雌激素作用；睾酮对肿瘤直接作用；雄激素与雌二醇竞争肿瘤细胞上的受体位置；等等。有些患者在无肿瘤消退的客观证据下，可能会有主观的改善。这可能与雄激素的合成代谢和造血刺激作用有关。雄激素副作用包括：男性化及高钙血症。而男性化是妇女强烈反感，并导致停用的主要原因。在一项 33 例Ⅳ期乳腺癌术后调查中，既往接受过他莫昔芬治疗，其中 17 例接受过垂体切除术；雄激素（氟氧甲酮 10mg，2 次/d）治疗，13 例（39%）患者获得了客观缓解，平均缓解时间[①]为 11 个月以上。1982 年，皮尔森（Pearson OH）对 17 例既往接受他莫昔芬和垂体切除术的患者中，7 例氟羟甲酮进一步缓解，平均时间为 10 个月。最初对他莫昔芬（或垂体切除术）的反应与随后对雄激素治疗的反应之间没有相关性。结果提示，雄激素可能不是一种抗雌激素效应或通过垂体介导的间接效应。

1988 年，常（Chang）和鲁巴恩（Lubahn）分别克隆了人雄激素受体。雄激素受体（AR）成为类固醇受体家族的 49 个成员之一。AR 在 70%～90% 的乳腺癌中表达，并与较好的无病生存率和总生存率相关。雄激素作为 AR 激动剂发挥作用。在选择性雌激素受体调节剂（SERMs）发现数十年后，1998 年选择性雄激素受体调节剂（SARMs）被首次描述，随后被开发用于促进 AR 的组织选择性激活。随着 SARMs 的发现，使女性乳腺癌患者可能有另一种安全有效的治疗选择。虽然 AR 在乳腺癌中的作用机制尚不完全清楚，但实验证据表明，AR 通过抑制 ER 功能来抑制 ER 阳性乳腺癌的生长。在一项评估安全性和生物利用度的Ⅰ期临床试验中，恩杂鲁胺（enzalutamide）使阿那曲唑和依西美坦的血清浓度分别降低了 90% 和 50%，这可能影响芳香化酶抑制剂的疗效。同时，恩杂鲁胺已在三阴性乳腺癌（TNBC）中显现希望。随着 TNBC 进一步细分为几个亚组，SARM 和拮抗剂可能对 TNBC 的不同亚组提供抗增殖作用。

2.3　雌激素

1929 年，多伊西和德国生化学家布特南特各自独立纯化雌激素，雌酮成为第一个被发现的类固醇激素。雌酮的分子式在 1931 年获知，其化学结构被布特南特在 1932 年

---

① 实体瘤疗效评价标准 2：客观缓解率（objective response rate，ORR）：ORR＝CR＋PR；疾病控制率（disease control rate，DCR）：DCR＝CR＋PR＋SD；临床获益率（clinical benefit rate，CBR）：CBR＝CR＋PR＋SD。

确定。雌激素也被称为 ketohydroxyestrin、oxohydroxyestrin 或雌激素酮。从麦角甾醇中部分合成雌酮是罗素·马克(Russell Marker)在 1936 年完成,乙烯雌酚(DES)是第一个化学合成的雌激素。1939 年,汉斯·赫洛夫(Hans Herloff)和沃尔特·霍尔韦格(Walter Hohlweg)提出了一种由胆固醇通过脱氢表雄酮(DHEA)合成部分雌酮的替代方法;1948 年,安娜(Anner)和米歇尔(Miescher)实现了全部雌酮的合成。

合成雌激素治疗晚期乳腺癌最早由哈多(Haddow)于 1944 年报告。其理论依据也被称为"雌激素悖论",即雌激素可以刺激乳腺癌的生长,但它们也是这种疾病的有效治疗方法。1935 年哈多研究发现,许多致癌碳氢化合物具有抑制正常和恶性组织生长的特性,1942 年被多个作者证实。这种致癌性和生长抑制活性被设想为一种长期生长抑制的细胞适应。开始注意到合成雌激素,是因为一些致癌的碳氢化合物本身具有轻微的雌激素活性。用雌激素的若干衍生物,如三苯乙烯,在脱离多环结构而仅在碳骨架上具有相似之处的化合物仍可能显示出生长抑制活性。加德纳(Gardner)(1939)和艾伦(Allen)(1942)评论指出,长期持续的雌激素治疗后,实验动物发生诸如小鼠宫颈癌、豚鼠的子宫肌瘤、乳腺癌、小鼠睾丸间质细胞肿瘤、小鼠和大鼠垂体腺瘤病,小鼠肾上腺皮质肿瘤,小鼠成骨转化,以及各种淋巴组织和结缔组织肿瘤,包括肉瘤。接受雌激素的小鼠,在导致睾丸不同程度萎缩的同时,产生间质细胞的肥大和肿瘤。简而言之,一组生长抑制物质,在特定的实验条件下,与实验动物中个别种类肿瘤的产生明显相关。雌激素在某些情况下具有生长抑制特性的化合物可能也与生长的生理刺激或肿瘤的诱发有关。由此认为,在手术或放疗都无法治疗的晚期癌症中进行合成雌激素的临床试验是合理的,特别是对于那些对这些化合物的生理刺激反应最强烈的正常组织所产生的肿瘤,如乳房肿瘤或睾丸肿瘤。加之雌激素的易得性和低毒性而使实验更容易进行。

1944 年,伦敦皇家癌症医院的哈多首次报告雌激素治疗 40 例晚期乳腺癌,33 例其他恶性肿瘤。1941 年 2 月 18 日开始治疗第一例患者为膀胱癌,30 例非乳腺癌中,仅 2 例部分缓解,分别为膀胱癌和前列腺癌。乳腺癌中总体有效率 40%(16/40)(见图 19)。副作用包括恶心、乳晕色素沉着、子宫出血和下肢水肿。同年,宾尼(Binnie)也报道了 DES 对 36～76 岁的晚期乳腺癌患者的有益作用,尤其是与放疗联合使用。

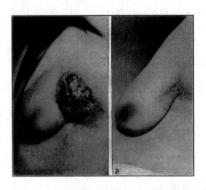

图 19　治疗前后的乳腺癌原发病灶

(左图 1944 年 2 月 7 日),(右图 1944 年 5 月 22 日)

原载:Haddow A,et al. Br Med J. 1944;2(4368):393-398

1960年,考兹(Kautz)在 *JAMA* 杂志发表一项以 364 例,绝经后为主的大型研究结果,研究始于 1947 年,持续了 12 年,多数接受每日 15mg DES 口服。134 例(36.8%)绝经后患者观察到肿瘤消退。雌激素治疗在停经 5 年患者治疗更有效。

肯尼迪(Kennedy)于 1962 年发表了 23 例绝经前(33~54 岁)晚期乳腺癌高剂量DES 治疗结果。他们认为,高剂量 DES 治疗绝经后妇女在于脑下垂体的抑制,而绝经前患者想获得同样的效果,需要更高的剂量。患者的剂量为 DES 400~1000mg/d,口服。23 例患者中 4 例(17%)显示持续 6~21 个月的肿瘤消退,两例(9%)肿瘤保持稳定,15 例肿瘤稳定进展,2 例肿瘤加速者出现了高钙血症。后续肯尼迪(Kennedy,1965)、斯托尔(Stoll,1973)等报告高剂量雌激素治疗乳腺癌,使雌激素治疗从 20 世纪60 年代开始成为绝经后晚期乳腺癌患者标准治疗。1977 年,卡特(Carter)等对绝经后晚期乳腺癌患者进行了一项随机、双盲研究,采用 4 种不同剂量的 DES 口服(每天分3 次给予 1.5mg、15mg、150mg 和 1500mg)。总计 523 例绝经后中位年龄 59~61 岁,未接受任何激素治疗患者。1500mg、150mg、15mg 和 1.5mg 剂量组的缓解率显著高于对照组,分别为 21%、17%、15% 和 10%。17 例绝经后不到一年的患者,肿瘤均未见退缩。胃肠道反应发生的频率和程度随 DES 剂量而增加,乳头乳晕色素沉着也与剂量有关。最低剂量组子宫出血发生率是其他组的 3 倍。其他副作用包括应激性尿失禁、水肿、充血性心力衰竭和高钙血症。523 名受试者中有 16 例(3%)报告了严重的副作用(如肺栓塞、静脉炎),2 例患者死于肺栓塞,2 例列于高钙血症。

20 世纪 70 年代,他莫昔芬横空出世,1971 年科尔(Cole)首次报道他莫昔芬对比高剂量雌激素治疗晚期乳腺癌。荷兰的本尼克(Bennink)2017 年综合了他莫昔芬与高剂量雌激素治疗乳腺癌文献,发现他莫昔芬临床疗效等于或高于高剂量 DES,而毒副作用更轻。他莫昔芬逐渐取代高剂量雌激素成为乳腺癌治疗金标准。

从 20 世纪 90 年代开始,雌激素用于晚期乳腺癌的治疗被再次提及。1990 年,波伊尔(Boyer)和塔特索尔(Tattersall)用 DES 治疗了 11 例先前对几种激素治疗无效的绝经后转移性乳腺癌,DES 的剂量为 10~20mg/d。4 例(36%)有效(1 例 CR,3 例 PRs)。此后隆宁(Lonning)(2001),阿格拉沃尔(Agrawal)(2006)均提示 DES 对多线激素耐药患者有效。埃利斯(Ellis)等 2009 年发表一项随机研究,比较 6mg 和 30mg 雌激素对芳香化酶抑制剂(AIs)耐药的晚期绝经后乳腺癌,66 例受试者在两个治疗组 CBRs[①] 相似(6mg 组 29%,30mg 组 28%)。大多数患者为 SD(病情稳定),6mg 剂量显著降低了严重副作用的发生。

2015 年,一项 II 期临床研究,在绝经后晚期乳腺癌患者中使用低剂量雌激素治疗

[①] 实体瘤疗效评价标准 3:临床获益率(clinical benefit rate,CBR),CBR=CR+PR+SD。

AIs耐药。他们假设AIs引起的雌激素抑制将模拟更长的绝经期,使乳腺癌细胞对低剂量和耐受剂量的雌激素抑制敏感。19例ER阳性的绝经后晚期乳腺癌患者入组,2mg戊酸雌二醇治疗。5例患者(26%)观察到临床获益,所有5例患者SD均为6个月。

迄今为止,关于雌激素治疗乳腺癌的理论基础仍然未知。虽然自20世纪90年代开始雌激素治疗再次抬头,然仅限于小规模探索性研究,也未纳入乳腺癌规范化治疗模式。

2.4 孕激素

黄体是一种短暂的内分泌腺,排卵后从成熟卵泡分化而来。黄体产生黄体酮,这是允许胚胎着床和维持子宫内妊娠的必要类固醇激素。1672年,雷尼尔·德·格拉夫(Regnier de Graff)最早明确描述黄体(corpus luteum)。他在奶牛身上观察到母体卵巢上黄体的存在和数量与其妊娠次数和胎儿数量有关,妊娠期间卵巢切除将导致流产。

格拉夫1641年出生于荷兰斯洪霍芬。1660年开始先后在荷兰乌得勒支大学和莱顿大学学习;1664年,格拉夫将狗的胰管分离,形成一个瘘管,收集胰液,从而发表第一篇关于胰腺分泌物、唾液和胆汁的论文。1665年,格拉夫前往法国深造,同年获得昂热大学医学博士学位,随即回到荷兰,在代尔夫特行医并继续从事研究。他在1668年描述的"格拉夫卵泡"被认为是卵巢生殖生物学领域的重要发现。但由于缺乏显微镜设备,格拉夫的研究陷入困扰:他从输卵管异位妊娠的案例中推测卵子必须由卵巢经输卵管前往子宫,但他错误地认为卵子是由卵泡本身组成,而他也意识到沿着输卵管移动的结构比假定的母卵泡要小得多,这种矛盾他一直无法解释。直到借助于显微设备的帮助,后来的科学家才揭示格拉夫卵泡实际上是通过破裂,将成熟的卵子释放到输卵管。格拉夫是最早采用"卵巢"(ovary)一词的解剖学家。1672年,格拉夫通过对雌性狗、猪、鼠、兔、牛以及女性卵巢观察,发现母体卵巢上黄体的存在和数量与其妊娠和胎儿数量有关,妊娠期间卵巢切除将导致流产。"所有动物无一例外",这篇关于雌性哺乳动物生殖解剖的伟大论文 *De mulierum organis generationi inservientibus tractatus nov us*,明确描述了黄体,是内分泌学历史上一个重要的里程碑。

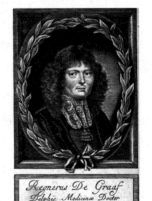

图20 德·格拉夫

原载:www.bing.com

1673年8月21日,32岁的格拉夫死于荷兰代尔夫特,死因不明。

在格拉夫发现黄体200年后,1898年,法国巴黎医学院教授、组织学家路易·奥克斯都·普勒南（Louis-Auguste Prenant，1861—1927）和德国布雷斯劳大学的伯恩（Gustav Jacob Born，1851—1900）第一次提出黄体是一种内分泌器官。

伯恩小传

　　伯恩 1851 年出生于普鲁士的肯彭。他的父亲是一名医生和公共卫生官员。普法战争（1870—1871）期间，伯恩应征入伍，担任勤务兵和医生助理。战后回到布雷斯劳大学，1874 年获得医学博士学位。值得一提的是，他的第一个孩子马克塞尔后来成为诺贝尔物理学奖得主。伯恩 1889 年成为布雷斯劳解剖研究所胚胎学部主任，研究集中在哺乳动物卵巢的黄体功能。他很早就注意到受精卵在到达子宫之前，黄体随着子宫内膜增厚而发育。显然，妊娠早期黄体的增大证明它不是一个无功能的腺体。伯恩认为，黄体一定会释放一种化学物质，帮助子宫为卵子附着做准备。但他在研究发表之前就去世了。但他与路德维希·弗伦克尔（Ludwig Fraenkel，1870—1951）等的讨论，使后者在 20 世纪初用兔子的实验证明，如果在排卵后六天内切除卵巢，兔子永远不会怀孕。这一实验证实了伯恩提出的黄体是内分泌腺的观点。此后，以路德维希·弗伦克尔为精神导师，在化学家卡尔·海因里希·斯洛塔（Karl Heinrich Slotta，1895—1987）的帮助下，布雷斯劳小组于 1933 年纯化孕激素，同样属于布雷斯劳研究小组的还有弗伦克尔的助理埃里希·费尔斯（Erich Fels，1897—1981）和斯洛塔的博士生海因里希·鲁斯奇格（Heinrich Ruschig）。

　　在成功纯化黄体酮后不久，布雷斯劳小组由于纳粹的种族主义政策分裂，犹太人路德维希·弗伦克尔被布雷斯劳大学妇女诊所董事会开除；与费尔斯和斯洛塔被迫移民，永远地离开了德国。

里奥·勒布（Leo Loeb，1869—1959）是 20 世纪早期病理学研究的巨人之一。1869 年出生于德国普鲁士莱茵兰省的马延。1906 年，勒布发表了《豚鼠黄体的形成》（*The Formation of The Corpus Luteum In The Guinea Pig*）一书，详细记录了豚鼠交配后卵巢连续性改变。勒布通过系列切片检查了 30 只豚鼠的 60 个卵巢，并详细地观察了黄体形成之前的每个时期。法国保罗·安塞尔（Paul Ancel）和保罗·布安（Paul Bouin）（1910）的实验观察到黄体对子宫内膜的特殊作用。奥地利妇科医生赫尔曼·克瑙斯（Hermann Knaus，1892—1970）于 1927 年证实黄体对子宫运动的控制，并确认了排卵期和月经来潮之间的标准时间。1929 年，科纳（Corner，1889—1981）和艾伦（Allen）（见图 21）发现，兔子黄体提取物可以产生一种特殊的子宫反应——孕前增值，而富含雌激素的卵泡液和胎盘提取物未见这种作用；这种提取物也能够在去卵巢的动物中维持妊娠(1930)。这些观察结果促使科纳和艾伦提出术语孕激素"progestin"来描述黄体产生的"pro-gestation"活性。1934年，经过艰苦的高真空蒸馏和分步结晶过程，艾伦从兔子黄体的有机提取物中纯化和结晶孕激素。然而，艾伦和科纳已不再是唯一的研究团队：1934年，四个国际团队宣布分离出这种激素[①]。与此同时，布特南特确定了孕激素的化学结构式，并将其命名为"progesterone"。

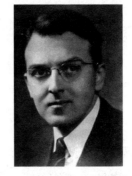

1935年，在国际联盟卫生组织一次特别会议上，艾伦和科纳最初称为"Progestin"的卵巢激素被正式命名为"Progesterone"[②]。

威拉德·迈伦·艾伦(Willard M. Allen)，1904年11月5日出生在纽约马其顿(Macedon)。1926年纽约霍巴特(Hobart)学院本科毕业后，就读于罗切斯特大学医学院。第一学年结束，艾伦接受了解剖学系科纳实验室为期两年的研究奖学金。实验室学习结束后，艾伦回到学校，1932年

图21　威拉德·迈伦·艾伦

原载：www.bing.com

毕业。此后在罗切斯特大学病理学及产科工作，1936年成为医学院讲师、产科助理教授，1940年被任命为华盛顿大学医学院妇产科主席、医院产科主任，直到1971年退休。艾伦是罗彻斯特大学第一位获得教授职位的医学毕业生，也是当时美国医学院最年轻的系主任之一。

1928年年底，科纳和艾伦从兔子的黄体中提取了数百个提取物，并从中分离出黄体酮。艾伦于1942年第一次使用黄体酮来治疗子宫出血，发展了"Allen's blue reaction (the blue color test for DHIA，DHIA 蓝试验)"，发现了黄体酮在维持妊娠等方面的特殊作用，描述了"Allen-Masters 综合征"。

目前，已知黄体是卵巢中一个重要的临时性内分泌结构，在维持子宫环境，允许实施和怀孕中起着至关重要的作用。其在未受精形成的称月经黄体，受精状态为妊娠黄体。月经黄体仅维持二周即萎缩，被结缔组织结疤所代替，即白体。图22显示卵巢内部结构的解剖学呈现。

泰勒(Taylor)和莫里斯(Morris)于1951年首次报告[③]孕激素治疗13例转移性乳腺

---

　①　1934年孕激素分离的四个国际团队：德国但泽的布特南特、德国布雷斯劳的斯洛塔，鲁斯奇格和费尔斯、美国的科纳和艾伦、瑞士的哈特曼和维特斯坦。

　②　三个单词：progesterone、progestogens 和 progestins 简要区分：progesterone 是目前公认的唯一的天然配体(native ligand)；progestogens 包含所有激活孕激素受体(PR)并产生类孕酮效应的物质；progestins 为合成 PR 激动剂(synthetic PR agonists)。

　③　作者按：有中文文献认为1951年 ESCHER 首次报告孕激素治疗乳腺癌，然作者 PUBMED 检索，1951年 Escher GC 发表论文为可手术乳腺癌的激素治疗33例病理研究，其中也无孕激素使用；GODWIN JT，ESCHER GC. Hormone treated primary operable breast carcinoma; a pathological study of 33 cases. Cancer. 1951 Jan; 4(1): 136-40. doi: 10.1002/1097-0142(195101)4: 1<136: aid-cncr2820040114>3.0.co;2-2. PMID: 4801780。

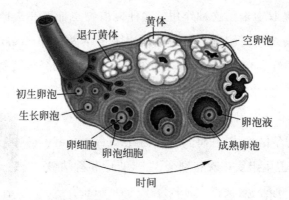

图 22 卵巢内部结构的解剖学呈现

原载：Oliver R Pllarseaty LS. Anatomy，Abdomen and Pelvis，Ovary Corpas Lateum. 2020 Nov 3

癌，孕激素剂量为每日 50～250mg。4 例（30％）取得客观缓解，其中 1 例改善持续 7 个月。次年，戈登（Gordon）等（1952）报告 20 例晚期乳腺癌接受孕激素治疗，平均年龄54.2 岁（35～73），孕激素 100mg，肌内注射，每周 3 次，仅 2 例客观缓解。结论认为孕酮较睾酮客观与主观反应均差。

总体来说，孕激素治疗文献报告结果不一，1980 年以前，虽有证据表明反应良好，但总体结果令人失望。

20 世纪 50 年代，第一个化学合成的孕激素炔诺酮成为美国（1960）和欧洲（1961）第一个获 FDA 批准的与雌激素结合的口服避孕药。今天，孕激素被广泛和安全地用于避孕、治疗不孕症、内分泌失调和绝经期激素治疗（Menopausal hormone therapy，MHT）。临床最常用的孕激素类药物有甲孕酮（Medroxyproges terone acetae，MPA）、甲地孕酮（Megestrol，MA）、炔诺酮（Norethisterone）。1980 年亨德森（Henderson）综合分析乳腺癌医学进展：甲孕酮治疗晚期乳腺癌临床缓解率 33％（10％～67％）；甲地孕酮为 28％（14％～56％）；炔诺酮为 39％（25％～42％）。孕激素对软组织和骨转移治疗效果较好。主要用于绝经后、复发转移乳腺癌的解救治疗。对全身状况差、虚弱及食欲不振的骨转移患者，可作为一线药物。副作用主要是肥胖、体液潴留、高血糖和高血压等。

1980 年后，有关孕激素治疗转移性乳腺癌临床应用包括：高剂量孕酮可以显著增加应答率，甚至延长治疗失败和生存的时间；在标准剂量（甲地孕酮 160mg QD）治疗失败后，高剂量（800mg QD）三线治疗，虽未见客观改善，但约 30％（10/34）患者延缓病情进展。在绝经前晚期 ER 阳性乳腺癌，高剂量 MPA 的抗肿瘤活性至少与卵巢切除术相当。高剂量孕酮与他莫昔芬比较疗效相当。孕激素在他莫昔芬失败后仍有一定的抗肿瘤疗效。与芳香化酶抑制剂比较，孕激素二线治疗与氨基导眠能、福美司坦相当；但在有效性、生存改善、耐受性方面劣于来曲唑、阿那曲唑或依西美坦组。

1982 年，比利时开展了一项多中心随机辅助试验，评估高剂量甲孕酮（HD-MPA）辅助治疗对早期乳腺癌影响。HD-MPA 治疗包括诱导期（连续 28 次每日注射 500mg MPA 或 5 周内每周注射 5 次 500mg MPA），和维持治疗（5 个月内 500mg BIW）。淋巴结阳性患者接受 6 个月 CMF[①] 化疗。HD-MPA 组改善了 CMF 的血液学和一般耐受性；11%～17%患者出现如盗汗、震颤、痉挛、液体潴留等副作用，MPA 组平均体重增加 7.4kg，而对照组为 1.2kg。MPA 辅助治疗的患者可接受约 90%的预期总化疗，而 CMF 单独治疗的患者可接受约 70%的计划治疗。中位随访时间 13 年。246 例淋巴结阴性患者中，辅助激素治疗组的无复发生存（relapse-free survival，RFS）得到改善，而年轻（小于 50 岁）患者的总生存（overall survival，OS）也得到提高。在 270 例淋巴结阳性患者组中，RFS 和 OS 没有差异。

一项随机辅助试验入组时间 1990 年 12 月至 1996 年 10 月，比较他莫昔芬每日 20mg，连续 5 年与口服 HD-MPA 1g，连续 9 个月。194 例组织学证实的淋巴结阴性患者入组，98 例随机分到他莫昔芬组，96 例分到 MPA 组。平均随访 86 个月。他莫昔芬组 7 年 RFS 为 93%，MPA 组为 81%（$p=0.02$）。另一项多中心研究为 1989 年至 1994 年，489 例 pT（1～2）pN＋激素受体阳性或未知绝经后患者被随机接受他莫昔芬（Tam）单用或循环 Tam（8 周）和 MA（8 周）治疗 2 年。截至 2002 年 6 月，两组患者 RFS、OS、肿瘤特异性生存期无差异。结论认为，与 Tam 和 MA 相比，Tam 单独作为标准辅助结果相似。

孕激素的作用机制尚不清楚，可能涉及多种因素，包括抑制促性腺激素分泌和减少类固醇生物合成；配体与孕激素受体结合后直接抑制细胞生长；下调雌激素受体水平降低肿瘤细胞对雌激素的敏感性。

奥马利（O'Malley）等 1970 年应用雌激素激发的鸡输卵管第一次证明了孕酮与孕激素受体的（PR）的结合。然而，由于孕激素相对较低的受体结合亲和力、快速代谢和缺乏特异性，在哺乳动物包括人体组织中放射性标记孕酮未能检测到 PR，1974 年菲利贝尔（Philibert）和雷诺（Raynaud）通过氚标记孕激素 R5020 解决了这个问题。1975 年霍维茨（Horwitz）和麦圭尔（McGuire）应用氚 R5020 在人肿瘤活检提取物的配体结合试验（ligand binding assays，LBA）中检测到 PR。此后，在 MCF-7 细胞系上首次证明 ER 和 PR 可以在一个肿瘤、可能在同一细胞中共存（Horwitz，1975）。这些结果的临床效用显而易见，20 世纪 70 年代，50%～60%的 ER＋肿瘤对内分泌治疗有反应，治疗失败归因于 ER 缺陷或错误的下游 ER 信号或转录。在鸡输卵管和豚鼠子宫中都发现雌

---

① 处方药物用法：QD（每日一次），BID（每日两次），TID（每日三次），QW（每周一次），BIW（每周两次）。
CMF 方案：CTX（环磷酰胺），MTX（氨甲喋呤），5-FU（氟尿嘧啶）。

激素调节孕激素受体。霍维茨（Horwitz）等（1975）认为这是激素反应性的理想标记。ER＋肿瘤是雌激素作用的可测量产物，而 PR 阳性将标志着 ER＋肿瘤能够调控至少一个最终产物，并且是激素敏感的。使用 LBA（氚 R5020）对 50 个肿瘤细胞质进行初步分析，发现 0/14 为 ER－/PR＋，但 20/36（56％）为 ER＋/PR＋，这个数字接近临床有效预期。一项 521 例研究中，肿瘤有 7％ 的 ER－PR－，9％ 的 ER－PR＋ 和 74％ 的 ER＋PR＋，PR 阳性显示更高的应答可能性。而在有关 PR 文献正式发表之前的 1974 年 9 月，当时的美国第一夫人贝蒂·福特（Betty Ford）被诊断出患有乳腺癌。她的组织标本被检测到富于 PR。自 1975 年后，数百万患者肿瘤样本被评估了 ER 和 PR，LBA 也被简单可靠的免疫组化检查取代，PR 分析无论在辅助还是晚期都具有重要的疗效预测作用。

近年关于孕激素的研究还包括：孕激素致乳腺肿瘤发生；PR 在正常乳腺分化和肿瘤细胞异质性中的作用；PR 如何调控 ER 活性；孕激素受体调节剂研究等诸方面。图 23 显示孕激素在乳腺癌研究的时间线。

1930s	1950s	1960s	1970s	1980s	1990s	2000s	2010s	2020s

孕酮自黄体纯化(Allen 1930)

孕激素影响乳腺肿瘤形成(Huggins 1962)

孕激素的合成(Djerassi 1966)

孕激素受体纯化(O' mallay 1970)

PR标记雌激素在乳腺瘤反应(Horwitz和McGuire 1975)
ER+/PR+乳腺瘤细胞系(Brooks 1973)

第一个针对PR抗体(Estes 1987；Sullivan 1986)

克隆人PR基因(Kastner 1990)
甲孕酮用于治疗乳腺瘤(Santan 1990)

PR敲除小鼠(Lydon 1995)

孕酮调控乳腺瘤干细胞(Horwitz 2008)

孕酮调控乳腺干细胞(Graham 2009)

孕酮调控鼠乳腺干细胞(Asselin-Labat2010；Joshi 2010)

PR对ER的全基因组调控(Mohammed 2015；Singhal 2016)

孕激素替代治疗增加乳腺瘤发生乳腺激素因子协作组2019)

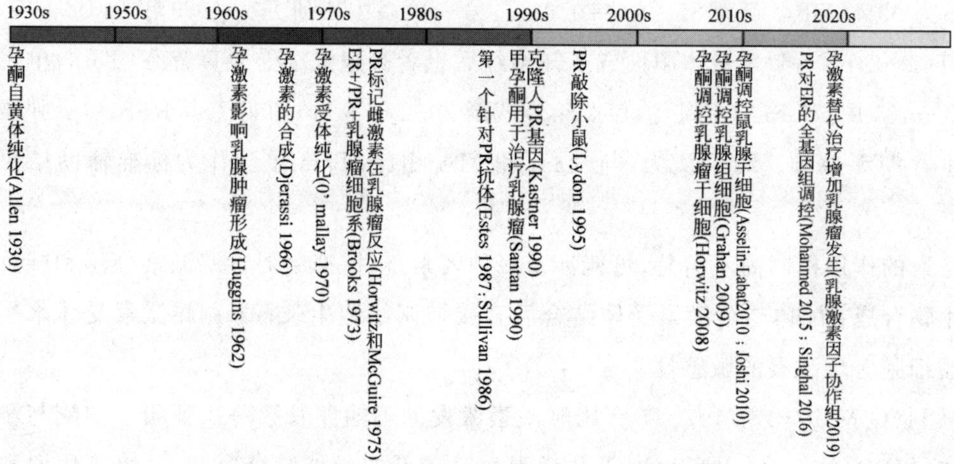

图 23　孕激素在乳腺癌研究的时间线

原载：Horwitz KB,J Mol Endocrinol 20201；65(1)：T49-T63. do：10.1530/JME-20-01ot. PMID：32485679

2.5　双侧肾上腺切除术

据说希腊语单词肾上腺（epinephridio）可以追溯到荷马时代。在他的《伊利亚特》中，当描述阿喀琉斯杀死对手时，荷马写道：关于他，的确，鳗鱼和鱼类忙活着，咀嚼他肾周围的脂肪（About him, indeed, the eels and fishes were busied, eating and nibbling the fat around his kidneys）。盖伦第一次详细描述了肾上腺的血管。意大利解剖学尤斯塔西欧（Bartolomeo Eustachio，1520—1574）最先发现肾上腺。他在尸检时见到肾脏上方有一小团组织，随后将之呈现在1552年完成的人体解剖学铜版画，这些铜版画一直保存在梵蒂冈图书馆。他在1564年威尼斯出版的论文《解剖学小品》首次对肾上腺进行了描述，将其称为位于肾脏上的腺体。但直到1714年被教皇克莱门特十一世（Pope Clement Ⅺ）的私人医生兰西西（Giovanni Maria Lancisi）发现之前，这些版画一直未被出版。兰西西以《尘封中的巴尔托洛梅奥•尤斯塔西欧解剖图》（Anatomical Illustrations of Bartholomeo Eustachio rescued from obscurity）为标题出版的整个系列共47张精美的图版，尤斯塔西欧的工作才为人们所熟知。尤斯塔西欧对肾上腺的描述并未引起共鸣（见图24）。阿尔坎杰洛•皮科洛米尼（Arcangelo Piccolomini，1562—1605）说肾上腺不值得特别关注，因为它们是罕见的肾肿瘤。1627年，帕多瓦著名解剖学家卡塞雷斯（Casserius）证实了尤斯塔西欧的发现，并提供了肾上腺的插图，他称之为"趴在肾脏上的小体"（见图25）。

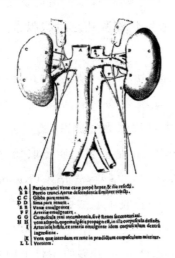

图24 1552年尤斯塔西欧首次描绘了肾上腺

原载：Papadakis M，et al. Homones（Athens）.

2016；15（1）：136-141

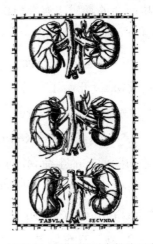

图25 1627年卡塞雷斯再次描绘了肾上腺

原载：Papadakis M，et al. Homones（Athens）.

2016；15（1）：136-141

作为尤斯塔西欧的另一个翻版，卡塞雷斯的工作直到两个世纪后才出版。1629年，让•里奥兰（Jean Riolan）将其命名为"肾上囊"。1841年，生理学之父克劳德•伯纳德的导师弗兰戈瓦•马根迪发表了一个略带神秘的评论：由于没有人再相信黑胆汁，肾上腺"不再是分泌物质"。其在胎儿体内相对较大，可能是胎儿时的肾脏，但出生后失去了任何功能。

1836年，内格尔（Nagel）认定肾上腺有髓质和皮质之分（一说1859年德国的胡施克（Huschke）研究肾上腺组织学，提出肾上腺皮髓质之分）。1893年，奥利文（Oliver）给动物服用肾上腺浸剂，出现血管收缩。谢弗（Schafer）将肾上腺浸剂注入狗的血管中，引起动脉收缩,血压升高。认为是肾上腺髓质的作用。1919年,坎农(Cannon)提出了肾上腺髓质功能的"紧急"理论。1901年,塔卡明(Takamine)和奥德里奇(Aldrich)以晶体形式分别分离出肾上腺素,奥德里奇给出了$C_9H_{13}NO_3$的分子式;1904年,斯托尔兹(Stolz)合成肾上腺素,使之成为第一个被化学分离合成的激素。[①]

1849年3月15日英国内科医生托马斯·阿狄森(Thomas Addison,1793—1860)应邀在南伦敦医学会报告了一组综合征,患者表现为贫血、虚弱、心悸、乏力反胃、皮肤色素沉着等,尸检显示肾上腺病变。但他的报告并未引起注意。6年后(1855),阿狄森发表了《论肾上腺疾病对全身及局部影响》(*On the Constitutional and Local Effects of Disease of the Supra-renal Capsules*),明确指出这种疾病是由肾上腺病变引起的。这本专著出版后的第二年,法国特鲁索(Trousseau,1801—1867)建议将这一疾病称为阿狄森病(La maladie d'Addison)。同年,法国塞卡尔(Sequard)用51只兔子,11只狗、猫、老鼠和猪做实验,切除它们的肾上腺,结果所有动物均死于阿狄森病。由此认为肾上腺含有维持生命的物质。海登(Hadden)解释可能与黏液甲状腺肿缺乏甲状腺素类似,阿狄森病是缺乏肾上腺素所致。

1896年奥斯勒用猪的肾上腺浸剂使阿狄森病缓解。1917年,罗戈夫(Rogoff)和斯图华特(Stewart)开始了一系列研究,确定肾上腺皮质提取物具有维持生命的作用。1928年,哲尔吉(Szent-Gyorgyi)开始在肾上腺皮质中寻找强力还原剂,最终发现了维生素C。1930年,斯温格尔(Swingle)和普菲夫纳(Pfiffner)制备了皮质提取物,用于维持肾上腺切除的狗的生命,并随后被用于治疗阿狄森病。1936年,肯德尔(Kendall)以晶体形式分离出皮质酮。1937年,莱希斯坦(Reichstein)合成了醋酸去氧皮质酮。1938年,辛普森(Simpson)将其用于治疗阿狄森病。1949年,阿狄森在南伦敦医学协会发表演讲的一百年后,来自梅奥诊所的菲利普·亨奇(Philip Hench)发表应用肾上腺皮质激素类药"可的松"可完全缓解类风湿性关节炎的症状。

1954年康恩发现并提取盐皮质激素醛固酮。至此,三个肾上腺皮质激素中的两个——糖皮质激素、盐皮质激素被认知。但第三个——性激素,还有一段发现之路要走。

1756年,克鲁奇奥(Crushios)报道一男尸有尿道下裂,并具有女性外生殖器和肾上腺弥漫性增生。

有关先天性肾上腺增生(congenital adrenal hyperplasia,CAH)的第一个详细报告,来自1865年意大利那不勒斯路易吉·德·克雷奇奥(Luigi De Crecchio)的经典著作

---

① 关于肾上腺素发现过程,有兴趣可参见饶毅教授文章《为什么肾上腺素的英文名称不统一:美国用epinephrine,而英国用adrenaline?》英文下载地址:http://www.raolab.org。

《一个女人的男性外貌案例报告》(*A Case Report of Masculine Appearance in a Woman*)。

德·克雷奇奥 1832 年出生于阿布鲁佐兰洽若市,1856 年毕业于那不勒斯医学院,1861 年被任命为法医学教授,曾担任王国的参议员多年。1894 年 12 月 3 日在那不勒斯去世。那不勒斯大学附近有一条以他的名字命名的小街,以纪念他作为意大利众议院议员的贡献。

尸体是在一个墓地里找到的,已被下葬了 15 天。这具尸体被确认为朱塞佩·马尔佐(Giuseppe Marzo)。皮肤呈古铜色,尽管尿路明显是男性的,但有尿道下裂,前列腺的位置和大小正常,没有睾丸。解剖发现了阴道、子宫、卵巢、输卵管、阔韧带和子宫—卵巢韧带。从尿道口注入空气,发现与阴道和子宫有连接。当时解剖并没有说明有肾上腺,很久以后才被告知马尔佐有个很大的肾上腺。

马尔佐出生于 1820 年,助产士将"他"描述为女性,并取了一个女性的名字。在他 3 个月大的时候,母亲发现他一些性别上的差异,但他仍被认为是一个女孩,直到 4 岁时,医生认为他是一个有隐性睾丸的男孩。到了十七八岁的时候,马尔佐的父亲仍然不能确定他的性别,但他的男性声音和胡须的生长让父亲打消了疑虑。这位父亲报告说,马尔佐的床单上从来没有沾上精液或月经血,这也得到了马尔佐最后 18 年为之工作的德乔治家族的证实。马尔佐认为自己是男性也不足为奇,因为在当代 33 名性染色体 XX 的先天性肾上腺增生患者中有 29 名在男性环境下长大,并保留了男性性别认同(见图 26)。

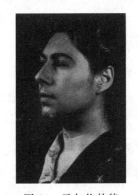

图 26　马尔佐外貌

原载:BROSTER LR,The surgery of the adrenal glands. Postgpad Med J. 1950;26(298):425-435

1865 年去世前,他"经常出现痉挛性呕吐",并伴有大量腹泻。几天之后,突然死亡,死因似乎是肾上腺功能不全的阿狄森病危象(Addisonian crisis)。

1905 年,美国布洛克(Bullock)和塞奎里拉(Sequerira)研究肾上腺与性器官的关系,收集 1756 年以来文献,共 12 例,年龄 1~14 岁。女 10 例,男 2 例。临床显示性早熟、多毛、肥胖等。其中 1 例成年女性,32 岁,多毛,无月经,女性男性化(virilism)外貌,肾上腺皮质有恶性肿瘤。

1938 年,菲利普·亨奇(Philip Hench)提出肾上腺产生了"双性恋荷尔蒙"。

1927 年,阿海姆施(Aschheim)和宗德克(Zondek)在妊娠妇女尿液中发现雌激素活性,这导致了雌激素的提取和分离,1929 年,洛伊(Loewe)和沃斯(Voss)在男性尿液中发现雄激素活性,同样能导致雄酮的分离。但这些特殊的化合物是由内分泌腺分泌的还是具有类似激素活性的化合物? 1938 年,卡洛(Callow RK)通过尿液中代谢物分析,雄激素来源指向肾上腺。1953 年,赫德森(Hudson)等先后在人类肾上腺静脉血中和转移性乳腺癌、前列腺癌和高血压患者的肾上腺组织培养基中分离证实雄烯二酮的存在。由此,肾上腺分泌的第三种激素——性激素(主要是雄激素)逐渐揭开面纱。

所谓先天性肾上腺增生是一种男性化综合征,由皮质醇生产、生物合成缺陷引起,可通过增加垂体促肾上腺皮质激素刺激来克服,但其代价是肾上腺增大,增加脱氢异雄酮、雄烯二酮和其他类固醇前体的分泌。因此,患此病的患者的血液中雄烯二酮和睾酮水平升高。

肾上腺切除术始见于 1889 年,英国桑顿(Knowsley-Thornton)报告一例 36 岁女性患者,男性化明显,在切除了一个巨大的肾上腺肿瘤后,病情缓解,2 年后复发死亡(Welbourn B,1990)。凯撒,卢克斯(César Roux,1857—1934,以 Roux-en-y 吻合而闻名)于 1926 年 2 月 25 日在瑞士洛桑进行了首例嗜铬细胞瘤切除,患者是一位患有突发性高血压的女性,右肋缘下肿块,X 线片显示疑似肝脏肿瘤。患者接受了手术探查,发现一个肿瘤附着在右肾上腺并切除。术后随访 18 个月,无复发或并发症发生。7 个月后,查尔斯·格奥(Charles Mayo)在美国明尼苏达州独立完成了第二次成功的嗜铬细胞瘤切除,患者 18 年后死于冠状动脉血栓。1927 年,梅奥发表了他的工作,比卢克斯发表早一年,梅奥被认为是第一个成功嗜铬细胞瘤切除者。

美国著名的神经外科学家库欣首次认识到肾上腺皮质在垂体嗜碱症中的作用,描述了一种通过皮质过度分泌引起高皮质醇症的内分泌综合征。这种疾病,现在称为库欣综合征(Cushing syndrome),也被称为肾上腺皮质增多症。

梅奥诊所的爱德华·卡尔文·肯德尔(Edward Calvin Kendall)应用肾上腺皮质提取物术后补充,沃尔特斯(Walters)等首次报道了 10 例肾上腺次全切除术治疗肾上腺皮质综合征患者,死亡率为 30%,也由于他们的努力导致可的松及其主要成分在 20 世纪 30 年代末被分离。在其后的肾上腺切除术中,应用可的松替代,没有观察到死亡。

哈金斯于 1951 年首次将双侧肾上腺切除成功应用于晚期乳腺癌。他在对前列腺癌实验研究发现癌细胞具有其正常祖细胞的特性,一些癌症在很大程度上保留了其正常前代的特征。从而提出激素依赖性肿瘤的概念。采用双侧肾上腺全切除术治疗乳腺癌的基本考量是其认为,促进第二性征生长的类固醇是由肿瘤和肾上腺皮质增生造成的。下列相关研究给予了他重要提示:

1939 年伍利(Woolley)、费克特(Fekete)和利特尔(Little)观察发现:在幼年小鼠行卵巢切除术将会导致肾上腺功能亢进,从而导致乳腺发育和乳腺癌的形成。

1942 年法罗(Farrow)和阿代尔(Adair)发现睾丸切除可使男性乳腺癌肿瘤退缩。

1945 年希姆金和怀曼发现,肾上腺切除可降低小鼠乳腺肿瘤的发病率。

1945 年,哈金斯和斯科特对 4 例晚期前列腺癌患者实施了双侧肾上腺素切除术,试图去除自身性激素第二来源。一名患者在低肾上腺状态下存活了 116 天,骨转移有一些客观改善。但由于 11-氧化类固醇(11-oxygenated steroids)供应不足,患者的激素维持不令人满意。

1950 年后,由于充足可的松保证。通过设计双侧肾上腺切除术和简单的类固醇替代治疗,肾上腺切除术后的患者不会丧失行为能力,能够从事所有日常活动。1951 年,哈金斯和贝根斯托尔(Bergenstal)首次成功地采用双侧肾上腺切除术治疗转移性乳腺癌患者,1952 年,报告 7 名患者 1 例术后死亡,3 例术后 6 个月内死亡,4 例在肾上腺切除术后 7~11 个月情况良好;报告认为,这些患者为肾上腺依赖性乳腺癌。该结果引起了人们对这一学科的极大兴趣,自 1952 年以后,许多案例被报道。似乎双侧肾上腺切除术在乳腺癌姑息性治疗中可以起到明确和有价值的作用。

1954 年,哈金斯总结 1951—1953 年单中心转移性乳腺癌双侧肾上腺切除 100 例非选择性病例结果,所有患者均为 X 射线或激素治疗失败。手术死亡率 5%,有效率 40%,研究显示:年龄 40~65 岁组手术至复发时间(术后 2~5 年与大于 5 年,手术切除有效率 53.3%(16/30),62.5%(5/8);而小于 1 年,有效率仅为 10.7%(3/28))、尿中高滴度的雌激素物质与预后有关。

一项超过 2000 例肾上腺切除术的报告表明,约 1/3 的患者客观反应持续时间在 4~6 个月(Crowley LG,Calif Med,1969)。反应率基于不同的标准为 28%~45% 不等。麦克唐纳(1962)在一个涉及美国多个中心的大型研究中,报告有效率 28.4%。

威斯敏斯特医院斯坦福·凯德(Stanford Cade)医生,1953—1955 年间为 56 名转移性乳腺癌进行双侧肾上腺切除术。可的松维持可延长生存至 24 个月。在一些病例中,主客观方面均得到改善,包括骨转移引起的疼痛减轻、病变消退、病理性骨折愈合。大约 60% 的患者有一定程度的改善,约 23% 的患者改善非常显著且令人惊讶(quite remarkable and surprising)。

将两种治疗有效的手术联合,以进一步降低雌激素分泌,是一合理的选择。1951 年哈金斯进行了第一个双侧肾上腺切除和卵巢切除。但两种手术是一期联合还是序贯应用存在争议。支持序贯手术的理由:

(1) 联合手术的死亡率和并发症高于单独卵巢切除;

(2) 肾上腺切除需永久性皮质激素替代治疗;

（3）卵巢切除术的最初反应是一个很好的预测肾上腺切除疗效的指标。肾上腺切除在卵巢切除有效组平均接近 45％；而在卵巢切除无反应组 15％～20％。单独肾上腺切除有效率 31％，而联合手术为 34％。两组的有效持续时间和平均生存时间也大致相同，分别为 12 个月和 21 个月。一组连续的 39 例肾上腺切除术中，序贯组手术有效率 36％，联合组有效率 29％；有效者生存时间，从卵巢切除术开始计算，序贯组平均为 36 个月，而联合组为 21 个月。

持相反观点认为联合治疗有以下三个优点：

（1）少数对卵巢切除术无反应的患者可能病情迅速恶化，导致后续肾上腺切除术无法完成。

（2）当肿瘤较大、患者一般情况较差时，尽早干预可达到缓解和延长生存的目的。

（3）肾上腺切除和卵巢切除联合手术比单纯卵巢切除更能有效降低性激素水平。

1956 年，格罗斯（Gross）等首次描述第一代芳香化酶抑制剂（aromatase inhibitors，AIs）-氨鲁米特（aminoglutethimide，AG）结构、活性和代谢。20 世纪 60 年代开始陆续有文献报道的 AG 治疗晚期乳腺癌，也逐渐被耐受性更好和更有效的第三代 AIs 所取代；加之手术高并发症和术后管理困难，双侧肾上腺切除术治疗乳腺癌逐渐退出历史舞台。

哈金斯小传

查尔斯·布伦顿·哈金斯（Charles Brenton Huggins）1901 年出生于加拿大新斯科舍省的哈利法克斯。先后就读于哈利法克斯的公立学校及新斯科舍省沃尔夫维尔的阿卡迪亚（Acadia）大学（文学学士，1920）。1924 年哈佛大学医学博士毕业后，在密歇根大学医院实习（1924—1926）及任密歇根大学外科讲师（1926—1927）。1927 年后，哈金斯一直在芝加哥大学工作，先后任外科讲师（1927—1929）、助理教授（1929—1933）、副教授（1933—1936）、外科学教授（1936—1962）。1951 年创建本·梅癌症研究实验室（Ben May Laboratory for Cancer Research）并担任首任主任。

哈金斯的主要贡献在以下三个方面：

一、内分泌依赖性肿瘤概念的提出与实践应用

1927 年，哈金斯来到芝加哥大学，经过一段相对平静的时光，受外科主任菲米斯特（Dallas B Phemister）博士的启发，开始了他的泌尿学研究。菲米斯特把哈金斯送到欧

洲接受临床泌尿学的培训,然而,兴趣却使他来到罗伯特·罗宾逊爵士在伦敦的实验室,做了几个月的磷酸盐酯和磷酸酶研究。这段经历为他后来对前列腺癌的研究奠定了基础。

20 世纪上半叶的后 25 年,生物科学主要集中在两项课题:(1)类固醇的化学和生理学;(2)有机磷化合物的生物化学。解开癌症中类固醇激素之谜的关键是多伊西于 1929 年从孕妇的尿液中分离出雌酮。哈金斯后来成立了一个实验室,初期专注于前列腺液的代谢研究。

古希腊希罗菲卢斯(Herophilus)首次命名了"十二指肠"和"前列腺"。"Prostate",希腊语"Prostates",意为"站在前面",指它位于直肠前面。而维萨里是第一个确认它的位置并将其绘制在人体解剖图上的人。

哈金斯把狗作为研究对象,为了方便收集前列腺液,他发明了一种装置(见图 28),在膀胱中插入导尿管,分流尿液,将收集管缝在前列腺出口处,这也是哈金斯毕生留下的唯一手术创新。正常成年犬的前列腺液通常分泌几个月,而其数量或化学特征变化不大。前列腺液中含有大量的无机磷和果糖。精子的环境因果糖和酸溶性磷含量的急剧上升而改变。然而,因为狗是唯一一种会患前列腺肿瘤的实验动物[1],在老年犬中自发性前列腺肿瘤很常见,"代谢研究中遇到前列腺肿瘤的狗,真让人抓狂"。睾丸切除术后,前列腺萎缩,碳水化合物代谢的氧化阶段下降,分泌停止(E. S. G. Barren, C. Huggins, J. Ural, 1944)。睾丸激素可以矫正这些缺陷。对被阉割的狗交替给予或剥夺睾酮所产生的生长和萎缩周期被反复诱导。观察发现,没有睾酮,前列腺细胞只是萎缩,不会死亡。但前列腺的癌细胞则完全不同,它在激素存在的情况下生长,剥夺激素后死亡。哈金斯认为,癌细胞持有其正常祖细胞的特性,一些癌症在很大程度上保留了其正常前代的特征。从而提出激素依赖性肿瘤的概念。激素依赖性肿瘤不具备正常前列腺上皮细胞所特有的参与生长周期的能力。未经治疗的前列腺癌病例服用睾酮后,肿瘤的活性加快;相反,当通过双侧睾丸切除术去除睾丸素的自然来源时,癌症就会消退,依赖激素的恶性细胞无法存活。前列腺癌细胞对自己起源保留了"生理"记忆:"癌症不一定是自主内在性地自我永存,它的生长可以通过宿主内在激素作用得以维系和传播"。服用适量的雌激素能使狗的前列腺肿瘤明显缩小。同样,雌激素也能使男性前列腺癌发病率下降。睾酮的一个显著作用是在完全剥夺食物的情况下促进靶细胞的生长,在 3 周的饥饿期间,大多数组织细胞严重分解,而腺体大量生长。类似于恶性肿瘤在营养不良的宿主中所具有的生长营养优势,说明饥饿不能治愈癌症。

---

① 目前已知仅有人类、狮子和狗会患前列腺癌。

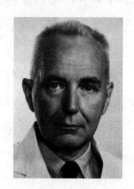

图 27　查尔斯·哈金斯
原载：诺贝尔奖网站

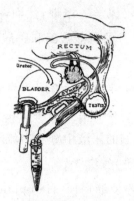

图 28　哈金斯发明的前列腺液收集装置
原载：C. Huggins,et al. J Exp Med. 1939；70：543

　　1938 年,古特曼(Gutman)发现许多转移性前列腺癌患者血清酸性磷酸酶显著升高。而 1929 年凯伊(Kay HD)曾报告骨骼转移常引起成骨细胞的增殖,从而增加血清中碱性磷酸酶的水平。通过对人类前列腺癌骨转移两种酶的周期性测量,可以了解肿瘤的整体活性以及宿主对肿瘤的反应。研究转移性前列腺癌患者血液中的另一种前列腺酶——纤维蛋白溶酶,得到了一致的结果。血清中磷酸酶的测定提供了人前列腺癌是激素反应性的证据。从动物实验转化为临床实践,第一批接受睾丸切除术治疗的 16 例转移性前列腺癌癌,其中 4 例存活超过 12 年。从前列腺癌衍生,哈金斯认为,5 种人类肿瘤：前列腺癌、甲状腺癌、子宫内膜癌、乳腺癌和白血病,癌细胞保持正常特征,激素疗法可被用于治疗目的。

　　拉卡萨涅(Lacassagne)于 1932 年第一个表明激素和癌症发展之间可能存在相关性,因为注射雌激素在一个特殊品系的三个雄性小鼠中都诱发了乳腺癌。而哈多等发现酚类雌激素对人类乳腺癌有改善作用。这似乎是一个悖论！爱默生说："雄心勃勃的灵魂坐下来面对每一个难解的事实。"(The ambitious soul sits down before each refractory fact.)

　　这一令人烦恼的悖论只有通过实验研究得以解决。注射孕酮会加速喂食二甲基苯蒽引起的癌症的出现,并增加生长速度。通过卵巢切除术,可导致雌二醇和孕酮诱发乳腺癌的消退。大量使用雌二醇和孕酮也会消灭癌症,即从乳腺癌的增强剂转化为乳腺癌的抑制剂。在一些肾上腺切除术或垂体切除术后复发的患者中,应用苯甲酸酯雌二醇和孕酮治疗转移性乳腺癌有良好的效果。哈金斯总结这些发现,通过内分泌控制癌症的方法可以被描述为三个命题：(1)有些类型的癌细胞与它们对激素环境变化反应产生的细胞有根本的不同。(2)某些癌症是激素依赖性的,当支持激素被消除时,这些细胞就会死亡。(3)当服用大量激素时,某些癌症会消退。

二、双侧肾上腺切除与卵巢切除治疗晚期乳腺癌

与前列腺癌治疗基于实验室研究发展出来不同,乳腺癌的所有治疗措施都是通过临床研究开发出来的。在实验室里关于乳腺癌的研究工作收效甚微。1896 年,比特森对两名晚期乳腺癌患者行卵巢切除术取得成功是建立在经验观察基础上。比特森之后,卵巢切除治疗晚期乳腺癌逐渐沉寂。20 世纪 50 年代哈金斯汇总了卵巢切除治疗乳腺癌病例,指出卵巢切除的益处,这种再发现,直接导致了卵巢切除治疗乳腺癌的再兴起。

三、乳腺癌试验动物模型的建立

实验性乳腺癌的许多早期研究都是在老鼠身上进行的。但是用老鼠做实验有一个严重的缺点——这个物种的乳腺癌很少有激素反应。对老鼠动物模型的研究改变了乳腺癌研究的进程。1936 年,麦辛(Maisin)和库仑(Coolen)(1936)反复给小鼠涂上 3-甲基胆蒽,7 个月后,除皮肤癌外,还有小部分小鼠患上了乳腺癌。谢伊(Shay,1949)每天给大鼠喂食小剂量的 3-甲基胆蒽,最早在 4 个月即可观察乳腺癌发病。哈金斯等发现,可耐受大剂量多核芳香族碳氢化合物或芳香族胺,可迅速选择性地诱发乳腺癌,时间最短为 1 个月(Huggins Science,1962)。两种致癌的芳香化合物 7,8,12-三甲基和 7,12-二甲基苯(a)蒽[7,8,12- trimethyl-and 7,12-dimethylbenz(a)anthracene,7,12-DMBA]的效率是其他所有化合物的 10 倍。单次喂食 DMBA 即可诱发乳腺肿瘤,静脉注射芳香化合物的浓脂乳剂同样有效,若以脉冲剂量突然将化合物注入雌性大鼠血液,三次 DMBA 的脉冲剂量,在 50 天、53 天和 56 天,所有动物都诱发出乳腺肿瘤。

约有一半由辐射或碳氢化合物诱发的肿瘤是激素依赖的,对激素高度敏感。妊娠可促进肿瘤成长。20 世纪 70 年代,被誉为他莫昔芬之父的乔丹,应用哈金斯的老鼠乳腺癌模型,通过一系列实验成功地将一个失败的避孕药,转化为第一个治疗激素受体阳性的"抗雌激素"药物——他莫昔芬。

1966 年,在查尔斯.哈金斯首次研究内分泌系统与前列腺癌的关系 25 年后,他被授予诺贝尔生理学或医学奖。

哈金斯的座右铭"发现是我们的责任"悬挂在 Ben May 实验室,与发现带来的兴奋和同事们的尊重相比,获奖的荣誉是有限的。他对记者谈到获得诺贝尔奖的事情,表达了他的高兴,但也表达了他的不耐烦:"诺贝尔奖不是人生中最伟大的事件之一","在大学里从事科学研究是人类最愉快的职业之一。一个人必须付出一切,但也会得到很多回报。一个人用他的智慧与看似了解的自然抗争,用热情追求她。自然是盲目的正

义,而不认个人的身份。她可以拒绝说话,但不能答错。她是一个天真无邪、体态丰满的姑娘,可以哄骗她,却不能强迫她;她的辞典包括三个词'是,不是,也许'。研究的天才之处在于,它把问题构造得如此简单,以至于不允许见风使舵。"

哈金斯先后获得过美国医学会(1936)、美国国家科学院(1943)、美国癌症学会(1953)金奖等多项奖项及耶鲁大学、利兹大学、阿伯丁大学等多所大学荣誉学位。

2.6　垂体切除术

盖伦和维萨里都提到过垂体,认为垂体是大脑中退化组织,并向鼻腔排放黏液。其中垂体(hypophysis):在古希腊语中为"ύπόφυσιs"[①],意思是从下生长起来的东西。在古希腊医学文献中,这个词有多种含义。盖伦用它来描述"生长"(progressive outgrowth)的产物,如头发、指甲、皮肤或肌腱,古代的医生相信组织的硬度导致产物的呈现。维萨里第一次将盖伦的希腊语"Άδήν"(gland)翻译为拉丁语"glandula pituitaria",意为"一个渗出黏液的腺体"。索默瑞(Samuel Thomas von Sömmerring (1755—1830))1778 年在他的著作《脑的基础和颅神经的起源》(*The origins of the nervous system and the brain in the skull base*)中,将盖伦的希腊文"ύπόφυσιs"翻译为特定的术语"hypophysis cerebri",与古希腊术语"一种副产品"(outgrowth)的意思相同,来重新定义脑垂体(pituitary gland)。但索默瑞同时也使用了术语"appendix cerebri",表示大脑附件,这实际上是以另一种方式来描述这个器官的形状与大脑的其他部分的关系。1810 年,温泽(Wenzel)表达了另一种观点,似乎认识到垂体的重要性。虽然垂体的称谓还是"大脑附件":"The appendix of the brain seems to play a more important role in the human body than one would be inclined to believe."从 19 世纪开始,无论是欧洲语言还是其他语言,拉丁语中的 glandula pituitaria(腺垂体)和 hypophysis(脑下垂体)这两个词都被翻译成不同的形式,直到今天,人们还在使用"hypophysis"这个词来识别这个很小但非常重要的器官。

1567 年荷兰医生约翰内斯.维尔(Johannes Wier)用拉丁语报告了他所看到的一个女巨人,这是首次医学报告。而关于巨人的描述,我们可以追溯到大卫王时代的哥利亚。17—18 世纪多位作者描述了肢端肥大症或巨人症。

1886 年法国神经学家皮埃尔・玛丽(Pierre Marie,1853—1940)第一次使用"acromegaly"来描述肢端肥大症,又称"Marie's malady"。他写道:"一种以手、脚和面

---

① "ύπό"(下面,hapo)和"φύομαι"(生长,phyomai)。

部肥大为特征的疾病,我们称之为'肢端肥大症',即四肢肥大。事实上,在病程中四肢是肿胀的,其体积的增加是本病最典型的特征。肢端肥大症不同于黏液水肿、佩吉特氏病或魏尔肖骨性狮面。"

著名的苏格兰外科医生约翰·亨特(1728—1793)被认为是最有可能第一个描述巨人症/肢端肥大症与脑下垂体增大关系的人。前提是能打开巨人查尔斯·伯恩(Charles Byrne)(见图29)的头颅。伯恩身高2.31米(7英尺7英寸)。查尔斯·伯恩死后,他的遗骸被亨特购得。正如美国神经外科医生库欣(Harvey W Cushing,1869—1939)所说,约翰·亨特对收藏的热情超过了对知识的渴望。直到1909年,库欣与苏格兰解剖学家、英国约翰·亨特博物馆馆长阿瑟·基思爵士(1866—1955)一起,打开了查尔斯·伯恩的头骨,证明了巨人的蝶鞍增

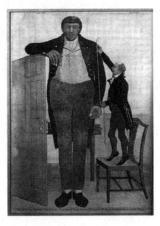

图29 爱尔兰巨人查尔斯·伯恩和正常身材的裁缝。

蚀刻版画(1803),John Kay(1742—1826)

原载:de Herder WW. Ncuroendoc rinology.
2016;103(1):7-17

大。1887年,立陶宛内分泌学家兼糖尿病学家奥斯卡·闵可夫斯基(Oskar Minkowski,1858—1931)报告,在所有肢端肥大症患者的尸检研究中都发现垂体增大。19世纪末,垂体机能亢进与肢端肥大症之间的关系被许多研究者确立并证实。生长激素也于1945年由美籍华裔化学家李卓皓(1913—1987)分离并确定其分子结构。

根据生理学之父伯纳德的内分泌研究三步骤,切除动物的垂体后,最明显的变化是性器官。在雄性,睾丸立即开始萎缩,同时外生殖器和精囊萎缩;在雌性,发情周期停止,卵巢和子宫萎缩。这种变化在雄性表现得更快。将切除的动物垂体前叶移植入垂体内,这些变化可以预防。将前叶的酸性提取物注射到切除的雌性或正常的垂体中,都会引起排卵和格拉夫卵泡的成熟。如果将前叶的碱性提取物注射到雌性动物体内,则卵泡会直接黄体化,而不会发生破裂和排卵。推测脑垂体中有两种促性腺激素,一种负责卵泡成熟和排卵,当时称prolan A,第二种负责黄体化,当时称为prolan B。即后来的卵泡刺激素(FSH)和黄体生成素(LH)。切除幼年动物的脑垂体会导致骨骼发育迟缓,通过注射前叶提取物可恢复生长。埃文斯首次证明了生长激素的存在,他通过腹腔注射前叶提取物使许多大鼠过度生长。这种激素似乎主要影响未成熟的动物,而对正常的成年动物几乎没有影响。垂体切除术同样会造成甲状腺萎缩和基础代谢率降低及肾上腺皮质迅速缩小。

20 世纪 30 年代中期的生理学,已知垂体前叶至少分泌 6 种激素调解组织结构,包括促性腺激素(FSH/LH)、生长激素、促甲状腺素、促肾上腺激素和催乳素。

经颅入路垂体切除最初尝试为 1893 年的卡顿(Caton)和保罗(Paul),他们根据霍斯利(Horsley)的建议,通过外侧颞下路径接近腺体,但患者在手术过程中就去世了。科普(Cope)在 1916 年指出,霍斯利(Horsley)在 1904 年至 1906 年间,通过外侧入路对 10 例垂体肿瘤进行了手术,死亡率为 20%,虽然没有文献支持这些信息,但目前多数文献仍然支持霍斯利(Horsley)1906 年完成首次垂体手术。库欣(Cushing)1909 年报告曾尝试六次这种方法,但仅一次看到了视交叉。由于暴露不良和高死亡率导致他转向经鼻—蝶窦入路进入蝶鞍。麦克阿瑟(McArthur)先后在 1912 年和 1918 年报告采用硬膜外入路,在视交叉处切开硬膜。经过弗雷泽(Frazier)、丹迪(Dandy)、霍伊尔(Heuer)和后来的库欣对该入路进行改进,从而形成标准入路。在 19 世纪末和 20 世纪初,经颅切除垂体的死亡率令人望而却步,除霍斯利(Horsley)报告死亡率 20%外,当时公认的颅内手术死亡率为 50%~80%。目前已很难确认是谁首先提出了经鼻入路,但 1897 年焦尔达诺(Giordano)提出了额窦前壁骨成形术,切除筛窦通过蝶窦入路。奥地利的施洛弗(Schloffer)简化了手术过程,没有切除额窦或前窝底,1907 年报道首例垂体肿瘤的颅外手术。维也纳的伊诗贝格(Eiselsberg)简化了施洛弗的手术,改为眶周、鼻旁切口。并于 1907 年 6 月 21 日成功切除了垂体肿瘤,至 1909 年 1 月 16 日,共完成 6 例垂体切除,3 例垂体功能减退患者手术有效,2 例肢端肥大症患者手术死亡,1 例肢端肥大伴垂体功能减退术后改善。伊诗贝格的手术切口及手术入路(见图 30)。

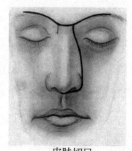 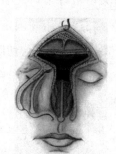 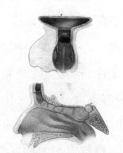

皮肤切口　　　　暴露上鼻窝的顶部　　　　垂体与上鼻窝顶部的关系。
　　　　　　　　　　　　　　　　　　　　横截面(上);前后位(下)

图 30　伊诗贝格的手术切口及手术入路

原载:Eiselsberg FV. L Ann Surg.1910;52(1):1-14

1910 年霍尔斯特德改为唇下切口。库欣后来演化出标准的经蝶入路,使用唇下切口、扩张器压迫鼻甲。1910 年至 1925 年间,库欣通过经鼻蝶入路对 231 例垂体肿瘤进行了手术,死亡率为 5.6%;171 例嫌色性腺瘤手术,死亡率 5.3%;60 例嗜酸性腺瘤手术,死亡率 6%。尽管有这些出色的死亡率数据,但随着库欣对颅内手术越来越熟悉,在最初使用经蝶入路后,几乎所有后续病例都选择了经颅入路。经颅垂体入路的死亡率也降低到 4.5%。死亡率降低不再是继续经蝶入路的重要因素,当时经蝶入路的死亡原因主要是感染,经颅入路的死亡原因主要是术后出血和水肿。虽然完整的垂体切除术被一些外科医生尝试,但成为可行只是在可的松成为术后替代治疗后才真正展开。

1951 年,瑞典的奥利维克罗纳(Olivecrona)首次成功实施了全垂体切除术,患者是一位 30 岁的糖尿病患者。1952 年,勒夫特(Luft)和奥利维克罗纳第一次证明垂体切除术后转移性乳腺肿瘤的显著消退,在报道垂体切除术中,9 例是晚期乳腺癌。其报告经颅垂体切除与肾上腺切除比较,反应率均为 30%。此后,纽约的雷(Ray)和皮尔森(Pearson)开始了一项关于垂体切除术对肿瘤疾病和内分泌系统影响的研究。在 74 名患有晚期乳腺癌的女性中,67 人存活,其中 36 人(53.7%)病情得到缓解,缓解患者平均生存期为 9.3 个月(见图 31),没有缓解的患者平均生存期为 4.4 个月。1961 年英国帝国癌症运动报告了 104 例垂体切除术,42% 的患者出现肿瘤退缩或停滞,平均预期寿命增加了 12 个月。

理论上讲,垂体切除术可能比肾上腺切除术或卵巢切除术更具优势,因为垂体切除术不仅减少了肾上腺性激素的分泌,从而减少了其对乳房及其肿瘤的刺激作用;同时催乳素和生长激素分泌的抑制,也可直接影响乳腺组织。然多年的临床经验表明,垂体切除在反应率、反应持续时间或生存时间方面并没有任何明显的优势。而垂体切除并发症发生率更高,激素替代问题更加困难。

勒夫特认为,对垂体切除目的有两个:首先,通过消除促性腺激素和促肾上腺皮质激素来实现完全的性激素控制;其次,消除其他与乳腺癌生长有关的垂体激素。

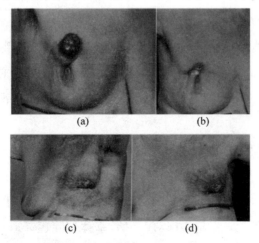

图 31　上 溃疡性乳腺癌。(a)垂体切除术前和(b)术后 11 个月。
下 局部进展性乳腺癌,无远处转移。(c)垂体切除术前(d)术后 1 年
原载:PEARSON OH,RAY BS. Ann Surg.1956;144(3):394-406

　　勒夫特和奥利维克罗纳同时也注意到,在 60 岁以上的女性中没有观察到治疗反应;垂体切除在肿瘤生存时间较长的患者效果更好(出现缓解的患者患癌平均时间为 4.9 年,而没有缓解的患者患癌平均时间为 2.7 年)。而与患者的年龄、肿瘤细胞类型、对 X 线治疗的反应和疾病的程度无相关性。50 例转移性乳腺癌接受经蝶窦垂体切除术治疗,随访 12 个月,58% 的患者得到客观缓解。术后缓解最高发生率在仅有骨转移患者(83%)或治疗性卵巢切除术和雄激素治疗均有缓解的女性(86%);而对肝转移患者(缓解率 10%),或前期卵巢切除术和外源性雄激素治疗无效的患者,未见垂体切除后获益。曼妮(Manni)报告 61 例曾接受他莫昔芬治疗的 IV 期乳腺癌患者垂体切除结果,28 例最初对他莫昔芬有反应的绝经后妇女中,16 例(57%)垂体切除术后得到进一步缓解,平均持续时间超过 1 年。在 22 例最初未能从他莫昔芬获益的患者中,仅 6 例(27%)获得了客观缓解,平均持续 8.5 个月(Manni A,1982)。明尼苏达大学医学院基昂(Kiang DT)在一项随机研究中,比较了 28 例经治(主要是乙烯雌酚)进展的晚期乳腺癌垂体切除术和他莫昔芬治疗的有效性,他莫昔芬(71%)或垂体切除术(67%)作为第一方案观察到的反应率和中位 PFS 时间[①](13 个月比 12.5 个月)相似;疾病进展后交叉治疗,垂体切除组交叉到他莫昔芬 10 例,7 例可评估患者有效率 57%(4/7);9 例他莫昔芬交叉至垂体切除组,仅 2 例(22%,2/9)有效。垂体切除 1 例死亡,而他莫昔芬毒副反应更低。

　　一组随机试验比较转移癌乳腺癌,每天给予 1000mg 氨基导眠能(AG)和 40mg 氢化可的松(HC)在未经选择患者,客观缓解率 32%,在雌激素受体阳性肿瘤中为 52%。AG-HC(53%)与外科肾上腺切除术(43%);AG-HC(47%)和外科垂体切除术(21%)客观缓解率无差异。

　　垂体切除术的完整性评估是通过刺激后血清催乳素、促甲状腺激素和生长激素水平不可检测来证明的。然而,在垂体完整切除患者中,仍能检测到低水平(5~40pg/mL)雌激素和雌二醇。这些结果表明,在没有垂体的情况下,可能仍需抗雌激素治疗。

　　虽然垂体手术的风险随着经验的增加而降低,但只有大约一半的病例临床获益,加之手术的高并发症:手术死亡率 20%、脑出血 9%、血栓形成 3%、尿崩症 61%、嗅觉缺失 17%、眼球运动麻痹 3%、视野缺损 2%、心理变化 5%;及围手术期处理困难,使之注定不可能成为常规治疗。20 世纪 70 年代开始,垂体切除逐渐退出视野。

---

　　① 患者生存指标:无进展生存期(progression-free survival,PFS):从随机化开始到肿瘤发生进展或因任何原因死亡;疾病进展时间(time to progress,TTP):从随机化开始到肿瘤发生进展;治疗失败时间(time to treatment failure,TTF):由随机化开始至退出试验,退出原因可能是患者拒绝、疾病进展、患者死亡、不良事件等。

盖伦小传

克劳迪斯·盖伦(Claudius Galen),又被称为帕加马的盖伦,古希腊罗马时代著名的医生和生理学家。他和他的学派对西方生理学产生了非凡的影响,其学说统治了西方医学 1300 年。至文艺复兴(1425—1600)时期,学说遭到挑战,但即便如此,在 19 世纪,仍有一些医学院的学生在学习盖伦的著作,他所提倡的一些做法,如放血,在当时仍在使用。盖伦的医学深受古希腊教育的影响,其很多观点继承了包括亚里士多德等诸多古希腊先贤的哲学。盖伦的著作是用母语希腊文写就的,据说有500 万～1000 万字,目前留存 300 万字。

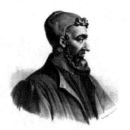

图 32 克劳迪斯·盖伦

原载:West JB. Am J Physiol Lung Cell Mol Physiol. 2014;307(2):L121-8

盖伦生于帕加马(现土耳其西部贝尔加马),那里是一个活跃的知识分子中心,城市拥有一座由国王尤米尼斯二世扩建的图书馆,藏书 20 万部,这在当时也只有圣城亚历山大的图书馆可以与之相提并论。盖伦的父亲受过良好教育并且富有,传说其梦中得到医神阿斯克勒庇俄斯(Asclepius)的神谕,令其子行医(一说盖伦 16 岁得到神谕学医)。盖伦 16 岁行医,当时的帕加马是一个著名的医疗中心,吸引着众多有能力接受最好治疗的患者,19 岁时,他的父亲去世,留下的财富可以支付他到处旅行。20 岁开始外出游历,行程包括埃及圣城亚历山大,那里有古代世界最大的图书馆和最卓越的医学院。公元 157 年,28 岁的盖伦回到帕加马,成为一名专门治疗角斗士的医生。盖伦花了四年时间治疗这些角斗士的伤口,并强调他们的训练、健身和卫生。据说,在他负责的这一时期,只有五名角斗士死亡,这在当时是个了不起的成就。162 年,盖伦去了当时西方文明世界的中心——罗马。然而,他在罗马似乎并不愉快,因与当地著名的医师发生争吵,担心受到迫害,166—168 年曾回到帕加马。后被罗马皇帝卢修斯·韦鲁斯(Lucius Verus)和马可·奥勒留(Marcus Aurelius)召回。那时罗马暴发了天花大流行,这场瘟疫持续了 15 年(165—180),史称"安东尼瘟疫",也称"盖伦瘟疫"。瘟疫期间,罗马帝国约 500 万人死亡,包括两位皇帝:韦鲁斯(169)和奥勒留(180)。此后,盖伦在罗马度过余生,于 216 年去世,享年 87 岁。

　　盖伦医学哲学深受希腊早期思想的影响,尤其是希波克拉底、亚里士多德、柏拉图和伊拉斯特拉图(Erasstratus)。其工作在两个领域尤为突出,一是他提出四种体液决定一个人的健康状况的概念,将一般的疾病描述提高到理论思考;二是心肺系统的设计综合了解剖学和生理学的解释。

　　盖伦认为构成身体有四种体液(血液、黄胆汁、黑胆汁和黏液)的理论,可以追溯到阿那克西米尼(Anaximenes,约公元前570年,古希腊自然哲学家,米利都学派三大思想家之一)的工作。阿那克西米尼认为"肺"是生命所必需的,因为死亡通常是呼吸信号的停止;"肺"具有无处不在的属性,对任何生命都是必不可少的。他说:"我们的灵魂是空气,维持着我们,所以肺和空气遍及整个世界。"一百年后,恩培多克利斯(Empedocles,490—430 BC)提出血液从心脏循环往复,心脏的"先天热"(innate heat)被视为一种赋予生命的原则,通过血液分布到全身。希波克拉底延续了恩培多克勒斯的观点,即心脏是先天热量的来源,呼吸的主要目的是冷却这一炽热的过程。柏拉图(Plato,428—348 BC)在他的著作 Timaeus 中进一步阐述了这些观点,他说:"由于心脏很容易因为伤害性的刺激而导致温度过高,所以守护神把肺放在它的附近,使肺附着在心脏上,填满胸腔,这样,肺的空气血管就可以调节器官的高温,使血管变得顺从。"

　　恩培多克勒斯是最早提出万物由土、气、火、水四要素组成的哲学家之一。盖伦认为构成身体四种体液(血液、黄胆汁、黑胆汁和黏液)与四种元素气(气体)、水(液体)、土(固体)、火(燃烧与变化)联系在一起,血液对气,气为湿;黄胆汁对火,为热;黑胆汁对土,土干而凉;水凉且湿。元素失衡或不当混合,随生疾病。感觉和中国古代阴阳五行,相生相克意思相通。健康被认为是一种体液平衡,不平衡将导致特定类型的性情或疾病。多血质性格积极活跃,有创造性,但耐性不好;黄色胆汁过多的人精力充沛,但容易脾气暴躁;黑胆汁忧郁、压抑,性格更加稳定;黏液质性格平静,沉着镇静,但却没精打采。这一概念后来演变成四体液哲学,土、气、火、水分别代表固态、挥发性、能量和流动性,这些概念以不同的形式对文艺复兴前的医学产生了巨大的影响。2000年后仍然是生理学教条的一部分。而放血流行的部分原因是人们相信,如果一种体液支配着患者,清除一些血液可以减少它的影响。即使在今天,我们仍经常用某种体质来描述一个人的性格。

　　盖伦对心肺系统的设计(图33),继承了伊拉斯特

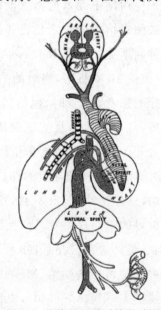

图33　盖伦的心肺系统设计图
原载:West JB. Am J Physiol Lung Cell Mol Physiol 2014;307(2):L121-8

拉图(Erasistratus,约304—250 BC,是希腊生理学家之一,被认为是盖伦之前最伟大的。他传播了气压呼吸学说,他认识到吸入空气的关键重要性)的工作。肠道吸收的食物经过调制,经血液输送到肝脏,在肝脏被注入自然精神。然后进入右心室,其中大部分流过肺动脉,滋养肺部;部分通过室间隔内看不见的气孔进入左心室,在那里血液与吸入的空气混合,被赋予生命精神,分布到全身的动脉;到达大脑的血液形成动物精神,并通过空心神经分配到身体的各个器官。盖伦的理论在今天看来可能有些奇怪,但它包含了一些与物质通过血管输送有关的基本生理原理。而心肺血管的确切表达直到1400年后,哈维的血液循环理论才得以阐明。

此外,盖伦从颈部脱臼的观察,发现一些受伤的人立即死亡,但颈部以下瘫痪的人却能够继续呼吸,因为横膈膜仍在活动。通过对猪的实验证明,把第三个颈椎水平的脊髓完全切断,动物会停止呼吸,而第七节和第八节颈椎之间的脊髓被切断,动物可以继续用横膈膜呼吸。他报告说横膈膜是由起源于颈椎第三节、第四节和第五节的膈神经控制的。盖伦详细描述了喉部和颅神经,他说有7对颅神经,包括视神经、动眼神经、三叉神经、面神经、舌咽神经和舌下神经;切断喉返神经可以不让猪发出尖叫。在动脉解剖工作中,纠正了伊拉斯特拉图所犯的动脉含有空气的错误,通过在近端和远端结扎表明,动脉只含有血液。盖伦是一位熟练的外科医生,曾为许多患者做过手术,他曾试图通过用针移除不透明的晶状体来治愈白内障引起的失明。

216年盖伦去世后,西欧的科学水平急剧下降。391年,盖伦在亚历山大学习的图书馆被基督教狂热分子摧毁。公元410年,罗马被西哥特人亚拉里克征服。盖伦的作品在到16世纪末的1300年里,成为医学和教会的官方标准,其科学理论被视为与基督教教义相一致,任何人挑战他的教义,都可能会被教会和国家贴上异端的标签。这也解释了欧洲文艺复兴开始时,教会对维萨里、塞韦图斯等批判盖伦的人表现出如此强烈的反应的原因。安德烈亚斯·维萨里在1543年出版的《论人体的结构》,挑战了盖伦的许多结论,维萨里通过重建实验方法,将解剖学确立为一门现代科学。这启发了人们摆脱神学教条的束缚,开始为自身思考。

2.7 肾上腺皮质激素

1855年,伦敦的阿狄森医生发现肾上腺损害后的疾病,后称为阿狄森病(即原发性慢性肾上腺皮质功能减退症)。从此激发人们对肾上腺内涵的兴趣。通过动物实验,试图观察切除肾上腺对动物的影响,但常常导致动物死亡。1927年罗戈夫(Rogoff)和斯图尔特(Stewart)用肾上腺匀浆提取物给切除肾上腺的狗进行静脉注射使之存活,证明了肾上腺皮质激素的存在。有人由此推测,提取物的生物活性是由单个物质引起的,但后来人们从提取物中分离出 47 种化合物,其中就包括内源性糖皮质激素:氢化可的松和可的松。

1935 年,生物化学家肯德尔从牛肾上腺中分离几种糖皮质激素结晶(包括皮质醇,当时命名为化合物 F),当给肾上腺切除的大鼠或狗服用时,这些类固醇能够改善肌肉力量。研制肾上腺皮质激素合成方法的动力来自于美国在 1941 年加入第二次世界大战,最初是因为有谣言说,德国空军飞行员服用肾上腺提取物,以增加他们在高海拔缺氧时的抵抗力。尽管这一谣言没有根据,但在当时,这种活性肾上腺素被给予比青霉素和抗疟疾更高的战略优先级。最早合成的化合物为肯德尔的 11-脱氢皮质酮(化合物 A),因为它的结构最简单。虽然化合物 A 在动物体内被证明有活性,但它对阿狄森病患者没有任何益处。因此,人们将注意力转向了与之密切相关的 E(可的松),最终导致萨雷特(Sarett)在 1946 年发表了历史性的去氧胆酸 37 步合成法。到 1948 年夏,肯德尔在梅奥诊所的长期合作者亨奇获得了足够的化合物 E,对一名阿狄森病患者进行临床试验,结果"令人鼓舞"(Kendall,1964)。此后,在 1948 年 9 月 21 日,一名患有类风湿性关节炎的妇女第一次注射了 100mg 化合物 E 水悬液,她的症状显著改善。并在一周内:"她带着愉快的心情走出医院,去购物了。"在接下来的 7 个月里,30 多例患者获得了类似的成功。

1949 年,在阿狄森南伦敦医学协会发表演讲的一百年后,来自梅奥诊所的亨奇发表了应用"可的松"可完全缓解类风湿性关节炎的症状。

1950 年 1 月,肯德尔和亨奇将化合物 E 命名为可的松(cortisone),以避免与维生素 E 相混淆(Kendall,1964)。同年,肯德尔和亨奇因发现肾上腺皮质激素的结构和生物学效应与赖希施泰因(Tadeus Reichstein)共同获得了诺贝尔生理学或医学奖。赖希施泰因与肯德尔几乎同时独立发现了可的松,并将其命名为 Fa 物质(Reichstein,1936)。

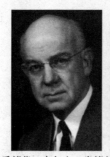
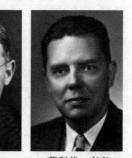

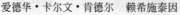

爱德华·卡尔文·肯德尔　赖希施泰因　　菲利普·亨奇

图 34　1950 年诺贝尔生理学或医学奖获得者

原载:诺贝尔奖网站

　　到 1956 年,合成糖皮质激素已达 7000 余种。1958 年人们又发现了具有更好稳定性、更好抗炎活性和更低钠潴留的地塞米松。在地塞米松的基础上,通过向甾体母环上引入甲基、卤素等结构,陆续开发出了倍他米松、倍氯米松、氟轻松等药物。

　　鉴于促肾上腺皮质激素(Adrenocorticotropic Hormone,ACTH)或可的松对某些淋巴源性肿瘤有明显的改善作用,以及肾上腺切除术＋可的松维持治疗在晚期乳腺癌中取得的成功,人们在思考肿瘤的退缩是与肾上腺切除术本身有关,还是与维持使用的肾上腺皮质类固醇治疗有关。希格罗夫(Segaloff)于 1954 年首次应用可的松治疗乳腺癌,19 例转移性乳腺癌,平均年龄 52 岁,患者分别采用 ACTH 7 例,可的松 12 例(25mg/d,肌注),平均应用 11 周,无客观缓解病例,其中 2 例肺部转移消退,而其他部位肿瘤进展(Cancer,1954)。同年,韦斯特(West)采用 200～300mg/d 的大剂量可的松治疗获得客观缓解。此后在许多报告中都声称可的松、氢化可的松和强的松均可对晚期乳腺癌有客观缓解。作用机制被认为直接抑制肾上腺皮质和垂体。由于服用可的松会导致肾上腺皮质萎缩,因此将乳腺癌中使用可的松被松散地称为内科肾上腺切除(medical adrenalectomy),认为可的松在生存率和客观缓解率方面与肾上腺切除术加卵巢切除术或垂体切除术一样有效(1961)。绝经后妇女尿激素研究显示,雌激素、雄激素产生减少。虽然最小剂量可的松为 100mg/d,但是加纳德(Cancer,1962)和斯托尔(Stoll)(BMJ,1967)使用高剂量达到 300mg/d。文献报告症状缓解在绝经后乳腺癌有效率 30%,在高钙血症、脑转移患者尤其明显。

　　但这些结果似乎很可疑,如莱蒙(Lemon)在 1959 年报告强的松治疗转移性乳腺癌,缓解率达 48%。但这个治疗是甲状腺素复合强的松的联合治疗,而且患者同时接受了烷化剂或 X 线照射;所谓反应是以肿瘤"停滞"(arrest)而非客观改善。另一项研究显示,45 例缓解率 18%,强的松 50～100mg/d,记录显示只有 3/8 例客观缓解大于三个月(Kofman,1958)。

　　埃舍尔(G. Escher)认为,"皮质醇仅是让乳腺癌患者步行走到验尸房"[①]。

　　第一个糖皮质激素单药治疗进展期乳腺癌随机临床试验来源于纽约州布法罗罗斯威尔帕克纪念研究所乳腺外科的"道(Dao)"在 1961 年报告。1959 年 10 月至 1960 年 10 月,39 例转移性乳腺癌,年龄 34～73 岁,绝经后至少 1 年(自发或手术去势)。20 例接受醋酸可的松治疗,19 例接受双侧肾上腺切除术。可的松给药方式:初始剂量为 300 毫克,第一天;5 天内剂量逐渐减少至 50 毫克。第六天开始每天 50 毫克维持,至少持续 3 个月。所有接受可的松治疗的患者均未显示客观反应。在肾上腺切除术患者中,44.5% 的患者客观获益。先前对可的松无反应的 7 例患者中,有 2 例对肾上腺切除术有客观反应。这些结果清楚地证

---

　　① corticosteroids merely allow the breast-cancer patient to walk to the necropsy room.

明肾上腺切除术后的有益反应并非如之前一些研究者推测的归因于激素替代治疗。

糖皮质激素＋他莫昔芬内分泌治疗进展期乳腺癌的临床试验中，添加糖皮质激素并未改变一年生存率。

内分泌治疗±糖皮质激素辅助治疗随机试验均在 20 世纪 90 年代，分别为：绝经后他莫昔芬 40mg/d±强的松龙 7.5mg/d（DiMartino L. Anticancer Res，1991）及他莫昔芬 20mg/d ±强的松龙 7.5mg/d。与晚期乳腺癌的研究结果一致，这两个试验也都是阴性的。NISSEN-MEYER 1964 年报道在治疗性卵巢切除术后使用强的松，每天 2.5mg，目的是抑制肾上腺性激素的产生和垂体促性腺激素和催乳激素的分泌。然而，他并没有记录预期的激素变化。其声称 5 年无病患者人数比单纯预防性卵巢切除人数增加，但没有提到延长皮质激素治疗的并发症。乳房切除术后卵巢照射加强的松在 45 岁及以上绝经前女性中可显著延缓乳腺癌复发（$p=0.02$）和延长生存期（$p=0.02$）；但术后第三年，这些预期生存期与同年龄普通人群相似。研究表明，在绝经后患者，卵巢照射加或不加强的松治疗没有价值。

在化疗±糖皮质激素治疗晚期乳腺癌的随机对照试验中，糖皮质激素的使用与减少血小板减少和增加化疗剂量有关。晚期乳腺癌化疗中添加糖皮质激素导致有效率的增加，然不改善 1 年生存率。路德维希乳腺癌研究组 1978 年 6 月开展了一项针对 1～3 枚淋巴结转移的绝经前或围绝经期乳腺癌辅助 CMF（28 天，共 12 周期）研究，据以考察低剂量可的松（7.5mg/d）的意义，结果显示：中位随访 48 个月，低剂量可的松虽然可以减少化疗血液毒性，提高化疗剂量，但并不改善无病生存期（DFS）[①]（4 年 DFS 77％ vs 73％，$p=0.35$）或 OS（4 年 OS 均 86％，$p=0.73$）。LBCS-2 研究中，1994 年经过 15 年随访观察，与单独使用 CMF 相比，1 年的可的松尽管增加了剂量强度，但两个治疗组的 13 年 DFS 和 OS 相似（CMFp vs CMF：DFS 为 49％ vs 52％，OS 为 59％ vs 65％），加用低剂量可的松治疗组，骨转移发生率更高。后期多臂研究发现，可的松＋他莫昔芬及 CMF 化疗＋可的松＋他莫昔芬，可的松无获益，而加用他莫昔芬可延长患者的 DFS 和 OS。

可的松并发症包括消化道溃疡、乏力、高血压、糖尿病、水肿及库欣综合征。理论上讲，可的松属于免疫抑制剂，可能破坏自然免疫屏障，在可的松延长治疗患者的尸检中，可见罕见部位，如十二指肠和广泛播散转移。体内糖皮质激素是由肾上腺皮质分泌的一种代谢调节激素。最初发现糖皮质激素具有调节糖类代谢作用而获得命名，后陆续发现糖皮质激素也能够调节脂肪和蛋白质等的合成与代谢。外源补充增加体内糖皮质激素浓度能够产生抗炎和免疫抑制等作用。目前临床治疗中，糖皮质激素广泛用于缓

---

① 患者生存指标：总生存期（overall survival，OS）：从随机化开始至任何原因死亡的时间；无病生存期（disease-free survival，DFS）：从随机化开始至疾病复发或因任何原因死亡。

解化疗副作用以及晚期肿瘤的临床症状。1996 年有研究发现乳腺癌患者肾上腺更加活跃,乳腺癌转移患者的糖皮质激素水平高于早期患者。此后陆续有文献报道糖皮质激素与乳腺癌的关系。自 2019 年来,自瑞士巴塞尔大学和 Friedrich Miescher 研究所的 Mohamed Bentires-Alj 课题组在 *Nature* 上发表论文:

Obradović MMS,Hamelin B,Manevski N,Couto JP,Sethi A,Coissieux MM,Münst S,Okamoto R,Kohler H,Schmidt A,Bentires-Alj M. Glucocorticoids promote breast cancer metastasis. Nature. 2019 Mar;567(7749):540-544. doi:10.1038/s41586-019-1019-4.Epub 2019 Mar 13. PMID:30867597.

研究发现癌症部位特异性表型和远处转移与糖皮质激素受体活性的增加有关。在乳腺癌进展过程中,压力激素的增加导致糖皮质激素受体在远处转移部位的激活,增加定植和降低生存率。同时糖皮质激素受体参与多个转移过程激活和激酶 ROR1 表达的增加。糖皮质激素受体的激活增加了异质性和转移,该研究结果提示出现相关并发症的乳腺癌患者,需谨慎使用糖皮质激素。

阿狄森小传

托马斯·阿狄森,1793 年出生于英国。生前在专业圈似乎口碑一般,没有任何官方任命或荣誉,皇家医学和外科学会拒绝发表他的论文,《英国医学杂志》(*British Medical Journal*)没有提到过阿狄森病的专论,《柳叶刀》(*The Lancet*)也只是简单提及。用来描述他的词从内向、不可接近、严峻、骄傲、傲慢和严厉到害羞、紧张和胆怯。尽管如此,阿狄森仍被许多人认为是 19 世纪最著名的医生,现代内分泌学创始人之一,并与托马斯·霍奇金(Thomas Hodgkin)和理查德·布莱特(Richard Bright)一起,是伦敦盖伊医院的三大巨头之一。

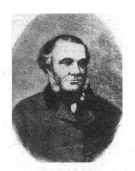

图 35　托马斯·阿狄森

原载:Pearce JM. J R Soc Med. 2004;97(6):297-300

托马斯·阿狄森幼年在皇家自由语法学校(Royal Free Grammar School)掌握了拉丁语;1812 年就读于爱丁堡大学医学院,1815 年 8 月以关于梅毒和水银的论文(*Concerning Syphilis and Mercury*)获得医学博士学位(现存伦敦 Wellcome 图书馆)。毕业后阿狄森搬到伦敦,成为洛克医院外科住院医生和公立医院的学生,师从著名皮肤科医生托马斯·贝特曼(Thomas Bateman,1778—1821)。1817 年,阿狄森成为盖伊医院学徒医生。1819 年 12 月,晋升为助理医师,1827 年成为药物学(Materia Medical)讲师。他的讲座非常受欢迎,每年的授课费为 700~800 英镑。1837 年成为全职医生,直到 1860 年退休。

与出身富有和广泛教育背景的家庭所造就的富有魅力和开朗阳光不同,阿狄森在骄傲的外表下隐藏着紧张和胆怯。同事塞缪尔·威尔克斯(Samuel Wilks)形容说:"一种快速、仓促和热情的表达方式往往是缺乏控制力的结果";表面坚决,内心脆弱,缺乏控制,影响了他的职业生涯,直到 1838 年,他才成为皇家内科医学院的主治医师。但他的诊断才华和清晰有力的教学在盖伊医院广受赞赏,他对患者和学生都表现出奉献精神。他专注于临床床边诊断,对疾病根源抱特执着探究和坚持不懈精神。

阿狄森病"Addison's disease"是 1849 年阿狄森首次在《伦敦医学公报》(*London Medical Gazette*)上发表的一篇短文,描述肾上囊性贫血。1855 年,他的专著问世,这是 19 世纪无与伦比的医学著作之一——《论肾上囊疾病的体质和局部影响》(*On the Constitutional and Local Effects of Disease of the Suprarenal Capsule*)。在这份报告中,详细记录了 11 名死于类似临床症状的患者。患者通常身体虚弱,胃易激,皮肤颜色有奇怪的变化,主要特征是贫血。经尸检,所有患者的肾上腺都有病变。阿狄森的工作在英国引起广泛的争议,但在巴黎,特鲁索证实了这一疾病,并将其命名为阿狄森病。

阿狄森氏贫血:1822 年库姆在《爱丁堡外科医学学会学报》上描述了特发性贫血症,但他从未意识到这是一个新的疾病:恶性贫血(pernicious anaemia)。1849 年,阿狄森在南伦敦医学协会的一次演讲中,曾描述这一贫血症:"面色苍白,眼白如珍珠,整个身躯与其说消瘦不如说是松弛……整个身体表面呈现白皙、光滑、蜡质的外观;嘴唇、牙龈和舌头似乎没有血色。即使是最微不足道的活动或情感也会引起极度的倦怠和昏厥,随之而来的是呼吸困难和心悸;脚踝可能有轻微的水肿;衰弱变得极端……这种疾病……拒绝一切补救措施,迟早会致命地结束……在检查尸体时,我没有发现任何器官损伤,也想不出适当或合理的原因。"这种情况被称为恶性贫血,通常是由于内因子缺乏,维生素 B_{12} 吸收障碍引起的。这一贫血症曾引发一场公案,1874 年,苏黎世的比尔默在伦敦的《医学时报》和《公报》上指出,"一种新的特发性贫血在英国尚未被描述出来"。不到一周，塞缪尔·威尔克斯就在《英国医学杂志》上驳斥了这一说法，他说，自阿狄森1843年发表关于这种疾病的演讲以来，这种疾病就在英国广为人知。

1824年，阿狄森在盖伊建立了皮肤病学部门，该部门目前仍然保存着在他的监督下制作的皮肤疾病蜡模型。阿狄森还描述了糖尿病黄色瘤、局限性硬皮病。1843年，他正确地描述了肺炎的病理。

1860年，阿狄森因胆结石和黄疸从盖伊医院退休。三个月后，患有抑郁症的阿狄森博士在布莱顿的惠灵顿别墅15号，从九英尺高的地方纵身跃下，自杀身亡。他的遗体被安葬在坎伯兰的拉纳斯科修道院。

盖伊医院的病理学博物馆摆放着阿狄森的半身像，医院的一个大厅以他的名字命名，教堂里的一张大理石壁桌使人们永远怀念他。

1855年后，医学界没有发现任何其他内分泌腺疾病。对肾上腺激素的进一步研究直到19世纪末才开始。

内分泌治疗在"纷乱年代"中不懈探索，迷茫前行，卵巢切除术同样步履蹒跚。而随着雌激素受体理论发展，尤其在20世纪70年代后期，下丘脑-垂体-性腺轴的认识导致的卵巢功能抑制术运用，最终成为一种卵巢切除的替代方法。而对乳腺癌遗传机制的认识，卵巢切除术在乳腺和卵巢肿瘤的预防中又展现新用途。

第3章

从卵巢消融到卵巢功能抑制

只有用正确的,有意义的方法来检验,挂毯反面那些交错复杂的线条,才会变得明显,呈现出真正美丽的图案。

——伯纳德·费舍尔

1895 年比特森开创的卵巢切除术的初期结果取得成功,但由于缺乏机制认识,人们不能预测哪些乳腺癌患者能从卵巢切除中获益;加之卵巢切除术的高死亡率,和社会上女权主义者的反对,卵巢切除术治疗乳腺癌逐渐衰落。

1953 年,哈金斯汇总既往 1674 例卵巢切除术报道,总结了应用此术的临床缓解率 33%,从而将卵巢切除术重新带回乳腺癌治疗的主流。

1904 年德·科尔美莱(De Courmeles)尝试应用 X 线进行盆腔照射以消除卵巢的功能,至 20 世纪 70 年代后期放射消融术的疗效逐渐稳定,2004 年 E3193 试验报告成功率 75%,成为卵巢切除的替代选项。

1929 年多伊西纯化雌激素,20 世纪 50 年代哈金斯提出激素依赖性肿瘤,而以哈里斯为代表的下丘脑-垂体-性腺轴系列研究,最终导致了 1971 年沙利和吉列明团队促性腺激素释放激素(GnRH)的发现。应用 GnRH 激动剂抑制垂体 LH/RH 受体提供了一个可逆性卵巢功能抑制(OFS)措施,替代卵巢切除或卵巢放疗。而随着 SOFT/TEXT 研究结果公布,将 OFS 与芳香化酶抑制剂或他莫昔芬联合成为绝经前激素受体阳性高危乳腺癌辅助治疗的重要选项。

3.1　卵巢切除与卵巢放疗

"解剖学之父"希罗菲卢斯(Herophilus,前335—前255)是最早进行尸体解剖的人,他第一个对两性生殖系统进行了描述和功能解剖,但他对卵巢的认识是基于男性生殖系统,这是他最大的失误之一。他将卵巢称为"didymoi",意为"双胞胎",他说它们"与男性的睾丸差别甚小"。他将输卵管称为"输精管",认为输卵管从"睾丸"(卵巢)中出来进入膀胱,"和男性的管道一样"。但他对子宫颈、女性生殖系统的血管以及脐带的描述都是相当细致,有的还相当准确。部分错误后被希波克拉底所纠正。维萨里在他的《人体的结构》中正确表达了子宫和输卵管之间的关系,然而输卵管被描绘为盘成螺旋状薄薄的肌肉管道环绕在卵巢四周,类似附睾。显然,维萨里还是受到卵巢是"女性睾丸"的严重影响。他的学生加布里埃尔·法洛皮奥(Gabriel Fallopius,1523—1562)正确描述了输卵管结构,这一器官以他的名字命名。法洛皮奥的徒孙值得一提——伟大的威廉·哈维。

1872年7月27日,德国医生希格(Alfred Hegar)进行了第一例良性疾病的卵巢切除,后期的工作中,他认识到卵巢手术对乳房以外器官的生理影响,直到1878年才发表这一结果。1872年8月17日,美国医生巴蒂(Robert Battey)首次实施了双侧卵巢切除术,虽然时间比希格晚三周,但巴蒂的工作在同年发表于 *Atlanta Medical and Surgical Journal*,从而确立了历史优先权,这种手术被称为巴蒂手术。也有文献认为腹部外科之父,来自美国弗吉尼亚州的麦克道尔(1771—1830)于1809年为患者进行的卵巢手术为第一例卵巢切除,实际上该手术仅是囊肿摘除;当时在没有麻醉与抗菌保护措施的情况下,患者术前仅服用了几粒鸦片丸。这是文献记载的第一例下腹部手术,"手术的成功更应归功于患者的勇气,而不是医生冒险的勇气"。

另一位德国医生施莱辛格(Albert S. Schizinger),由于观察到绝经后乳房萎缩、老年妇女乳腺癌预后比年轻妇女更好,推断卵巢切除术虽然会使年轻妇女过早衰老,但也有可能会使乳腺肿瘤缩小。1889年4月24日,他在德国外科医生大会上首次提出将手术切除卵巢作为治疗乳腺癌的方法。虽然他的想法看起来很新奇,但他自己从未进行过该手术,显然也无法使人信服。卵巢切除术最初是作为一种卵巢疾病(大部分是良性囊肿)的根治性治疗方法被提出的,维多利亚时代被引入英国。最初这一做法引起了英国医学界的广泛谴责,大多数业界人员认为卵巢疾病还没有严重到需要进行这种危险的手术的地步。随着手术死亡率的下降,对这一做法的反对声逐渐减弱。然而,当适应症被扩大到包括子宫肌瘤、痛经和月经癫痫(一种被认为是由月经期间卵巢持续疼痛引起的疾病)时,又引起了新的争议。

1882年,英国外科医生托马斯·威廉·纳恩(Thomas William Nunn)报道一名围绝经期乳腺癌病例,肿瘤在月经停止后6个月消退,从而使人们首次注意到卵巢功能与乳腺癌的关系。卵巢切除治疗乳腺癌第一位实践者是苏格兰的比特森,他在1895年6月15日进行了第一例复发乳腺癌的卵巢切除术,该患者术后存活了4年;1896年,《柳叶刀》首次报告了3例晚期乳腺癌治疗结果,开创了乳腺癌系统治疗先河。受此影响,伦敦的外科医生傅伊德1897年10月2日发表了一篇关于前5例患者的论文,文中记述他最早于1886年12月22日开始行卵巢切除术治疗转移性乳腺癌。1897年5月19日他进行了第一例乳腺癌卵巢切除作为辅助治疗。他似乎认识到在某些病例身上,卵巢通过"内分泌"控制肿瘤生长:

"我的工作假设是卵巢的内分泌在某些情况下有利于癌症的生长。"(my working hypothesis is that internal secretion of the ovaries in some cases favors the growth of the cancer.)

至1900年博伊德医生汇总英国卵巢切除术54例报告,总有效率35%,效果持续时间1～2年。1905年莱特报告99例不能手术的乳腺癌经卵巢切除术治疗,24例有"非常明显的改善",50岁以下组有效率50%,一位患者生存5年以上。这些益处包括减轻疼痛,肿瘤缩小甚至消失,溃疡愈合和延长生命。在讨论莱特关于卵巢切除术治疗乳腺癌疗效总结时,博伊德评论说,他的第一个患者在卵巢切除术后存活了12年。

虽然比特森认为(1902):"如果经过公平的实验,发现有欠缺,我希望它被抛弃,被遗忘"(If after a fair trial it is found wanting, then I hope it will be abandoned and forgotten)。一些小众的报告仍在继续,无论是单独使用还是与其他治疗方法结合。霍斯利(Horsley,1944)对所有绝经前患者进行了根治性乳房切除术和双侧卵巢切除术,在25个病例中只有2例患者出现了复发,其中一例为胶状癌,另一例为双侧卵巢癌伴转移。赫里尔(Herrell)在1937年做了一份"有趣的"调查,1906名接受乳腺癌治疗的女性,1.5%曾做了双侧卵巢切除术;而1011名年龄相近但无乳腺癌女性,卵巢切除为15.4%。显然,卵巢功能的中断似乎可以保护一些妇女免受乳腺癌的侵袭。达尔让(Dargent)的另一项研究案例中,在2000例乳腺癌病例中,仅32例发生在卵巢切除女性。值得注意的是,在这个报告中,60岁以上的患者数量很高,而去势年龄在40～50岁,提示发病较晚。

然而比特森博士的观察是经验主义的,掺杂着运气和勇气,用现在的观点看,其理论依据部分也是错误的。人们也不能判断哪些患者从中获益,而真正的获益人群是在

50多年后才得以发现。

另一方面,社会上反对卵巢切除术的声音(尤其是女权主义者)一直没有停歇,理由是卵巢切除导致不育、性感觉丧失和出现男性特征。到20世纪初,有实验证据表明卵巢也与身体的代谢过程有关。卵巢分泌的减少似乎会影响机体的生长和导致身体营养元素的流失,带来脂质和钙代谢的改变。由此引发了人们对卵巢切除术更保守的态度。正如1912年英国妇科医生路易丝·麦克洛伊(Louise McIlroy)所说:卵巢并不是一个具有单一生殖作用的器官,……完全切除卵巢是不应该的,除非这些器官是一些严重的病理损伤的所在。

回顾19世纪晚期以来卵巢手术的发展,苏格兰妇科医生詹姆斯·亨德利(James Hendry,1886—1945)对巴蒂手术的流行感到沮丧,他在1936年说:那是野蛮时代!

在两次世界大战期间,英国提倡年轻女性接受盆腔手术时应保留正常的卵巢。英国妇科医生邦尼(Victor Bonney,1872—1953)在1937年也倡导,除了恶性肿瘤,外科医生应该努力在患者体内保留所有未患病的卵巢组织。

卵巢手术的高死亡率(Lett 1905年报告为6%,值得一提的是,作者检索文献"高死亡率"都被提及,然罕有具体数据)、低有效率、持续时间较短,此后的三十多年里,这种简单的手术很少被用作治疗乳腺癌,也无大宗文献报告。少数临床试验显示了不一致的结果。而盆腔放射术的引入进一步使这种手术不受欢迎。

作者应用"breast cancer+ovariectomy or oophorectomy or ovarian ablation"为关键词检索PUBMED,在1895年至1953年间仅见108篇文献。而至2020年为37405篇。

1953年,哈金斯和托马斯·道汇总了1674例卵巢切除,平均临床缓解率33%,从而将卵巢切除术重新带回乳腺癌治疗的主流。此后陆续有文献支持卵巢去势治疗乳腺癌。1962年,泰勒汇总13个机构,381名患者,其中30例对卵巢切除有反应,应答率最高是30岁和更年期开始患者。有效平均生存时间31个月,无反应者9个月。25%发现卵巢转移。

近年文献报告多集中在卵巢输卵管切除对偶发卵巢微转移或降低携带BRCA致病突变基因高危女性患癌的风险。

卵巢切除不单是纯医学问题,还需考虑其文化意义。在一项关于卵巢切除术用于辅助或转移性癌研究中,9个不同的低收入国家接受治疗的1200多名患者,30天主要并发症和死亡率均为零。但是,社会上一些患者考虑未来的生育能力;而另一些患者(如来自尼日利亚),独特的文化习俗使这种手术无法被接受,即使她们已没有其他治疗选择。

1895 年 10 月下旬,德国维尔斯堡大学讲师威廉·伦琴(Willelm Rontgen)在研究射线管时发现一种泄漏现象,它能穿透多层涂黑的硬纸板,在钡屏上留下白色磷光性光晕。伦琴把这种光叫作"X 线"。第一张 X 线照片,来自伦琴的妻子安娜,射线穿过她的手掌,在感光片上显示出她的手骨和金属戒指的轮廓(见图 36)。安娜说:"我看到了自己死亡的样子。"

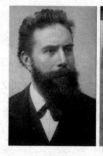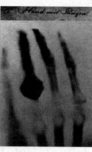

图 36　伦琴(1845—1923)与第一张 X 光照片
原载:Sen M,IndianJ Ophalmol. 2021

1896 年 3 月 29 日,芝加哥格拉比医生首先用 X 线治疗乳腺癌局部复发,这是 X 线治疗史上第一例有文献记载的局部反应。1904 年,利尔美莱(Decoumelere)首次使用 X 线行盆腔照射,试图消除卵巢功能;1909 年,他首次报告放疗卵巢去势结果。1926 年,温茨(Wintz)首先在美国开展盆腔放疗卵巢去势。1936 年,德雷斯尔(Dresser)回顾 59 例接受卵巢 X 线照射治疗转移性肿瘤的案例,30 例为绝经前患者,43% 的患者获益,表现为疼痛缓解和一般状况改善,部分病例显示骨转移消退,疗效可达三年。而绝经组无转移消退,但有 48.2% 的患者出现症状改善。1940 年,亨特(Hunt)报道了卵巢照射后肺转移的消退。然而,卵巢照射后的改善似乎是暂时的,持续时间为两年。瑞塔沃和彼得森指出,最令人满意的结果为骨转移患者。哈尔博施塔特和霍克曼(Halberstaedter,Hochman)报告 60 例患者中,有效率 56%,同样显示骨转移亚组效果更佳。

卵巢或盆腔放疗是否可以替代卵巢切除? 早期结果显示放疗去势的效果很不稳定,有些患者会继续经期,然后怀孕;1927 年卡普兰(Kaplan)曾报道了一例双胎妊娠。米金(Meakin)等(1979)报道 211 例绝经前乳腺癌,放疗总剂量为 20Gy,4Gy/F[①]×5 天。放射消融成功率 97%。卵巢消融率与年龄相关,小于 45 岁的患者失败率增加。在他们的研究中,毒性发生率低于 10%。梁(Leung,1991)报道了 60 例中国乳腺癌患者中,12 Gy/4F,4~6 天,卵巢消融失败率为 14%,而在 4~6 天内 14Gy/4F 照射,没有失败患者,提示低剂量放疗失败率高,尤其在年轻女性。可见,放疗的剂量和患者年龄与失败率相关。2004 年东部肿瘤合作组(ECOG)E3193 试验,1994 年开始入组,至 1997 年共 354 例绝经前 HR+,早期乳腺癌(LN-,肿瘤≤3cm)。其中 22 例接受放疗去势(20Gy/10F),放疗后 6 个月通过检测 E2、FSH 确定绝经,OA 成功率 75%。中期随访 54 个月,没有急性 3 级或 4 级毒性反应。2006 年,丹麦埃吉勒森(Ejlertsen B)的一项研究中,762 例淋巴结转移或肿瘤直径大于 5cm 患者随机接受卵巢放疗或 CMF 方案化疗。375 例接受了总剂量为 15 Gy 的盆腔放疗,分 5 次,为期 1 周。98% 患者在放疗去

---

①　F:照射野。

势后永久停经。中位随访10.5年盆腔放疗组也没有继发性卵巢癌的报道。

将卵巢放疗作为早期乳腺癌辅助治疗结果有争议。1939年,泰勒对比47名接受卵巢放射治疗的女性和50名没有接受治疗的女性,结论是卵巢放疗不会带来益处。另一项分析比较了60名接受手术切除的女性、44名接受卵巢照射的女性和576名仅接受根治性乳房切除术的女性,这项研究支持卵巢去势。然而,麦克·沃特(McWhirter,1956)对近800名妇女的分析发现几乎没有差异,从而放弃了辅助使用卵巢去势。然而,这些研究都是基于病例对照,而非随机试验研究。

1948年,曼彻斯特克里斯蒂医院的拉斯顿·帕特森(Ralston Paterson)开始了第一个用于乳腺癌的卵巢消融(ovarian ablation,OA)随机试验[①]。最初的随机是通过事先准备好密封信封进行控制的。其后被改为以患者的出生月份来确定放疗或观察。然而,这种分配由于可预知而易导致偏差。

第一个大型随机临床试验于1957年在挪威奥斯陆镭医院启动。1957年11月至1963年12月,共336名患者入组,其中绝经前169例(50岁以下)、绝经后177例(50岁以上);末次随访为1974年。盆腔放疗剂量1000rad/6天。1991年尼森·迈耶(Roar Nissen-Meyer)报告放疗对绝经前后DFS/OS均获益,且绝经前患者有15年以上的长期获益,这部分患者死亡率由49.5%降至35.5%、生存率46.2%增至63.2%。

在克里斯蒂医院试验开始的35年里,大约3500名女性被随机分配到世界各地的13个试验中。包括NSABP-03试验。然而,卵巢去势的益处仍然存在相当大的不确定性。

对早期乳腺癌比较不同辅助治疗试验中,基于试验设计,患者需满足预先确定的入选标准,例如年龄或病期;随机多只是在两个可能选项中评估。这种方法虽然比单个试验给出的结果要精确,但不可避免的是,往往具有改变指南的试验更受关注。这就容易产生一种倾向,即过度选择性地强调这些试验阳性结果甚至仅在亚组的所谓阳性结果,而忽视总体。为了避免这些偏见,必须同时纳入未发表和已发表的数据,对所有可用数据进行统一分析,并对影响生存的因素适当分层。1983年至1984年,早期乳腺癌治疗随机试验的协调人开始寻求合作,1985年,英国早期乳腺癌试验人员合作小组(Early Breast Cancer Trialists Collaborative Group,EBCTCG)成立。汇集了来自世界各地可切除乳腺癌激素治疗或化疗的所有随机试验。1988年,EBCTCG第一次综合分析卵巢消融对乳腺癌辅助治疗是否获益,结论认为尚需更多的资料证实。1990年分析

---

① 随机对照试验(randomized controlled trial,RCT):遵循随机、对照和可重复三原则将研究对象随机分组,对不同组实施不同的干预,以对照效果的不同。并通过设定研究程序和管理措施,以消除医生和患者对药物疗效的主观影响,进而对其有效性和安全性做出相对客观的评价。

仍未确定。1992 年第三次分析,纳入 1985 年之前开始的 10 项 OA 试验。共 3000 患者,卵巢去势降低 50 岁以下复发风险 26%±6%,死亡风险降低 25%±7%。1996 年分析结果发表于《柳叶刀》杂志,纳入 1990 年以前共 13 项卵巢切除或卵巢放疗临床试验,获得了 12 项研究数据,均在 1980 年以前入组。因绝经标准不统一,分析仅限于 50 岁以下,而非绝经前。共 2102 例 50 岁以下患者,随访中 1130 例死亡,157 例复发;OA 降低 6.3% 的 15 年 OS(52.4% vs 46.1%)和 6% 的 RFS(45% vs 39%);相较于未化疗患者,OA 降低绝经前患者有 25% 死亡风险;15 年绝对获益为 5.6%(淋巴结阴性)和 12.5%(淋巴结阳性);但卵巢消融仅在未行辅助化疗组获益。以外科或放疗作为 OA 手段,早期乳腺癌辅助治疗,在无辅助化疗或其他内分泌治疗情况下,可能获益。但在其他辅助治疗基础上,尤其在他莫昔芬等内分泌治疗基础上结果存疑。然而,这些早期结果多数未涉及 ER 状态,尤其是未接受化疗的患者。

"解剖学之父"希罗菲卢斯(Herophilus,335—255 BC)公元前 335 年出生于卡尔西顿(Chalcedon,今土耳其伊斯坦布尔郊区卡迪柯伊)。其早期生活知之甚少,仅知年轻时来到埃及亚历山大,师从科斯的普拉萨哥拉斯(Praxagoras of Cos)。当时埃及的殖民政权托勒密王朝在亚历山大营造了宽松的研究环境,不在乎打破希腊禁忌,可以从事人体解剖。因为从柏拉图时代起,希腊人就相信,人的身体里藏着一个灵魂,而这个灵魂在人死后"被囚禁在身体里"。柏拉图的学生亚里士多德的解剖认识都是源于动物。

希罗菲卢斯是对人体进行系统解剖的第一人,被公认为"解剖学之父"。他也是第一个当众进行解剖表演的人,据称他曾活体解剖过 600 多名死刑犯。这些活体解剖是在埃及亚历山大港一所医学院进行的,吸引着来自世界各地的参观者。这也是被后世诟病,甚至称为"屠夫"之所在。然而,这不可否认希罗菲卢斯对人体进行的非凡解剖观察,这些观察对理解大脑、眼睛、肝脏、生殖器官和神经系统作出了重大贡献。被认为是现代人体解剖学的奠基人。

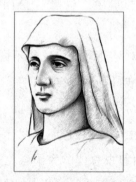

图 37　"解剖学之父"希罗菲卢斯
原载:Bay NS,Bay BH. Anat Cell Biol

随着托勒密王朝的逐渐埃及化,加之托勒密二世之后政府缺乏对科学的稳定性支持和频繁的社会政治动荡,人体解剖仅在希罗菲卢斯时代存在了 30～40 年,之后逐渐衰败并被遗弃了 1800 年,直到 16 世纪中期才重新开始。公元 391 年,亚历山大图书馆发生大火,他的作品毁于一旦。

3.2 卵巢功能抑制

3.2.1 下丘脑—垂体—卵巢轴

公元 2 世纪,盖伦第一次描述了下丘脑和脑下垂体的解剖学联系。19 世纪,冯·卢斯卡(von Luska)、卡哈尔(Cajal)等发现,这种连接结构(或称茎)包含神经纤维和毛细血管丛(见图 38)。这些观察提出了长期困惑医学界的一个问题,即这些联系的功能性质以及它们与这两个内分泌器官之间的神经和体液交流的关系。投射到垂体后叶的下丘脑神经纤维后来被证明释放抗利尿激素和催产素。直到 20 世纪中期,人们还不清楚下丘脑如何控制前叶的促肾上腺皮质激素、促甲状腺激素、生长激素和其他关键内分泌因子的释放。20 世纪 40 年代,英国生理学家哈里斯提出,下丘脑通过体液机制控制前叶,血液释放因子通过下丘脑—垂体门脉系统输送到垂体,诱导前叶的细胞分泌激素。当蛋白质微测序、分子克隆和其他强大的技术还未实现时,释放因子的确定面临巨大的技术挑战。

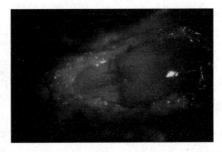

图 38 麻醉大鼠垂体门静脉的高倍显微镜呈像。门静脉起源于左侧
正中隆起的初级毛细血管床,呈扇形分布于垂体前叶(右侧)

原载:Fink G. J Endocrinol

下丘脑—垂体—性腺系统的认识始于 20 世纪初。1905 年,希普(Heape)在研究雌兔中发现,排卵仅发生在交媾之后。1914 年,哈蒙德(Hammond)和马歇尔(Marshall)认为排卵也可以在没有性交的高潮中发生,比如两只兔子的激情跳跃后或者是人为施加机械刺激(Hammond,1925;Bishop,1933)。1929 年,沃尔顿(Walton)和哈蒙德在麻醉动物身上观察到了这一实际过程,他们将这些卵泡描述为形成小疙瘩样的突起,其中的液体在性高潮后大约 10 小时,以沸腾的方式溢出,然后形成黄体。如果卵子没有受精,会出现短暂性子宫增厚、乳腺发育,并且分泌乳汁,称为假孕。假孕持续约 16 天,或为妊娠时间的一半。1929 年,贝勒比(Bellerby)和弗雷德曼(Friedman)各自独立研究

表明，注射垂体前叶提取物或妊娠尿液也可诱导雌兔排卵，同样垂体前叶提取物也可在雪貂（McPhail，1933）和小鼠（Zondek，1927）体内诱导排卵。猫在胸腰椎交感神经切断后仍可怀孕并分娩（Cannon，1929）；而在交配后 1 小时内切除兔子的垂体，9 小时后未出现排卵（Fee，1929）；电刺激颈交感神经也不能诱导排卵（Haterius，1933）。更早期的研究已经表明，卵巢的神经连接并不重要，因为切除卵巢再移植后可以得到同样的内分泌反应。显然，这些卵巢变化是通过脑垂体前叶的中介发生的。1936 年马歇尔与弗尼（Verney）发现，对麻醉后的雌兔腰脊髓和大脑进行弥漫性电刺激可引发排卵和假孕。

哈里斯小传

杰弗里·温菲尔德·哈里斯（Geoffrey Wingfield Harris）1913 年出生于伦敦，1932 年进入剑桥大学伊曼纽尔学院学习。1935 年，当哈里斯还在剑桥大学读书时，对马歇尔的工作产生了极大的兴趣，马歇尔向哈里斯提出，局部电刺激下丘脑的效果值得研究。1936 年，哈里斯发表了第一篇研究论文《通过电刺激老鼠头部诱导假怀孕》（*The induction of pseudo-pregnancy in the rat by electrical stimulation through the head*）。

1917 年，斯托卡德（Stockard）和帕帕尼古劳（Papanicolaou）首次确认了豚鼠雌激素和下丘脑—垂体—肾上腺（HPA）轴的作用。1922 年，隆（Long）和埃文斯确定了鼠雌激素周期，第一次发现与解释了组织变化、月经周期与怀孕的关系。通过使用阴道涂片技术，显示大鼠性周期平均长度是 4～5 天。通过机械刺激子宫或子宫颈管同样可以诱导假孕，平均假孕时间为 14 天。

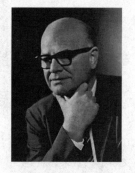

图 39　杰弗里·温菲尔德·哈里斯
原载：Weddell GJ Anat 1972；113：151-154

1931 年，艾伦全面描述了大鼠子宫在整个发情周期、假孕和妊娠期间发生的周期变化。假孕的第 9 天开始，子宫内膜出现隐窝和丘状隆起。将性成熟的雌鼠分离，通过每日观察阴道涂片绘制发情周期曲线图。当周期为正常节律时，乙醚麻醉下接受电刺激。21 只老鼠在发情的不同阶段进行 43 次头部刺激，得到 28 次正面反应（延迟 10 天或以上的发情周期），13 次负面反应（未干扰正常发情周期），2 次不确定（延迟 7～9 天）。假孕的证据包括周期延迟、蜕膜瘤形成、卵巢叶黄素脂滴染色阳性[①]、乳房组织切片可见腺泡存在少量乳汁。结论认为，大脑局部刺激诱

---

① 埃文斯 1922 年描述的用以区分衰老的、处于不同退化阶段的非功能性黄体及黄体。

导了假孕。而脊髓刺激未引出假孕。

刺激下丘脑研究激发了哈里斯毕生的工作。由于当时许多人认为神经内分泌反应是缓慢显现的,而且需要长时间的大脑刺激才能引起,哈里斯为此开发了一种对自由活动和有意识动物的大脑进行感应刺激的方法。一个由 1500 匝的漆包线组成的细铜线,形成一个直径 2cm 的线圈,用胶木绝缘,固定于头骨的顶部。由玻璃绝缘铂丝组成的刺激电极垂直向下进入大脑,次级电极置于额骨头皮下。将线圈和动物放置在一个强烈波动的磁场中实现刺激。这项技术首次应用于神经垂体的抗利尿激素和催产素活性的研究,并成为其 1944 年博士论文的基础。后期该设备可以同时刺激 8 只兔子。

弗里德古德(Friedgood)和欣西(Hinsey)是第一个假设脑垂体前叶是由正中隆起神经末梢释放到门静脉的物质控制的。然而,正如 1947 年《内分泌学杂志》(*Journal of Endocrinology*)上发表的一篇重要论文中所提出"没有足够的证据证明神经体液控制腺垂体"。这一假设的最终证实,得益于剑桥大学哈里斯实验室的以下发现:

(1)哺乳动物门静脉的血流方向是从下丘脑到垂体(Green,1949)。

波普和菲尔丁最先发现垂体门脉系统,并假设血液流动的方向是向心的,即从垂体前叶流向下丘脑。门静脉血管血流的方向(从下丘脑离心到垂体前叶)最终通过对活体麻醉大鼠血管的显微镜观察得到解决。事实上,1947 年诺贝尔奖得主贝尔纳多·奥赛和他的团队 1935 年已经报道了活蟾蜍门静脉血管血流的离心方向,但因为他们是用法语发表的,直到 20 世纪 40 年代末才被熟知。

(2)垂体柄分离后,垂体前叶功能与垂体门静脉血管重建程度相关(Harris,1950)。

刺激灰结节和视交叉前上区产生促性腺激素的释放,而同样的刺激作用于垂体柄或垂体本身是无效的(Harris,1950)。在正中隆起和垂体之间插入一盘蜡纸可导致猴子卵巢萎缩(Harris,1950);如果蜡纸位置偏离,门静脉血管很快在茎部再生,则恢复一些促性腺活性,这与血管重建水平密切相关。

(3)垂体移植物的形态和功能完整性需要垂体门脉而不是体循环的维持(Dora Jacobsohn,1952)。

将幼年大鼠的垂体分别移植到切除脑垂体的成年大鼠正中隆起下、颞叶下和垂体被膜下,三个部位移植物均生长良好,置于正中隆起下的移植物获得了与门静脉垂体主丛的血管连接,而位于大脑颞叶下和脑垂体囊内的移植物则没有门静脉系统的供应。尽管移植部位都由来自大脑的血管滋养,但只有与正中隆起接触的移植物细胞分化良好,功能正常。显然,正中隆起产生了一些对垂体前叶分泌激素至关重要的因子。这一试验构成了神经体液假说最重要的生物学证据,很快被尼基托维奇(Nikitovitch-Winer)和埃弗雷特(Everett)实验所证实。

　　1955 年,哈里斯出版了关于脑垂体神经控制的经典专著《脑垂体的神经控制》(*Neural Control of the Pituitary Gland*),提出了一门新兴学科——神经内分泌学(neuroendocrinology)[①]。书中提出了下丘脑—垂体—性腺关系模型(见图 40)。1960 年哈里斯试图在正中隆起组织获得一种能诱发兔子排卵的酸性提取物,但这一领域的进展缓慢。经咽入路从尿烷麻醉大鼠的垂体柄切割处采集血液,对后者进行研究,但直至 1971 年哈里斯猝然离世,他们也未能完成这一实验。

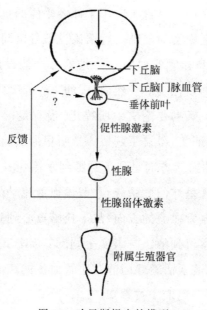

图 40　哈里斯提出的模型

原载:Plant TMJ Endocrinol 2015;226(2):T41-54

　　就在哈里斯去世的同一年,下丘脑起源的分泌到垂体门静脉循环以调节性腺激素:黄体生成素(LH)和卵泡刺激素(FSH)合成和分泌的体液物质被分离出来。沙利(Schally)和吉勒明(Guilleman)团队分别从牛脑和羊脑中独立获得。它是一种十肽,最初被称为促黄体生成素释放激素(LHRH)或促黄体生成素释放因子(LRF)。沙利提出了一个有争议的建议,即只有一种促性腺激素释放激素存在,而不是两种。该十肽在动物体内和体外均能释放 LH 和 FSH,其作用与天然下丘脑 LH-RF 无明显区别。其后合成的十肽也引起了人体内黄体生成素和卵泡刺激素循环水平的剂量相关增加,这种激素被称为 GnRH。

　　1977 年,沙利与吉耶曼、雅洛因神经内分泌贡献一起获得诺贝尔生理学或医学奖。

　　截至 2021 年,GnRH 至少有 28 个类型,15 种来自脊椎动物,13 种来自非脊椎动物。其中人类 GnRH-Ⅰ(hGnRH-Ⅰ)是一种十肽激素,由沙利研究小组于 1971 年首次

---

　　① 神经内分泌革命还导致了临床诊断和治疗疾病的重大进展,如不孕症、中枢性早熟、肢端肥大症、侏儒症、库欣综合征、神经内分泌和激素依赖性癌症、高血压和其他心血管疾病及代谢综合征。

提出，西伯格（Seeburg）和阿德尔曼（Adelman）在 1984 年首次克隆编码基因。而它的受体最早从牛的垂体前叶中纯化和鉴定（Zolman，1980）。人类 GnRHI 基因位于染色体 8p11.2 p21（Lee，2008）。这种激素由 GnRH 神经元在下丘脑产生，并以脉动的方式释放到垂体门静脉循环中，主要作用于垂体前叶，与促性腺激素细胞中的受体 hGnRHR-Ⅰ 结合，以刺激垂体促性腺激素的合成和分泌。GnRH2 基因定位于 20p13 染色体。人类 GnRH-Ⅱ（hGnRH-Ⅱ）位于中脑区域，主要作为神经递质和性行为的刺激物。hGnRH-Ⅰ 和 hGnRH-Ⅱ 的表达存在差异。hGnRH-Ⅰ 在大脑中表达更高；而 hGnRH-Ⅱ 在不同的系统中广泛表达，如胸（心、肺和主动脉）、消化（唾液腺、胃和肠）、内分泌（肾上腺、胰腺和甲状腺）和免疫（扁桃体、白细胞和淋巴结）。hGnRH-Ⅰ、hGnRH-Ⅱ 和 hGnRHR-Ⅰ 已被证实存在于生殖道肿瘤中，如卵巢癌、前列腺癌和乳腺癌。大量研究表明，hGnRH-Ⅰ、hGnRH-Ⅱ 和 hGnRHR-Ⅰ 在乳腺癌组织中表达，并为其作为乳腺癌治疗的分子靶点提供了理论依据。

2000 年，康隆（Tsutsui）等发现了新的下丘脑神经肽，能有效抑制 GnRH 释放，命名为促性腺激素抑制激素（GnIH）。目前世界各地合成了 6000 多种 LHRH 激动剂和数百种 LHRH 拮抗剂。

3.2.2　GnRH 激动剂的临床应用

卵巢切除和放射去势的研究表明，只要给予适当的 X 射线剂量，两者临床反应率相似。而 LH-RH 类似物可能是绝经前晚期乳腺癌的更合适的药理学方法。通过抑制下丘脑—垂体—卵巢轴降低绝经前妇女的雌激素循环浓度。在细胞水平上，LHRH 类似物与垂体细胞上的 LHRH 受体结合。初期，这一行为导致促黄体生成素（LH）的分泌最初激增。一旦与配体结合，这些 LHRH 受体形成簇，被隔离在细胞内，从而减少未被占用的 LHRH 受体的数量，LH 分泌减少。血浆 LH 降低最终导致循环雌二醇在 21 天内下降到与绝经后状态相当的水平。长期使用可使雌二醇水平持续维持在绝经后水平。一些研究显示这些药物活性可与卵巢切除或卵巢放疗相媲美。

第一个比较 GnRH 激动剂与卵巢切除治疗转移性乳腺癌随机临床研究入组于 1987 年 8 月 1 日，至 1995 年 7 月 15 日来自西南肿瘤组（SWOG）、北中央肿瘤治疗组（NCCTG）和东部肿瘤合作组（ECOG）共 138 名（136 名符合条件）绝经前 ER 和/或 PgR 阳性初治转移性乳腺癌入组。随机选择戈舍瑞林（Goserelin）每 4 周皮下注射 3.6mg（$n=69$）与外科卵巢切除术（$n=67$）。该研究最初设计为一个等效试验，有 80% 的效力，以排除卵巢切除术后 50% 的生存率提高。然而，因入组较慢，研究提前终止，这导致了等效生存替代假设的最终效力为60%。结果显示,戈舍瑞林和卵巢切除术的FFS和OS相似。戈舍瑞林将血清雌二醇降低到绝经后水平,更常见于潮热(66% vs 43%)和肿瘤耀发[①](tumor flare)(16% vs 3%)。CR+PR 31% vs 27%。

GnRH类似物提供了一个可逆性卵巢功能抑制(Ovarian Function Suppression, OFS)措施,替代卵巢切除或卵巢放疗。OFS用于早期乳腺癌辅助治疗包括了GnRH激动剂单药与化疗比较、化疗序贯OFS+/-他莫昔芬或芳香化酶抑制等。

戈舍瑞林早期乳腺癌组织(Zoladex Early Breast Cancer Research Association, ZEBRA),ZEBRA试验比较戈舍瑞林与环磷酰胺、甲氨蝶呤与氟尿嘧啶(CMF)辅助化疗对年龄小于50岁绝经前/围绝经期淋巴结阳性早期乳腺癌辅助治疗效果与耐受性。15个国家,102个研究中心1640例患者入组。ER阳性率74.2%。中位随访7.3年,两组DFS、OS无差异;治疗后半年闭经率95% vs 59%,3年闭经率23% vs 77%。研究显示停药后卵巢功能恢复率戈舍瑞林明显高于CMF(这一作用后续发展为应用GnRH类似物行生育力保护),3/4级不良事件发生率也更低。戈舍瑞林提供了一种细胞毒性化疗的替代方案,并且没有相关的毒副作用。

早期戈舍瑞林IBCSG Ⅷ研究(CMF方案)、INT 0101研究(CAF方案)在标准辅助化疗的基础上,添加戈舍瑞林但未见总体生存获益。

根据F.拉布里(F. Labrie,1985)为前列腺癌设计的所谓"总雄激素阻断"(total androgen blockade)的原理,来自意大利的博卡尔多(Boccardo)将他莫昔芬和GnRH类似物用来联合观察乳腺癌治疗效果。

1988年,英国、意大利、法国共同启动了一项多中心研究。比较了卵巢切除或卵巢放疗(卵巢消融,OA)与戈舍瑞林的有效性(Tyrrel,1989)。意大利研究者被允许使用单独的随机列表,并根据2×2因子设计进一步将患者随机分为是否加入他莫昔芬对接受OA治疗是否有进一步的益处。1988年6月—1992年5月,意大利14家机构的85名绝经前雌激素受体阳性或未知状态转移性乳腺癌患者被随机分配四组:OA±他莫昔芬;戈舍瑞林±三苯氧胺。

总体观察应答率没有显著差异。最低应答率11.1%为OA+他莫昔芬组。本研究结果证实化学去势与卵巢切除术(或卵巢照射)疗效相当。但在他莫昔芬基础上加用卵巢功能抑制对早期HR阳性乳腺癌并无获益。这一结论,以及其后的ABCTCG 12研究(OFS+Tam或阿那曲唑)、ZIPP研究(OFS±Tam)、INT0101(OFS±Tam)及Zhang等的meta分析(EJSO,2016)均提示他莫昔芬基础上添加卵巢功能抑制或OFS+AIs

---

① 肿瘤耀发(Tumor Flare):癌症治疗中的一种副作用。表现为激素治疗的初始阶段,肿瘤大小、皮疹、低热、骨痛、高钙血症、肿瘤标志物水平的突然增加或症状加重。

对比他莫昔芬单药未见生存率的进一步提高。卵巢功能抑制（OFS）此后沉寂了近 10 年时间，直到 SOFT/TEXT 研究揭晓！

卵巢抑制研究（suppression of ovarian function trial，SOFT）于 2003 年 12 月至 2011 年 1 月随机入组 3047 例患者。中位随访 5.6 年后，在他莫昔芬的基础上增加 OFS 总体人群未见显著获益（NEJM，2015）；对接受辅助化疗后未绝经患者，增加 OFS 治疗可以改善疾病预后。中位随访 8 年，在他莫昔芬基础上加入 OFS 显著改善总人群的 DFS，8 年绝对获益 4.2％（8 年 DFS 78.9％ vs 83.2％），HR＝0.76，p＝0.009；OFS＋EXE（依西美坦）进一步改善 DFS，8 年绝对获益 7.0％（8 年 DFS 78.9％ vs 85.9％），HR＝0.65；年龄＜35 岁女性，DFS 绝对获益 8.7％，HR＝0.66。

TAM＋OFS vs TAM 总生存绝对获益率 1.9％，既往化疗患者获益更显著。

他莫昔芬和依西美坦研究（tamoxifen and exemestane trial，TEXT）在开始辅助治疗（包括化疗）前纳入患者，而 SOFT 53％在辅助化疗结束后纳入绝经前患者。因此，OFS 和化疗的时间在两个试验中是不同的，TEXT 是同时，而 SOFT 是序贯。两者联合分析他莫昔芬＋OFS 对比依西美坦＋OFS（见图 41）。

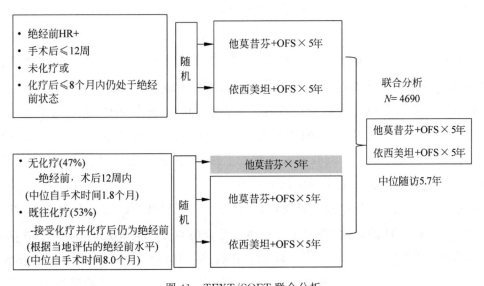

图 41　TEXT/SOFT 联合分析

原载：N Engl J Med 2014；371-107-18

中位随访 5.7 年，TEXT 和 SOFT 研究联合分析显示，与 TAM＋OFS 相比，辅助 EXE＋OFS 治疗比 TAM＋OFS 治疗显著改善绝经前 HR＋乳腺癌患者的 DFS（NEJM 2014），中位随访 9 年后，与 TAM＋OFS 相比，EXE＋OFS 辅助显示了持续的 DFS 改善（8 年绝对获益 4％，86.8％ vs 82.8％），并减少远处转移（8 年无远处复发绝对获益 2.1％，91.8％ vs 89.7％）。然 EXE＋OFS 未能显著改善总生存期。在 HER2-阴性患者(占总人群的86%)中,EXE+OFS改善所有亚组的疾病预后。对于HER2-阴性且风险高需接受化疗的患者,TEXT和SOFT显示,AI+OFS组DFS绝对获益分别为7%~9%,DRFI绝对获益为5%~7%。2021年,圣安东尼奥乳腺癌会议(SABCS)[①]报告了基于包括SOFT、TEXT、ABCSG12(启动于1999年,戈舍瑞林+TAM,共1694例,中位随访8年)和HOBOE研究(启动于2004年,曲谱瑞林+来曲唑对比TAM,共763例,中位随访5.3年),共7030例荟萃分析结果。OFS+芳香化酶抑制剂比较他莫昔芬降低10年复发率2.8%(17.5% vs 14.7%,RR:0.79,$p < 0.0005$)、10年远处复发1.9%(12.1% vs 10.2%,RR:0.83,$p = 0.02$),但未降低乳腺癌死亡风险;OFS+AIs增加了5年骨折风险,但未增加5年非乳腺癌死亡率。

考克兰图书馆(Cochrane Library,又称循证医学图书馆,汇集了关于医疗保健治疗和干预有效性的研究,为循证医学[②]的金标准)2020年汇总11538例绝经前乳腺癌,15项HR阳性研究,时间跨度1998年至2014年。15项研究中有13项收集总体生存数据。中位随访5.3~12.1年,有11项研究显示在治疗中加入OFS导致死亡率降低14%。亚组分析显示,用GnRH激动剂作为卵巢功能抑制可改善DFS(HR 0.81,计8项研究8101名女性);但当OFS方法是手术(HR 0.96,计两项研究415名女性)或放疗(HR 0.94,计1项研究77名女性)则无改善。几个问题仍然存在。如果同时进行化疗,是否有启动OFS的最佳时机? 在化疗的同时或等待化疗结束,观察化疗是否会诱发绝经从而避免GnRH激动剂注射? 及是否应该考虑患者年龄等?

乳腺癌领域常用的GnRH激动剂有三种:亮丙瑞林、曲普瑞林、戈舍瑞林。

亮丙瑞林为日本武田研发,临床研究多在亚洲,文献也集中在3月及6月剂型研究。曲普瑞林多用于晚期前列腺癌和儿童性早熟,但SOFT或TEXT都是用曲普瑞林作为OFS。戈舍瑞林在早期乳腺癌研究相对较多。

对绝大多数HR阳性绝经前乳腺癌,尤其是那些想要怀孕的年轻女性,采用可逆的OFS方法(如GnRH激动剂)来中止月经通常是合理的。但也有人担心,在使用GnRH激动剂期间,可能会出现亚临床雌二醇水平升高,从而降低其对绝经前女性的疗效,这在接受OFS加芳香化酶抑制剂的女性中尤其值得关注。SOFT实验雌激素亚研究显示,在12个月内,接受OFS加依西美坦治疗的79名女性中,34.2%的患者至少有一个基线后雌二醇水平高于2.72pg/mL(Bellet,2016)。

---

① 美国主要的肿瘤学会和国际重要肿瘤大会:圣安东尼奥乳腺癌会议(San Antonio Breast Cancer Symposium, SABCS);美国癌症研究会(the American Association for Cancer Research, AACR);美国临床肿瘤学会(American Society of Clinical Oncology, ASCO)。

② 循证医学(Evidence-based medicine, EBM),意为"遵循证据的医学",临床流行病学家大卫·萨基特(David Sackett)将EBM定义为"慎重、准确和明智地应用所能获得的最好研究依据来确定患者的治疗措施",其核心是医疗决策应尽量以客观研究结果为依据。

过去的 70 年里,卵巢消融的辅助研究主要集中在三个问题:单纯卵巢切除或功能抑制的效果;辅助化疗和卵巢消融或 OFS±他莫昔芬的随机比较;辅助化疗年轻女性的卵巢抑制有否额外益处的可能性,如生育功能保护问题。

许多临床研究表明,hGnRH 激动剂有助于减少乳腺癌生长和疾病复发,尤其是在三阴性乳腺癌(TNBC)患者。此外,这些激动剂能够减少肿瘤迁移,包括在晚期病例中。hGnRH-Ⅰ 结合位点在原发癌组织活检中有报道,近 50% 的乳腺癌标本表面具有 hGnRH-Ⅰ 结合位点。在 TNBC 组织中,GnRHRI mRNA 的检出率高达 70%。在不同的人乳腺癌细胞系,包括 TNBC 细胞系中,hGnRH-Ⅰ 结合位点或 hGnRH-Ⅱ 结合位点均有报道。

还有一种可能性是 hGnRH-Ⅰ 和 hGnRH-Ⅱ 的结合位点可以被用作治疗靶点,设计细胞毒性类似物分子。结合激素和细胞毒性化疗药物的 GnRH 激动剂。

而如何学习将现有随机临床试验中获得的信息纳入个体患者诊治,提高生活质量和减少副作用同样至关重要。

吉列明小传

罗杰·查尔斯·路易斯·吉列明(Roger Charles Louis Guillemin)1924 年出生于法国勃艮第。本科就读于勃艮第大学,1949 年获得里昂学院医学博士学位。第二次世界大战期间,他积极参加法国抵抗运动,由于他的英勇行为,1973 年被授予法国国家荣誉勋章。1949 年,吉列明在加拿大蒙特利尔麦吉尔大学的实验医学和外科研究所工作,1953 年获得博士学位,然后搬到美国得克萨斯州休斯敦的贝勒大学。1970 年,在他的帮助下,美国加州拉霍亚(La Jolla)建立了索尔克研究所(Salk Institute),他在那里继续他的科学工作,直到 1989 年退休。

他的研究团队专注于阐明垂体前叶功能和分泌的下丘脑生化调节。独立于沙利,吉列明研究小组发现了以下激素:促甲状腺激素释放激素,生长激素释放激素和生长抑素。除了激素结构功能研究外,吉列明还研究激活素、抑制素和成纤维细胞生长因子。吉列明获得过无数荣誉和奖项,包括国家科学院奖(1974)、盖尔德纳基金会(Gairdner Foundation)国际奖(1974)、阿尔伯特·拉斯克奖(1975)、美国艺术与科学学院奖(1976)、迪克森医学奖(1976)、帕萨诺医学科学奖(1976)和国家科学奖章(1976)。退休后,吉列明成为了一名艺术家,他使用麦金塔电脑在纸上或画布上创作抽象印象派艺术。

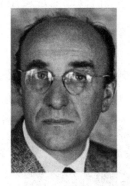

图 42 罗杰·吉列明
原载:诺贝尔奖网站

安德烈·维克托·安德鲁·沙利小传

安德烈·维克托·安德鲁·沙利（Andrzej Viktor Andrew Schally）1926 年出生于波兰的威尔诺（现立陶宛维尔纽斯）。拥有波兰、奥匈帝国、法国和瑞典血统。罗马尼亚波兰犹太人社区的生活，使其能在大屠杀中幸存。沙利似乎有语言天才，会说西班牙语、葡萄牙语、波兰语、罗马尼亚语、意第绪语、意大利语以及一些德语和俄语，尤其擅长法语。1974 年在巴西工作期间结识了他的妻子——内分泌学家安娜·玛丽亚·德·梅德罗斯.科马鲁（Ana Maria de Medeiros-Comaru）博士。

沙利 1946 年取得苏格兰高中文凭，转伦敦学习化学。23 岁时对医学产生兴趣，加入了英国伦敦 Mill Hill 国家医学研究所。1952 年搬到加拿大蒙特利尔的麦吉尔大学。1955 年，与穆雷·萨弗兰（Murray Saffran）一起研究证明了下丘脑和垂体中存在促肾上腺皮质激素释放激素（CRF），这是第一次实验证明了哈里斯博士预言的调节垂体功能的下丘脑激素的存在。1957 年获得内分泌学博士学位后，沙利前往美国，在得克萨斯州休斯敦贝勒大学医学院与吉列明博士合作，担任生理学助理教授和美国公共卫生服务高级研究员（1957—1962），但工作似

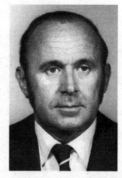

图 43　安德烈·沙利
原载：诺贝尔奖网站

乎不是很顺心。1962 年，沙利获得美国公民身份，担任美国路易斯安那州新奥尔良杜兰（Tulane）大学医学院内分泌和多肽实验室主任、杜兰大学医学副教授，1966 年晋升教授。他的研究小组研究了 TRH（1969）、LHRH（1971）、GHRH、蛙皮素/胃泌素释放肽和生长抑素。1972—1978 年，研制出 GnRH 类似物，并在 1981 年首次证明 GnRH 可抑制大鼠前列腺癌的生长。在此基础上，与乔治·托利斯博士组织了 1982 年在晚期前列腺癌患者中首次使用 LH-RH 激动剂的临床试验。2005 年卡特里娜飓风的毁灭性影响之后，沙利搬到了美国佛罗里达州的迈阿密，成为迈阿密退伍军人管理局医疗中心内分泌、多肽和癌症研究所的主任和美国退伍军人事务部杰出的医学研究科学家。目前，他是迈阿密大学米勒医学院血液学/肿瘤科的杰出病理学教授。至 2021 年，沙利有 2200 多篇论文，其中 1200 多篇是在获得诺贝尔奖后发表的。

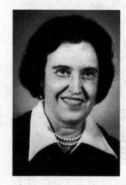

图 44　罗莎琳·雅洛
原载：诺贝尔奖网站

罗莎琳·苏斯曼·雅洛（Rosalyn Sussman Yalow，1921—2011）因放射免疫分析法（RIA）获得 1977 年诺贝尔奖生理学或医学奖。她是第二位获得诺贝尔医学奖的女性。

雅洛 1921 年出生于纽约一个犹太家庭。高中毕业后,进入亨特女子学院。由于对核物理的痴迷,她拒绝了母亲让她当教师的建议,坚持从事物理工作。

1941 年,雅洛获得伊利诺伊大学厄本香槟分校研究生院的一个名额。她是该大学 400 名员工中唯一的女性,也是自 1917 年以来首位在该大学学习物理的女性研究生。1945 年,雅洛以全 A 的成绩完成了博士学位。最初在追求自己渴望的职业生涯时,也遇到了一些障碍。在纽约市联邦电信实验室担任助理工程师、亨特大学担任教师后,1947 年,终于在布朗克斯(Bronx)退伍军人管理医院找到了一个研究职位。她的任务是开发放射性同位素在医学中的应用。

雅洛在她职业生涯中最重大的决定,是选择了所罗门·伯森(Solomon Berson),一位没有接受过研究训练的内科医生做她的终身伴侣。20 多年中,这对极富创造力、意志坚定的夫妇夜以继日地工作,彼此尊重。在 20 世纪 50 年代早期他们使用放射性同位素来评估碘和白蛋白的代谢;他们将标记有放射性同位素的物质注射到患者的血液中,并监测放射性下降情况。几年后,临床科学家阿瑟·米尔斯基(Arthur Mirsky)敦促他们使用放射性同位素来验证他的假设,即糖尿病是由胰岛素酶过度快速降解胰岛素引起的。通过向患者注射放射性胰岛素,雅洛和伯森发现注射过胰岛素的患者血液中胰岛素的消失速度比未注射胰岛素的患者要慢。他们得出结论,前者产生了一种胰岛素结合抗体(与大分子结合的胰岛素更难排泄或降解)。临床研究杂志(*The Journal of Clinical Investigation*)的评审最初拒绝发表他们的研究论文(拒绝信在雅洛的诺贝尔奖获奖感言中打上了星)。雅洛和伯森没有被吓住,他们通过继续研究发现,通过测量有标记的胰岛素释放量,可以计算出样本中未标记胰岛素的浓度。这些观察结果导致了 1960 年的开创性论文,该论文描述了胰岛素放射免疫法(RIA)的发展和使用。

在后来的十年里,雅洛和伯森小组描述了人类生长激素、促肾上腺皮质激素、甲状旁腺激素和胃泌素的 RIA。在每一种情况下,他们都发表了化合物生理学和生物化学方面的重要见解。与此同时,其他研究人员使用这种方法测量了无数其他物质。雅洛实验室非常慷慨,来自各大洲的访问科学家都被欢迎来了解 RIA 技术,并且经常带着珍贵的抗体离开。事实上,尽管这项技术具有巨大的商业潜力,雅洛和伯森还是拒绝为其申请专利。

尽管雅洛努力工作,但她仍努力平衡事业和家庭。她经常跑回家为丈夫伯森和两个孩子准备饭菜,然后再返回实验室。她回避女权主义组织和经典的女权主义,极力倡导女性在科学领域的平等机会,只要受到邀请,她就会出现在高中女生面前,鼓励她们追求科学事业。1972 年,53 岁的伯森去世,罗莎琳悲恸欲绝。许多不太了解她的人都质疑她失去了伯森的帮助将在医学领域止步不前。她用事实反驳了那些怀疑者：从伯森去世到获得诺贝尔奖，她发表了几十篇关于各种激素结构和功能的重要论文。

雅洛于 2011 年去世，享年 89 岁。她接受过物理训练，但从未上过生物课。然而，在她职业生涯的后半段，她比许多生理学家和内科医生懂得更多的生理学和医学知识。她孜孜不倦的工作能力，加上才华和决心，使她在医学研究领域取得了对她那个时代的大多数女性来说难以想象的第一线地位。

放射免疫分析法几乎革新了医学的每个领域。使用放射性同位素示踪剂来测量血液和其他体液中微量物质的浓度，使研究人员和临床医生能够诊断问题，用适当剂量的药物治疗患者，并查明许多疾病的原因。

临床实践指向包括卵巢切除术的雌激素剥夺仅在雌激素受体阳性乳腺癌有效，但确认尚需一个随机对照临床试验。将有创的、潜在手术风险的卵巢切除手术随机进行显然不可行。1966 年，一个失败的避孕药——他莫昔芬问世，乔丹通过一系列基础实验，将其成功转化为乳腺癌抗雌激素治疗药物。

第4章

靶向雌激素受体

我们在开始之前就已知了结尾,但我们已无法完全捕捉只知道开始时的感觉。

——韦奇伍德

雌激素通过雌激素受体发挥作用。通过占位、下调,甚至降解受体,剥夺激素依赖肿瘤的雌激素刺激,从而切断雌激素的下游传导信号。

1966年ICI的理查森(Richardson)和哈珀(Harper)合成了口服避孕药ICI 46474。但后续年轻女性研究显示ICI 46474在继发性闭经中可引起排卵,且无避孕作用。1971年英国克里斯蒂医院的科尔医师对46例晚期绝经后乳腺癌给予ICI 46474治疗,22%产生明确效果。20世纪70年代后,"三苯氧胺之父":乔丹,将这一失败的避孕药成功转化为雌激素受体阳性乳腺癌晚期、辅助、化学预防等诸方面"金标准"治疗药物。ICI作用机制也从抗雌激素转为选择性雌激素受体调节剂(SERMs)。而由于他莫昔芬弱雌激素作用被认为是其许多副作用的原因,1991年合成的一种新型"纯"抗雌激素化合物氟维斯群,后续被认定为选择性雌激素受体下调剂(SERD)。但这两类基于雌激素受体发挥作用,主要是通过占位驱动药理学作用模式,常需要较高的药物剂量来维持目标占用率,脱靶结合会导致不良副作用以及耐药性。2001年开始,一种新方法——蛋白质靶向嵌合分子(PROTAC),利用以泛素依赖蛋白酶体途径为代表的细胞蛋白质降解机制选择性降解雌激素受体蛋白,2021年PROTAC已进入临床试验。

4.1　雌激素受体概述

1929 年多伊西和布特南特分别从妊娠妇女尿液中首次分离出雌激素。雌酮和雌二醇为更好地理解各种雌激素的结构、生物合成、分泌和功能提供了动力。1958 年,埃尔伍德·詹森发现雌激素受体,雌激素与雌激素受体结合,激活下游信号通路,产生作用。1986 年,格林(Green)使用人类乳腺癌细胞系 MCF-7 的 RNA,克隆了第一个人类雌激素受体(ER),这种受体一度被认为是唯一存在的 ER。1996 年,古斯塔夫松(Jan-Ake Gustafsson)从大鼠前列腺中克隆出了另一个 ER,这种新受体被命名为 ERβ,最初克隆的 ER 被重命名为 ERα。这两种受体亚型在雌激素靶细胞和组织中以不同的方式发挥作用,在 ER 亚型基因敲除①动物中不同的表达模式和不同表型,表明 ERα 和 ERβ 具有不同的生物学功能;从一些基因表达谱研究判断,ERα 和 ERβ 在雌激素信号传导中具有重叠但独特的作用。

2012 年,菲拉尔多(Filardo)鉴定出一种新的雌激素结合蛋白-G 蛋白偶联雌激素受体(G protein-coupled estrogen receptor,GPER)或称膜雌激素受体。膜定位的 G 蛋白偶联雌激素受体 1(GPER1)可被雌激素激活并介导非基因组信号。

雌激素受体属于一个庞大的核受体超家族,目前已知有 48 个核受体,这对我们理解疾病的发生发展具有深远的影响。目前已知的雌激素受体有三种,特征见表 2。

人们一直认为雌激素受体基因的突变是致命的,尤其会影响胚胎植入。1994 年《新英格兰医学杂志》刊登了一例个案报告:白人男性,28 岁,未婚。4~5 年前,出现进行性膝外翻病史,当时放射学检查显示骨骺未融合。患者自诉出生时体重和早期生长发育正常,在十二三岁时第一次注意到阴毛和腋毛,16 岁时身高约为 178 厘米。青春期后,身高继续缓慢生长。20 岁被确诊 Osgood-Schlatter 病(一种好发于儿童的过度使用综合征,通常会影响青春期生长突增的年轻运动员。临床症状为疼痛、触痛及胫骨结节的肿胀。该病为典型的自限性疾病,当行为方式改善、骨骼发育成熟后可痊愈)。23 岁开始,注意到每侧腋窝皮肤色素增加。否认性别认同障碍,有正常的性生理机能。父母及四姐妹身高均正常。母亲 45 岁时被诊断为非胰岛素依赖型糖尿病。一个叔叔有结肠癌,两个表兄弟有胰岛素依赖型糖尿病(其中一个在婴儿期被诊断),一个侄女有 XO/XY 混合性腺发育不全。24 岁时,右膝半月板撕裂,行关节镜手术。

---

① 基因敲除(knockout):利用一段已知序列的 DNA 片段与受体细胞基因组中序列相同或相近的基因发生同源重组,令特定的基因功能被屏蔽而丧失作用。主要针对某个序列已知但功能未知的序列,通过基因敲除对生物体造成影响,推测该基因的生物学功能。

表 2 雌激素受体特征

受体特征	ERa	ERβ	GPER1
受体超家族	核类固醇受体超家族		G 蛋白偶联受体超家族
类型	核		膜站合 G 蛋白偶联
结构	DNA 结合域,配体结合域,N 端结构域		7 跨膜 a 螺旋区,4 胞外和 4 胞质段
染色体区域	6q25.1	14q23.2	7p223
亚型数量	3	5	1
大小	595aa	530aa	375aa
人组织分布	子宫,附睾,乳房,肝脏,肾脏,白脂肪组织,前列腺,卵巢,睾丸,骨骼,脑	结肠,唾腺,血管内皮,肺,膀胱,前列腺,卵巢,睾丸,骨骼,脑	子宫,卵巢,乳腺,睾丸,肾脏,精原细胞,胃肠系统,胰腺,肝脏,肾上腺垂体,骨组织,心血管系统,免疫细胞
他莫昔芬活性	部分激动剂	受体激动剂	受体激动剂

查体显示,外貌健康,无肢端肥大体征,有明显的膝外翻。身高 204cm,其中上段 96cm,下段 109cm,上/下段比值 0.88(正常平均 0.96);体重 127kg。双侧腋窝黑棘皮病,心血管、呼吸、腹部及男性生殖器正常。X 光显示骨龄为 15 岁,膝盖片显示骨骺开放。X 光骨密度测量腰椎 0.745g/cm^2(比同龄正常女性平均值低 3.1 个标准差,15 岁男性平均值低 2 个以上标准差)。核型 46,XY。精液分析显示,精子密度为 2500 万/毫升(正常为 2000 万/毫升),存活率 18%(正常 50%)。实验室检测血清睾酮浓度正常,雌二醇、雌酮、促卵泡激素、促黄体生成素浓度较高。

患者接受高剂量雌二醇贴片(Estraderm)治疗 6 个月,总骨密度和骨龄在给药期间没有改变。外周血淋巴细胞 DNA 单链构象多态性分析显示外显子 2 带型变异为纯合子突变。外显子 2 测序显示,在密码子 157 处胸腺嘧啶取代了胞嘧啶,导致精氨酸密码子(CGA)被提前终止密码子(TGA)取代;翻译后蛋白质被截断,缺乏 DNA 和激素结合结构域。家族谱系(见图 45)调查表明他的父母是远房表亲。根据野生型和突变型序列分析,患者父母及患者四个姐妹中的三个呈杂合突变,与常染色体隐性遗传一致。

该男性雌激素受体基因自然突变的研究表明,雌激素受体基因的突变不一定是致命的。其雌激素抵抗主要表现为身高持续缓慢的线性生长,明显的骨骼成熟延迟和骨质疏松。这些异常表明,青春期雌激素在两性的骨骼发育和矿化过程中起关键作用。

雌激素受体基因实验进一步证明了这些判断。雌激素受体基因突变情况下,两性都能存活;患病雌鼠乳房和子宫发育不全,卵巢充血囊性无黄体,不孕,骨骼矿化降低;患病雄性小鼠的骨骼矿化减少,精子数量和活力显著降低。

雌激素受体是进化的产物。根据新达尔文进化论,新功能是自然选择作用于随机突变的表型结果,复杂的器官和功能源于逐渐细化和优化选择的过程。脊椎动物中存

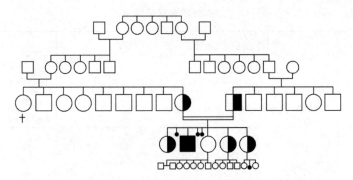

图 45　雄激素受体突变患者家族谱系调查

原载：Smith EP,et al. N Eng! J Moed. 1943；31(16)：105661

在的六个相关的类固醇受体：雌激素受体 α 和 β(ERα,ERβ)、孕激素受体(PR)、雄激素受体(AR)、糖皮质激素受体(GR)和盐皮质激素受体(MR)，来源于一个共同的祖先受体基因，类固醇激素及其介导细胞效应的细胞内蛋白质受体佐证了这一理论。

雌激素受体是第一个完成进化的类固醇受体。海洋七鳃鳗(是一种无颌、像鳗鱼的食腐动物，生活在水温适度的海洋底部的污泥里)是世界仅存的无颌类脊椎动物，在 4.5 亿年前向有颌脊椎动物分化之前，祖先类固醇受体(AncSR)发生了两次连续复制。AncSR1 基因产生雌激素受体和 3-酮类固醇受体(AncSR2)，而后者产生皮质激素受体和 3-酮性腺激素受体(雄激素、黄体酮或两者都有)。因此，古老的脊椎动物有三个类固醇受体：雌激素受体、皮质激素受体和一个结合雄激素、黄体酮或两者的受体。这体现在祖先受体与人类 ERα 的相似度为 71%，与 PR、AR、GR 和 MR 的相似度则明显降低，说明 ER 是第一个进化的类固醇受体(见图 46)。四足动物中存在的所有 6 种类固醇受体的同源基因(Orthologs)在硬骨鱼(teleosts,起源于古生代的第四个纪，约开始于 4.05 亿年前，结束于 3.5 亿年前，持续约 5000 万年)中被鉴定，表明这 6 种甾体受体在约 4 亿年前从鳐鳍鱼(ray-finned fish)到四足动物(tetrapods,诞生于 3.7 亿～3.5 亿年前的晚泥盆纪由原始硬骨鱼类分化出来的总鳍鱼类，有似肺的气囊，作为辅助呼吸器官，有较坚固的脊椎和偶鳍。因环境的变化和漫长的历程，总鳍鱼内部结构分化，适应陆地生活的特征不断产生和加强，肺代替鳃，偶鳍转化为四肢，逐渐爬上陆地，进化为两栖动物)谱系分离出来时既已存在(Colbert EH,1991)。

进化的第二个受体是孕激素受体。在七鳃鳗向有颌分化后，由类固醇控制的许多生理功能独立调节，逐渐细化为控制渗透压的 MR 和控制长期应激反应的 GR 等。

雌激素受体在哺乳动物胎儿发育过程中主要表达于卵巢、睾丸和肾上腺，其他组织有脑、骨、心、肺、肾和肠。不同脊椎动物组织特异性表达 ER 和芳香化酶有许多相似之处，表明这些组织对雌激素信号具有高度响应性。

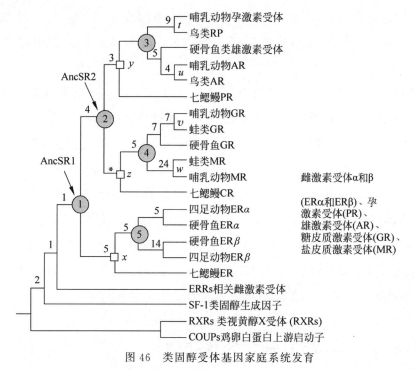

图 46　类固醇受体基因家庭系统发育

原载：Thomton JW. Proc Natl asadSci USA. 2001；98(10) 5671-5676

　　雌激素的作用主要由 ERα 和 ERβ 介导，ER 在乳腺癌和其他人类肿瘤中异常表达的机制是复杂的，包括 ERα 和 ERβ 的可变剪接、转录因子、ER 表达的表观遗传和转录后调控等。在人类乳腺，ERα 阳性细胞存在于乳腺导管和乳腺小叶，而基质细胞不表达；ERβ 见于管腔、肌上皮细胞和基质细胞。乳腺 ERα 水平受月经周期影响，在卵泡期 ERα 阳性细胞较多。ERα 缺失将导致乳腺发育不良，ERα 基因敲除严重破坏整个生殖道的性成熟；而 ERβ 敲除对乳腺发育影响不大，主要损伤为卵巢功能的成熟。

　　根据 ER 状态，乳腺肿瘤可分为 ER 阳性和 ER 阴性两类，约 75％ 的乳腺癌初诊为 ERα 阳性。ER 阳性病例对内分泌治疗和 CDK4/6 抑制剂敏感。因此，ER 阳性可能与更好的预后相关。ERα 动态或可逆的表达是人类乳腺癌特征之一。大约 50％ ERα 阳性乳腺肿瘤在辅助内分泌治疗后复发，肿瘤中 ERα 表达丧失。同样，一些 ERα 阴性肿瘤，治疗后可能会表达 ERα 并对内分泌治疗产生反应。此外，多种 ERβ 亚型在乳腺癌中表达。总体来说，ERα 和 ERβ 在乳腺肿瘤发生发展中具有不同的作用，ERα 作为致癌基因，ERβ 作为肿瘤抑制因子。除乳腺癌，40％～60％ 的卵巢癌表达 ERα，而仅 7％～18％ 的患者对抗雌激素治疗有临床反应。ERβ 在正常卵巢组织中的表达明显高于卵巢癌，同时也是结肠组织中最主要的 ER，晚期结肠癌与 ERβ 的丢失有关，ERβ 特异性激动剂对结肠癌有抗肿瘤作用。此外，雌激素会增加子宫内膜癌的风险。ERα 和 ERβ 在部分丙型肝炎病毒相关肝癌（HCC）中过表达，然而，另有研究表明，ERα 和 ERβ 在

HCC 组织中的表达低于正常肝组织。ERα 表达在伴有门静脉癌栓的 HCC 中低于无门静脉癌栓的 HCC，提示 ERα 阳性肝癌侵袭性较低。显示 ER 在肿瘤中存在组织特异性。

ER 的表达调控是多层面的。在 ER 阳性乳腺癌，ER 的表达也不是永久性的。从 ER 阳性表型到 ER 阴性表型的进展通常涉及生长促进信号的固有激活，从而导致雌激素依赖性的丧失和抗雌激素的抵抗。抑制 MAPK 活性可以逆转生长因子信号转导对 ERα 的下调，恢复其活性。根据 ERα 多种亚型的不同定位和功能，及 ERβ 亚型检测，可指导乳腺癌的内分泌治疗或其他新兴疗法，并更好地判断癌症患者预后。除 ER 表达水平，ER 的活性可能对内分泌治疗的敏感性更关键。雌激素反应基因的水平及 PR 状态至少部分反映了人乳腺癌 ER 的活性。另外，通过信号转导抑制剂、单克隆抗体、DNA 去甲基剂或 HDAC 抑制剂等多种药物来恢复 ER 的表达，可以促使 ERα 阴性乳腺癌内分泌的治疗。这些方法都将为靶向雌激素受体指引新的方向。

4.2 "金标准"——他莫昔芬的华丽转身

4.2.1 从 ICI 46474 到他莫昔芬

自多伊西 1929 年纯化雌激素后，第一个更年期激素治疗产品 Emmenin 在 1933 年开始商业生产和销售。1938 年己烯雌酚（DES）被合成，并于 1941 年获得 FDA 批准。而随着罗伯特·威尔逊（Robert Wilson）《永远的女性》（*Feminine Forever*）的出版，雌激素更成为消除和延缓女性更年期的方法。

避孕药物的临床研究始于 1955 年。1960 年 6 月 23 日，FDA 批准了首款口服避孕药，这是一种雌激素和黄体酮的混合物。1958 年，俄亥俄州辛辛那提市 Merrell 实验室内分泌生物学家莱恩·勒纳（Len Lerner）博士发现了第一个非甾体抗雌激素 MER25。此后又发现了一种基于三苯乙烯的抗雌激素药物——克罗米芬（见图 47）。啮齿类动物中发现这些简单的化合物是交配后的避孕药。加之 1960 年初开始于美国的第二波女性主义浪潮及数百万美元的市场诱惑，许多公司开始研发有商业潜力的事后避孕药。20 世纪 60 年代初，英国帝国化学工业公司（ICI），包括位于英格兰柴郡奥尔德莱帕克的 ICI 制药部门，发起了与"make love not war"时代相协调的研究项目。

亚瑟·沃波尔（Arthur L. Walpole）博士是奥尔德莱帕克生育调节项目的负责人，1966 年理查森和哈珀（见图 48）博士分离、命名 ICI 46474（反式异构体）和 ICI 47699（顺式异构体）并在动物上检测该化合物。研究发现，两者具有相反的药理作用：顺式异构

乙胺雌酚（MER25），第一个非甾体抗雌激素

克罗米芬（混合顺反式异构体）

ICI47699（他莫昔芬顺式异构体）

他莫昔芬（ICI 45474，适应证获批：乳腺癌1973年英国，1977年美国，生育药物1975年英国）

图 47 MER25、克罗米芬、IC145474. ICI45474 化学统构式

原载：Jordmn VC. Endoct Rclnt Caneer. 2021；28(1)：11-30；

Jordsn VC. Br J Pharmacol. 2006；147 Suppl 1(Suppl 1)：S269-S276

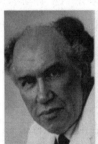
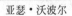
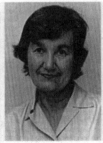
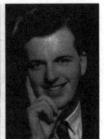

亚瑟·沃波尔　　　理查森　　　哈珀

图 48 3 位对 ICI 有重要贡献的人

原载：Jordan VC. Endocr Rclat Cancer. 2014；21(3)：R235-R246

体是雌激素的,而反式异构体是抗雌激素的。ICI 46474 在小鼠中是一种雌激素但在大鼠中主要是一种抗雌激素;在低剂量时,可以拮抗外源性雌激素对阴道上皮细胞的作用并增加未成熟大鼠的子宫重量;对孕第 3~4 天大鼠,给予 ICI 46474,可阻止受精卵的着床,这是通过抑制内源性雌激素释放达到的;在雌鼠周期适当时间给予单剂 ICI 46474,通过干扰雌激素依赖性促黄体生成素的释放而延迟排卵。不幸的是,老鼠避孕实验并不能预测年轻女性服用避孕药后的效果,ICI 46474 在继发性闭经中可引起排卵(至今仍有生殖中心使用该药促排卵),且无避孕作用。由于低剂量的 ICI 46474 在猴子身上也能引起抗雌激素反应,因此人们认为很可能在人类身上也会有类似的反应,并提出了一些可能的临床应用。

沃波尔对癌症研究有长期的兴趣,1949 年曾在克里斯蒂医院进行了一项高剂量雌激素治疗乳腺癌的研究。这也是 ICI 制药部门发现他莫昔芬治疗Ⅳ期乳腺癌的原因所在。1971 年克里斯蒂医院的科尔(Cole)医师对 46 例绝经后晚期乳腺癌给予每天 10mg 或 20mg 的 ICI 46474,持续 3 个月以上。46 名患者中有 10 例(22%)产生明确效果(7 例恶性溃疡愈合或恶性浸润消退,2 例肺转移灶消退,1 例溶性骨转移灶再骨化)。而接受高剂量雌激素 64 例,有效率 25%、高剂量雄激素 60 例,有效率 16%;ICI 46474 停药率最低(4%)、高剂量雌激素(18%)、高剂量雄激素(8%)。1973 年,阿尔玛·霍华德(Harold Ward)博士报告他莫昔芬治疗 68 例晚期乳腺癌结果,总有效率:低剂量组(10mg BID)60%;高剂量组(20mg BID)77%。1973 年 9 月,他莫昔芬(Nolvadex)在英国被批准用于治疗转移性乳腺癌。尽管美国没有专利,他莫昔芬还是被转让给了 ICI 在特拉华州威尔明顿的美国子公司斯图亚特制药公司。直到 1977 年 12 月 31 日,他莫昔芬才被 FDA 批准用于治疗绝经后晚期乳腺癌。

尽管 ICI 46474 在晚期乳腺癌的应用有一定效果,但前景依然黯淡,因为只有三分之一的晚期乳腺癌有反应,缓解期也只有一年时间。相较于 ICI 46474,雌激素疗法更便宜。而 ICI 在美国的专利申请又困难重重,比较 MER25,未展示出创新,更重要的,Merrell 公司已对所有三苯基乙烯衍生物进行了防御性专利申请。克罗米芬在少数乳腺癌患者中似乎有积极的临床结果(Herbst,1964)。作为药物,ICI 46474 也缺乏作用机制的研究。

乔丹(Jordan)1969 年毕业于利兹大学化学专业,学校期间进入 ICI 实习接触到 ICI 46474,曾发表博士论文探讨非甾体抗雌激素的结构与功能关系。沃波尔是外评专家,博士毕业后在伍斯特伍德生物实验室(Worcester Foundation for Experimental Biology,WFEB)作访问科学家时(1972)结识芝加哥大学本·梅癌症研究实验室主任詹森博士。20 多年后,作为乳腺癌内分泌研究领域的领军人物,乔丹回忆道:"虽然我的避孕失败博士论文并没有改变科学世界,但我们花了一个下午的时间浏览我论文的每一页。我告诉他,我希望将 ICI 46474 转化为一种乳腺癌治疗药物。"2003 年两人一起获得首届 Dorothy P Landon AACR 转化研究奖。得益于詹森的帮助,乔丹第一次为即将成为他莫昔芬的 ICI 46474 建立了一系列转化研究。

伍斯特伍德生物实验室由格雷戈里·平卡斯(Gregory Pincus)和霍兰德(Hudson Hougland)于 1944 年在马萨诸塞州的什鲁斯伯里联合创立,关注于生殖激素、神经生理学和肾上腺、睾丸和卵巢产生的类固醇生物合成和代谢研究。著名华裔学者、试管婴儿之父张民觉 1945 年加入该实验室,其开发的口服避孕药在 20 世纪 60 年代进入临床实践。1951 年至 1964 年多尔夫曼(Ralph Dorfman)加入基金会,加强了类固醇代谢研究,他带来了一组科学家,其中包括酶学家洋界(Mika Hayano),得益于平卡斯与瑞士科学家安德烈·迈耶(Andre Meyer)的合作,他的实验室后来成为雌激素生物合成研究中心。1971 年,《国家癌症法案》(National Cancer Act)通过,政府资助的科学领域从生殖管理转向癌症研究和治疗。1971 年,芝加哥大学本·梅实验室主任埃尔伍德·詹森博士被任命为 WFEB 科学顾问委员会成员,以促进基金会利用内分泌学丰富的环境进行癌症研究和治疗。

1971 年,拉尔斯·泰雷纽斯(Lars Terenius)描述了萘福昔定(Nafoxiaine)对 DMBA 诱导的大鼠乳腺肿瘤的治疗作用和第一个非甾体抗雌激素 MER 25 对预防大鼠乳腺癌发生的能力,研究证明了应用抗雌激素治疗乳腺癌的原则,但由于严重的毒副作用,这两种化合物在临床上都没有任何前景。事实上,除了他莫昔芬,当时所有的抗雌激素药物似乎都是如此。乔丹首先锚定雌激素受体,希望解决两个问题:一是他莫昔芬能阻断雌激素结合吗? 二是他莫昔芬是活性药物吗?

利用 DMBA(dimethyl benzanthracene)诱导的大鼠乳腺肿瘤模型和蔗糖密度梯度分析获得一致性显示:ICI 46474 可阻断雌二醇与人类乳腺癌和子宫内膜癌雌激素受体结合。在 DMBA 给药时,ICI 46474 5mg/d×2 次处理,120 天后乳腺肿瘤数量显著减少;DMBA 后 30 天,给予第二剂 ICI 46474,可以抑制肿瘤长达 120 天;对已发生乳腺肿瘤的大鼠给药 5mg/d×2 次,可产生持续 3 周的抗肿瘤作用;与对照组相比,子宫、阴道、乳腺肿瘤组织氚标记雌二醇结合显著降低,ICI 46474 可抑制雌激素刺激的血浆催乳素升高和减轻卵巢切除大鼠子宫重量;肿瘤退缩百分比与雌激素结合能力呈线性相关。结论认为,ICI 46474 阻断了雌二醇与乳腺肿瘤雌激素受体的结合,从而抑制 ER 阳性 DMBA 诱导的大鼠乳腺癌的发生和生长,使用他莫昔芬治疗 ER 阳性乳腺肿瘤患者的策略是合适的。治疗前雌激素受体检测可预测肿瘤对他莫昔芬的治疗反应。

1976 年乔丹在佛罗里达比斯坎岛组织的研讨会上发表他莫昔芬的基础科学演讲,

以鼓励费希尔(Bernard Fisher)和 NSABP[①] 考虑他莫昔芬辅助治疗乳腺癌临床研究。而他莫昔芬从晚期到 ER 阳性早期辅助治疗,同样需基础理论的支撑。

费希尔小传

伯纳德·费希尔(Bernard Fisher)是个土生土长的匹兹堡人,除了在宾夕法尼亚大学和伦敦受训的几年,他的整个职业生涯也是在匹兹堡度过的。他的弟弟埃德温·费希尔(Edwin Fisher)是一名病理学家,也是他的科学合作伙伴。

费希尔 1918 年出生于匹兹堡,1940 年匹兹堡大学毕业,1943 年获得匹兹堡大学医学博士学位。1953 年建立了匹兹堡大学外科研究实验室。早期从事移植和肝脏再生领域。1964 年在匹兹堡进行了第一例肾脏移植手术。1958 年,美国国立卫生研究院(NIH)邀请费希尔参加一个会议,会上成立了一个小组,即后来鼎鼎大名的 NSABP(NSABP 官网报告成立于 1957 年)。费希尔作为创始人之一,1967 年成为该协会主席。费希尔将他的研究重点也从肝脏再生转到恶性肿瘤及其治疗上。

"朝着更好地理解转移机制的方向发展,并消除许多关于肿瘤细胞传播的普遍假设。"

"乳腺癌的治疗是基于科学,而不是解剖和机械原理。"

这些见解转化为一系列的临床试验,彻底打破了 19 世纪盛行的外科手术教条,将乳腺癌治疗从依赖根治性乳房切除术转变为关注最小手术,并创造性地使用系统治疗。他的远见卓识和超凡魅力体现在他能够组建一个由外科医生、内科和放射肿瘤学家组成的全国联盟,他们在全美大大小小的中心进行 NSABP 试验。

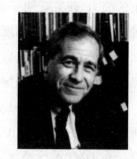

图 49　伯纳德·费希尔
原载：Lukong KE. BBA Clinical.
2017；7：64-77

1994 年到 1997 年,他的工作成为一场关于科学欺诈的风暴中心。原因在于数千名参加 NSABP 试验的女性中的少数案例。国会的审查威胁到费希尔的个人名誉,并对如此多的患者和医生所依赖的临床试验数据的有效性提出质疑。费希尔被 NCI 和匹兹堡大学从 NSABP 的领导职位上撤下,他的文章也被 NIH 暂时贴上了科学不端行为污染

---

① 国家乳腺和肠道外科辅助治疗研究组(The National Surgical Adjuvant Breast and Bowel Project,NSABP)是一个进行大规模乳腺癌和结直肠癌临床试验的合作团体。1957 年,由 23 名外科医生发起成立。1967 年费希尔被任命为主席,并将 NSABP 总部和生物学统计中心搬到了宾夕法尼亚州的匹兹堡。自 1958 年第一个患者入组,目前已经招募了超过 11 万名患者参加了乳腺癌和结肠直肠癌的临床试验。在美国、加拿大、波多黎各、澳大利亚和爱尔兰等近 1000 个主要的医疗中心、大学医院、大型肿瘤实践小组和健康维护组织拥有研究地点,超过 5000 多名医生、护士其他医疗专业人员参与 NSABP 治疗和预防试验。60 多年的临床试验历史,改变了乳腺癌的治疗和预防方式。2019 年 ASCO 年会上,诺曼·沃尔马克(Noman Wolmark)教授总结了 NSABP 60 年临床研究对早期乳腺癌治疗的贡献,称为"Odyssey 之旅"。

的标签。在排除虚假数据分析证实了最初的结论后，费希尔起诉了 NCI 和匹兹堡大学，并在 1997 年得到一个道歉和 275 万美元的和解金。他保留了匹兹堡大学杰出服务教授的头衔直到去世。

费希尔先后获得 1985 年阿尔伯特·拉斯克临床医学研究奖、1986 年美国癌症协会荣誉奖章、1992 年至 1993 年美国国家医学科学院院士、美国临床肿瘤学会主席；1993 年通用汽车癌症研究基金会凯特林奖、2003 年美国外科协会科学成就奖。

费希尔在 20 世纪发表的数百篇关于乳腺癌论文，极好地揭示了乳腺癌的研究历史。费希尔摘录的希腊现代诗人卡瓦菲(Cavafy)的一首 Ithaka 表现了他的一生：当你出发前往伊萨卡，希望你的路是漫长的，充满冒险，充满发现。把伊萨卡永远记在心里。到达那里是你命中注定的事。但这段旅程完全不必匆忙。如果能持续几年就更好了，这样，当你到达岛上的时候，你已经很老了，在旅途中你已经富有，而不是指望伊萨卡让你变得富有。伊萨卡给你带来了奇妙的旅程。

费舍尔于 2019 年去世，享年 101 岁。他的旅程漫长，充满冒险，充满发现。人类都因为这段旅程而更加富有。

4.2.2 他莫昔芬辅助治疗之路

伦敦医院的外科医生斯坦利·博伊德(Stanley Boyd)认识到卵巢通过内分泌在某些病例可以控制肿瘤生长，1897 年 5 月 19 日进行了第一例乳腺癌卵巢切除做辅助治疗。显然，这种手术是盲目的，因为不能确认最佳人群，加之针对健康患者的高风险手术可能的并发症，这种有创操作注定不能持久。20 世纪 50 年代，勒泽尔提出了一个重要的问题："在初始手术治疗后，是等待肿瘤复发，还是在无瘤间歇期采取积极的措施以延缓复发？"对此，他提出一个预防术后复发的新举措"NEW THERAPY"，即甲状腺素联合雄激素术后辅助治疗，并在巴黎国际癌症大会上做了报告。

"Adjuvant"(辅助)一词源于拉丁文，1963 年美国国家癌症研究所(NCI)肿瘤学家保罗·卡蓬(Paul Carbone)首先用来描述术后化疗，目标是在初次手术后摧毁扩散到全身的微转移灶。小范围试验显示对完全切除早期肿瘤手术后化疗，可降低乳腺癌复发率。1972 年意大利米兰的博纳多纳(Bonadonna)教授在得到美国 NIH 资助后，于 1973 年开始 CMF 辅助治疗乳腺癌的临床试验。短期即出现令人鼓舞的结果，1975 年欧洲肿瘤学会议报告 CMF 化疗阻止了约 1/6 的乳腺癌复发。但这种应用在他莫昔芬不太容易接受，因为他莫昔芬是一种肿瘤抑制剂，被认为是一种姑息疗法。

DMBA 诱导的大鼠乳腺癌模型是 1961 年哈金斯建立的，实验给予 50 日龄雌鼠口服 DMBA 20mg，约 150 天后所有动物均出现多处乳腺肿瘤（Huggins Nature，1961）。这是 20 世纪 70 年代最接近的内分泌模型。应用该模型乔丹对他莫昔芬做了系列研究：

（1）服用 DMBA 后 30～60 天给予他莫昔芬治疗比 60～90 天后应用效果更佳。

（2）单羟他莫昔芬（monohydroxy-tamoxifen）是他莫昔芬体内代谢物之一，研究发现，4 羟他莫昔芬与雌激素受体结合能力是他莫昔芬的 10 倍以上。①在 DMBA 诱导后 30 天开始，分别予他莫昔芬 0.2，3，50μg/d 或 800μg/d，每周 5 次，共 4 疗程，对比单羟他莫昔芬 0.012、0.2、3μg/d 或 50μg/d，每周 5 次，后者在延缓肿瘤出现和减少肿瘤数量方面仅有微弱作用。②对切除卵巢大鼠，他莫昔芬对子宫有长期的影响，而等效剂量的单羟他莫昔芬只在停止治疗后的短期内有效。③高剂量他莫昔芬在减少肿瘤数量和控制肿瘤体积方面优于低剂量，但所有动物最终都至少出现了一个肿瘤。显然，剂量和抗癌作用之间存在联系，但原因在于高剂量的药物从体内清除的速度较慢，而不是高剂量的药物更有效。抗雌激素的持续存在，可使乳腺肿瘤的发展得到最好的抑制，即生物半衰期和效力对抗肿瘤活性很重要。虽然单羟基他莫昔芬比他莫昔芬是一种更有效的抗雌激素，但抗雌激素不会破坏所有激素依赖性肿瘤细胞的病灶，长期治疗或使用其他抗激素方法，如卵巢切除术，对控制肿瘤生长必不可少。

（3）DMBA 诱导后 4 天，给予不同剂量的他莫昔芬治疗 1 个月（相当于患者术后辅助一年）或用他莫昔芬连续治疗 5 个月（即 5 年）。这种设计是为了让 DMBA 给药后发生癌变，从而评估他莫昔芬破坏乳腺组织中微效病灶的有效性。结果显示，持续治疗 5 个月组，90% 的动物没有出现肿瘤。而他莫昔芬 1 个月组，最终所有动物产生至少一处肿瘤。

MCF-7 细胞系研究显示雌二醇具有逆转他莫昔芬阻止细胞复制的作用（Lippman，1975）。因此，早期，持续、长期使用他莫昔芬作为辅助治疗可能更佳。

基础研究为他莫昔芬开启了辅助治疗之路。早期辅助临床试验选择了 1 年的辅助治疗，原因在于他莫昔芬对未经选择的晚期乳腺癌有效时间大约 1 年，加之担心较长的治疗时间会导致过早的耐药。但一年他莫昔芬辅助治疗似乎未显示出生存获益。

英国 NATO（Nolvadex Adjuvant Trial Organization）前瞻性研究于 20 世纪 70 年代末开始入组，选择绝经前淋巴结阳性或绝经后 75 岁以下不论淋巴结状态患者 1285 例，对比术后辅助他莫昔芬 2 年或不用，1983 年《柳叶刀》杂志报告了 4 年结果，平均随访 21 个月，复发死亡风险由 20.5% 降低到 14.2%，因毒副作用停药的仅

14 例（2.2％）。1988 年报告了 8 年结果，与对照组患者相比，接受他莫昔芬治疗的患者事件和死亡人数较少。但该临床最后评估病例仅 600 例，且仅 47％（256 例）进行了 ER 检测。

Scottish Trial 于 1978 年开始入组，选择 80 岁以下，绝经前腋窝淋巴结阴性或绝经后腋窝淋巴结阳性，共 1312 例，随机接受他莫昔芬 20mg 每日或对照组 5 年。ER 检测率 57％。他莫昔芬辅助治疗显著延迟复发，总生存期获益。ER 蛋白水平 ≥100mol/mg 组获益最大。

NSABP-09 Fisher 于 1977 年 1 月开始招募 1891 位雌激素受体阳性、腋窝转移乳腺癌的患者，尝试辅助化疗±他莫昔芬辅助治疗。1981 年报告他莫昔芬组在腋窝淋巴结 1～3 枚阳性患者复发率降低了 51％；≥4 枚阳性淋巴结复发率减少 64％。他莫昔芬组 DFS 和 OS 提高与 ER 状态有关。1985 年再次报告，500 多例大于 50 岁患者中 55 例阻止了复发。在 NSABP 公布 B-09 试验研究结果后，1986 年美国 FDA 批准他莫昔芬用于 ER 阳性乳腺癌辅助内分泌治疗。

EBCTCG 1988 年第一次 Meta 分析 1985 年以前开始的早期乳腺癌辅助治疗他莫昔芬所有 28 个随机试验，16513 名妇女中近 4000 人死亡。他莫昔芬治疗中只有 ≥50 岁的妇女死亡率明显下降，在头 5 年服用他莫昔芬将每年的死亡概率降低约 1/5。1998 年再次分析：至 1995 年，综合 1990 年以前开始的 55 个随机研究的 37000 名妇女，约占全世界文献的 87％。近 8000 名 ER 阴性患者，他莫昔芬总体影响很小。余 18000 例 ER 阳性及 12000 例未经检测患者（估计 8000 例 ER 阳性）。1 年、2 年和 5 年辅助他莫昔芬降低 10 年复发风险各为 21％、29％ 和 47％；死亡率降低各为 12％、17％ 和 26％。淋巴结阳性和阴性死亡率下降比例相似，但淋巴结阳性 10 年生存率率绝对改善 10.9％（61.4％ vs 50.5％）；淋巴结阴性 10 年生存率绝对改善 5.6％（78.9％ vs 73.3％）。

2007 年，美国国家癌症综合网指南及瑞士圣加伦[①]（St Gallen）乳腺癌共识推荐：他莫昔芬作为 ER 和（或）PR 阳性乳腺癌辅助内分泌治疗的标准药物。至此，激素受体阳性乳腺癌术后服用他莫昔芬 5 年，得到了学术界的普遍认可。2011 年 EBCTCG 分析，5 年辅助他莫昔芬降低 15 年乳腺癌复发（46.2％ vs 33.0％）和死亡（33.1％ vs 23.9％）风险。ER 状态是唯一预测因素。

SWOG[②]-8814 研究对绝经后激素受体阳性、淋巴结阳性乳腺癌随机Ⅲ期试验，比较

① 欧洲主要肿瘤学会和重要国际会议：欧洲内科肿瘤学会（the European Society for Medical Oncology，ESMO）；欧洲乳癌大会（European Breast Cancer Conference，EBCC）；圣·加仑乳癌大会（st gallen breast cancer conference）。
② 美国主要肿瘤研究协作组：美国西南肿瘤组（Southwest Oncology Group，SWOG）；美国北中央肿瘤治疗组（North Central Cancer Treatment Group，NCCTG）；美国东部肿瘤协作组（Eastern Cooperative Oncology Group，ECOG）和 NSABP。

他莫昔芬单独(T)5 年或联合 CAF 化疗[CAF 同时(CAFT)或 CAF 序贯他莫昔芬(CAF-T)]。1989 年 6 月至 1995 年 7 月入组 1558 名女性,其中有 1477 名(95%)符合条件(他莫昔芬,361 例;CAF-T,566 例;CAFT,550 例)。2009 年报告联合 CAF 组在 DFS 优于他莫昔芬单药(HR=0.76),DFS 在 CAF-T 略优于 CAFT(校正后 HR 为 0.84)。CAF-T、CAFT、T 的 10 年 DFS 分别为 60%、53%、48%(Albain KS,2009)。提示辅助化疗结束后序贯他莫昔芬效果更佳。

表 3　早期他莫昔芬治疗时长与复发死亡率研究

治疗比较	风险降低比例/%	
TAM+化疗比化疗	复发率	死亡率
TAM 1 年	12±5	7±5
TAM 2 年	22±4	16±4
TAM 5 年	52±8	47±9

早期关于他莫昔芬应用时长研究主要包括 ECOG E4181(JCO,1990)对比他莫昔芬 1 年和 5 年、瑞典研究(JNCI 1996)2 年和 5 年、英国 CRC 研究(JNCI 1996)2 年和 5 年。表 3 综合乔丹等报告的他莫昔芬风险降低比例。

NSABP-B14(1982 年)对 ER 阳性、腋窝淋巴结阴性乳腺癌患者进行 5 年的他莫昔芬和安慰剂随机对照试验。1987 年 NSABP 延长这项试验至 10 年,以确定更长时间的他莫昔芬治疗是否有额外的获益。至 1994 年,1172 名妇女参与。1995 年底根据中期研究结果,继续使用他莫昔芬未见获益,试验于 1998 年提前终止(Dignam JJ,1998)。根据 2001 年报告的 NSABP B-14 研究分析,停用与续用组 DFS 82% 和 78%($p=0.03$),RFS 94% 和 92%($p=0.13$),生存 94% 和 91%($p=0.07$)。他莫昔芬超过 5 年没有额外的益处,无病生存率可能更低。

AT-LAS(Adjuvant Tamoxifen-Longer Against Shorter)研究始于 1996 年。12894 名早期乳腺癌完成 5 年他莫昔芬治疗后按 1∶1 随机分配继续使用他莫昔芬 10 年或停用。6846 例 ER 阳性纳入研究。延长使用他莫昔芬至 10 年降低了乳腺癌复发和死亡风险,并降低了总死亡率。但 10 年辅助轻度增加肺栓塞(RR 1.87,$p=0.01$)和子宫内膜癌(RR 1.74,$p=0.0002$)。5~14 年子宫内膜癌累积风险:10 年组 3.1%(死亡率 0.4%),对照组 1.6%(死亡率为 0.2%)(Davies,2013)。

ATTom(Adjuvant Tamoxifen-To Offer More)研究包括来自英国 176 个中心 6953 名妇女,完成 4 年以上辅助他莫昔芬治疗。所有患者为侵袭性乳腺癌,39% ER 阳性,61% ER 未检测。这些患者被随机分配持续他莫昔芬治疗五年或停药。2008 年 ASCO 会议首次报告 ATTom 结果,中位随访 4.2 年,延长治疗未见复发率下降(RR 0.94,95%CI 0.81~1.09,$p=0.4$)。然随访至 9 年,延长治疗乳腺癌复发率明显减少(28% vs

32％，$p=0.003$），复发风险降低 15％（RR 0.85，95％CI 0.76～0.95，$p=0.003$）。乳腺癌死亡风险未见显著降低（21％ vs 24％，$p=0.06$）。ATTom 研究人员认为，他莫昔芬的益处可能比报道的要大，因为 61％的入组患者存在未知的 ER 状态（估计 30％为 ER 阴性）。而延长服用他莫昔芬有更多的患者死于子宫内膜癌（1.1％ 和 0.6％，$p=0.02$）。

ATTom 研究与 ATLAS 试验中，复发风险的降低呈时间依赖，第 5～9 年几乎无益处，然第 10 年后出现显著改善。一项对纳入 ATTom 和 AT-LAS 的汇总分析显示，接受 10 年他莫昔芬的患者与 5 年相比，死亡风险降低 9％（RR 0.91，$p=0.008$）；第 10 年开始，相对风险降低增加到 16％（RR 0.84，$p=0.0007$）。

然而，AT-LAS 研究中，10 年与 5 年组绝经前患者在任意 ER 状态仅占 8％，ER 阳性组两者分别为 10％和 9％，显示绝经前延长治疗证据不足。2013 版《中国抗癌协会乳腺癌诊治指南与规范》推荐他莫昔芬 5 年后仍为绝经前，则推荐继续他莫昔芬 5 年，尤其存在高危风险患者。

他莫昔芬从姑息治疗到辅助治疗的转变对提高乳腺癌患者生存率产生深远影响，1980 年到 2000 年期间，他莫昔芬被确立为抗雌激素治疗的金标准。

4.2.3　从抗雌激素到雌激素受体调节剂

1958 年首次发现非甾体抗雌激素 MER25 是作为抗生育药物在实验室进行研究的，而克罗米芬则被成功地用于诱导不孕妇女排卵。毒理学问题阻碍了药物开发。他莫昔芬-ⅠCI 46474，作为失败的避孕药物，转而晚期乳腺癌治疗，得到出人意料的临床效果，其后在 ER 阳性乳腺癌的辅助治疗、导管原位癌治疗、降低高危绝经前/后女性乳腺癌风险，以及男性乳腺癌治疗大放异彩，成为 20 世纪 80 年代后 ER 阳性乳腺癌治疗的金标准。这些进展是基于他莫昔芬的非甾体抗雌激素作用，阻断了依赖雌激素生长的乳腺癌得到的。而其“毒副作用”，初始研究是以“好的、坏的、凶险的”(the good,the bad and the ugly)来论述的。

理查森发现了两种他莫昔芬代谢产物：4-羟他莫昔芬和 3,4-二羟他莫昔芬。在鼠或乳腺肿瘤细胞配体结合试验中发现，羟化代谢物可以像雌二醇一样紧密结合在 ER 上。随后证实他莫昔芬在体内代谢激活为 4-羟他莫昔芬(Allen,1980)，从而促进抗雌激素作用。一项类似的体外结构功能关系研究实际上确定了 ER 信号转导通路是雌激素/抗雌激素作用的中心机制。然而，他莫昔芬的代谢激活对雌激素受体的高亲和性，导致 1998 年被用于结晶雌激素受体。

20 世纪 80 年代，雌激素替代疗法被认为对健康有益，包括预防骨质疏松症，可能降低心血管疾病、结直肠癌和阿尔茨海默病风险,改善潮热和阴道萎缩等。显然,抗雌激素药物治疗势必会造成相关的毒副作用。然而,出乎意料的是,随着临床研究的证据积累,非甾体抗雌激素药物他莫昔芬、雷洛昔芬都能造骨,而不是预期的降低骨密度。这一观察得到临床证实,将他莫昔芬作为高危女性乳腺癌预防药物,绝经后妇女不会发展成骨质疏松症。根据治疗 4 个月后股骨骨灰重量分析,与赋形剂治疗动物相比,他莫昔芬可显著减少卵巢切除大鼠的骨丢失。在一组为期 2 年,随机、双盲、安慰剂对照试验,辅助他莫昔芬绝经后,腋窝淋巴结阴性乳腺癌腰椎骨矿物质密度(BMD)年度增长 0.61%,而安慰剂组每年减少 1.0%。另一项随机、安慰剂对照研究在平均绝经后 10~12 年的健康女性中进行,2 年后报告,腰椎骨密度他莫昔芬比安慰剂高 2.9%。

对移植人 MCF-7 ER 阳性乳腺癌细胞系的无胸腺小鼠观察发现,他莫昔芬阻断雌激素刺激的肿瘤生长,但导致同一小鼠子宫重量增加。而作为目标组织,表现出雌激素作用的小鼠子宫和阴道中,他莫昔芬也没有代谢为雌激素。在长达 10 年的辅助治疗中,他莫昔芬也没有形成代谢耐受性。他莫昔芬的拮抗剂/受体激动剂效果的最好证明莫过于免疫缺陷小鼠双移植实验:于小鼠两侧分别植入雌激素受体阳性的乳腺癌细胞系 MCF7 和子宫内膜癌细胞系 EnCa101。他莫昔芬显著减少 MCF7 异种移植,而 EnCa101 则继续增殖。说明他莫昔芬不是一种抗雌激素(Gottardis,1988)。这一观察也使人们认识到,在辅助应用他莫昔芬之前,应对患者进行子宫内膜癌筛查;与临床前研究结果一致,他莫昔芬与临床发生子宫内膜癌风险增加 2~7 倍相关,且多数病例为年龄超过 50 岁的女性。因此,他莫昔芬-ER 复合体在不同的目标位点,可刺激或阻止增长。而另一种非甾体抗雌激素雷洛昔芬在啮齿类动物子宫和人类子宫内膜癌中具有较少的雌激素样作用。

ICI 的原始专利中提到的他莫昔芬的降胆固醇作用也被洛夫等的临床研究证实。在绝经后妇女接受他莫昔芬治疗后,早期出现的良好的血脂、脂蛋白和纤维蛋白原水平变化持续 5 年。这一研究显示他莫昔芬心血管危险因素变化的类型和程度在一定程度上与服用雌激素补充剂相似。

显然,他莫昔芬兼具抗雌激素作用与雌激素样作用。靶部位特异性,不是代谢,而是在靶组织中雌激素/抗雌激素作用的原因。

"研究不是沿着直线进行的,一个科学领域的观察常常会成为另一个科学领域的重大发现。"

20 世纪 80 年代末,在威斯康星州,一种新的概念在酝酿:同样的 ER,在动物和女性身上不同部位,非甾体抗雌激素作用下,被一种未知的机制打开或关闭调节。1987 年在纽约举行的第一届国际化学预防会议上,首次公开描述选择性雌激素受体调节剂

(Selective ER Modulators，SERMs)作为有益于妇女健康药物的临床概念。

这一谜团后来被奥马利和他在贝勒医学院的团队解开。组织部位 ER 调节因子成为雌激素信号转导途径的重要组成部分。

SERM 类化合物的作用机制依赖于与雌激素受体相互作用时的组织选择性。SERMs 可以根据受体亲和力和药代动力学来选择 ER。ERα 和 ERβ 分布在人体不同部位，可能通过同源二聚或异型二聚以及可能与其他蛋白的相互作用来修饰配体的相互作用，从而调节信号转导。通过这种相互作用，SERM 具有一定的靶点特异性和组织特异性。

他莫昔芬除抗肿瘤的作用，其降低胆固醇、预防骨质疏松的作用同时也使人们思考广泛利用抗雌激素的临床研究，其类似物能否被开发用于治疗骨质疏松症，甚至延缓动脉粥样硬化的发展。1990 年关于 SERMs 临床价值在于获得了关于这组药物的有价值的临床信息，这些信息可以应用于其他疾病。

体外研究泌乳素基因靶点的结构功能关系时，首次提到了 ER 靶点的调节。雌激素化合物可以通过改变 ER 复合体的形状来激活或抑制催乳素的合成。这种受体在单一靶点的分子调控的想法，随后被扩展到考虑非甾体抗雌激素在体内同时发生在多个靶点的生理反应。转化研究集中在子宫、乳腺和骨。数据验证性研究和临床试验失败的乳腺癌药物 keoxifene 成为雷洛昔芬（raloxifene）用于预防骨质疏松和乳腺癌。目前有 5 种 FDA 批准的 SERMs，每一种都用于治疗或预防绝经后妇女的疾病。他莫昔芬、雷洛昔芬、巴多昔芬（bazedoxifene）、奥培米芬（ospemifene）、托瑞米芬（toremifene）都是在早期对 SERMs 和纯抗雌激素的结构—功能关系的基础研究中发现的。雷洛昔芬和巴多昔芬被设计为对 ER 具有高的结合亲和力。巴多昔芬的配体结合结构域支架（ligand-binding domain scaffold）是失败的乳腺癌药物秦哚昔芬（zindoxifene）的强效雌激素代谢物。托瑞米芬的等效代谢物随后被发现并发展为治疗性交困难的奥培米芬。随着拉索昔芬（lasofoxifene）的临床试验，SERMs 的潜力得到了显著提高。拉索昔芬减少骨质疏松的活性剂量是雷洛昔芬（60mg/d）的 1/100，而且拉索昔芬还能减少中风、阴道萎缩、冠心病和乳腺癌，而不会增加子宫内膜癌的风险。SERMs 的发现和研究为开发未知疾病的治疗药物提供了机会。每一项实验室研究都提供了一个与新药物组在医疗实践中的实际应用相关的知识网络。

SERMs 在各种组织中具有雌激素和抗雌激素作用，然而，没有一种单一的药物在治疗绝经期症状的激动剂和拮抗剂效果上达到最佳平衡。临床上，一些 SERMs 可预防骨质疏松症和乳腺癌，但会加剧血管舒缩症状。雌激素缓解更年期潮热和泌尿生殖系统症状，并减少骨质流失，在更年期激素治疗中添加孕激素，以防止子宫内膜癌,但增加阴道出血、乳房压痛和潜在的乳腺癌风险。近年来,一个新的概念:组织选择性雌激素复合物(tissue selectiveestrogen complex,TSEC)应运而生,以寻找一种有效且耐受性更好的治疗方法。

一项由结合雌激素/巴多昔芬(combination of conjugated estrogens and bazedoxifene, CE/BZA)组成的 TSEC 2 期、随机、双盲、安慰剂和活性对照研究将增加对组合成分及其各自剂量重要性的理解,以平衡安全性和有效性(Pickar JH,2018)。

他莫昔芬从 20 世纪 70 年代一种失败的事后避孕药,通过一系列转化研究被重新定义为第一种治疗乳腺癌的靶向疗法。50 年来一直是绝经前后 ER 阳性乳腺癌的标准治疗,数百万患者因之活得更长、更健康。SERMs 新概念预示着治疗与副作用平衡的最佳策略探索。作为 FDA 批准的第一种药物,他莫昔芬在长期辅助治疗、化学预防药物以及减低剂量强度等均在进行有益探索。

他莫昔苏之父乔丹小传

乔丹(Jordan VC)1947 年出生于美国得克萨斯州 New Braunfels,婴儿时期随父母移居英国曼彻斯特柴郡。乔丹自幼痴迷于化学,12 岁时,母亲允许他在自己的卧室建了一个化学实验室,"一个真正的实验室"!虽然这个决定很有先见之明,但代价不菲。卧室里总有火灾,花园总有爆炸。在一次氯酸钠实验中,出现严重差错,乔丹并没有炸掉房子,而是把整个冒烟的东西扔出了窗外,草地留下了一个弹坑。乔丹告诉愤怒的父母不要担心,他将在草坪上重新播种,并添加了硫酸铜以加快生长过程。草确实长回来了,但它是蓝色的!

乔丹在化学方面很优秀,但在其他科目较差,16 岁时,5 门考试挂了 2 门,幸运的是,几个月后补考通过了。老师看到了乔丹的才华,说服乔丹和他的父母,让乔丹不要像他长期计划的那样,去附近的帝国化学工业制药公司当一名技术人员,而是去上大学。乔丹被利兹大学录取,并于 1969 年获得药理学学位。3 年后,获得博士学位。

1967 年,乔丹在《自然》杂志上读到 ICI 的史蒂文·卡特(Steven Carter)博士发现了一种使癌细胞

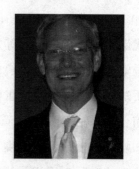

图 50 乔丹(1947—)

原载: Gupta S. Proc. Natl Acad Sci U S A.

突出细胞核的天然产物,感到非常有趣。于是,给卡特医生打电话,希望得到暑期工作。很幸运,卡特博士立刻答应了他的申请。在 ICI,乔丹遇到了两位影响他未来职业生涯

的重要人物：沃波尔和哈珀。当时二人刚完成新的抗雌激素 ICI 46474 及其在大鼠性交后避孕作用的发现(1967)。哈珀后来离开 ICI 制药部门前往 WFEB。1969 年,乔丹获得利兹大学药理学一等荣誉学位和医学研究理事会的奖学金。

乔丹的博士课题首先选择了一个革命性的观点：提纯 ER,将蛋白质结晶,进行 X 射线晶体学研究,并发现药物的作用机制。乔丹很快发现：没有分子生物学来创造纯 ER 蛋白的配体结合域,没有 ER 高亲和力的抗雌激素药物,这些设想寸步难行。事实上高亲和性抗雌激素于 1977 年才被发现,而抗雌激素 ER 复合物的 X 射线晶体学,直到 30 年后才被罗布·贺博德(Rod Hubbard)部分完成。

在克拉克(Clark)博士的指导下,乔丹转向研究非甾体抗雌激素的结构功能关系。然而,这是一篇关于避孕失败的论文,没有人愿意浪费时间阅读。来自 ICI 的沃波尔博士,作为 ICI 46474 的发现者和专利持有人,被聘为外评专家,解决了这个问题。

此后,沃波尔帮助乔丹获得了伍斯特实验生物学基金会(WFEB)的博士后奖学金。与内分泌学家哈珀合作开发新的避孕方法。然而,当乔丹到达马萨诸塞州时,哈珀已经接受瑞士 WHO 的工作。WFEB 给乔丹的要求是："你可以做任何你想做的事情,但你必须花一些时间研究前列腺素,以证明你的薪水是合理的"(you can do anything you want as long as you get funding,but you must work on prostaglandins for some of the time to justify your salary)。

乔丹再次向沃波尔求助,两人决定把 ICI 46474 变成一种治疗乳腺癌的药物。1972 年末,幸运再次降临! 一位研究乳腺癌的专家本·梅实验室主任詹森来到 WFEB。乔丹表达了自己的想法,詹森慷慨地邀请乔丹去芝加哥本·梅实验室学习蔗糖密度梯度分析,以研究他莫昔芬是否阻止了雌二醇与人类和动物雌激素受体的结合;学习如何使用二甲基苯并蒽(DMBA)诱导大鼠的乳腺肿瘤,从而可以在受控的实验室条件下评估 ICI 46474 的抗肿瘤作用机制。而 DMBA 模型是当时唯一可用来研究激素和癌症的模型。由此,乔丹第一次为即将成为他莫昔芬的 ICI 46474 建立了转化研究策略。

1974 年的秋天,离开 WFEB 之前,乔丹又得到了人生重要的一课! 一个重要的科学教训! 起因是 WFEB 的高级成员艾利亚胡·卡斯皮(Eliahu Caspi)博士,也是类固醇生物合成研究的主要贡献者,对乔丹进行职位评估。他检查了乔丹的简历：没有任何出版物! 卡斯皮的忠告是："告诉他们到目前为止的故事。每一篇论文都应该与另一个相关研究联系起来,以创建一个主题,这样,你将会因这一领域研究而出名。"

此后,乔丹笔耕不辍,至 2021 年 4 月作者不完全统计,乔丹论文加书籍 737 篇,他引 43408 次。2002 年,乔丹成为 WFEB 第一任艾利亚胡·卡斯皮纪念讲师(Dr Eliahu Caspi Memorial Lecturer in Chemical Biology),这份荣誉,始于当年的建议。

回到利兹大学,乔丹建立了第一个他莫昔芬实验室,制定了他莫昔芬转化研究路径。结合两年 WFEB 工作,先后发表三篇重要论文:

(1) Jordan VC, Koerner S. Tamoxifen(ICI 46474)and the human carcinoma 8S oestrogen receptor. EurJ Cancer 1975;11:205-206.[PubMed:165942]

(2) Jordan VC. Effect of tamoxifen(ICI 46474)on initiation and growth of DMBA-induced rat mammarycarcinoma. Eur J Cancer 1976;12:419-424.[PubMed:821733]

(3) Jordan VC, Allen KE. Evaluation of the antitumour activity of the non-steroidal antioestrogenmonohydroxytamoxifen in the DMBA-induced rat mammary carcinoma model. Eur J Cancer1980;16:239-251.[PubMed:6768559]

这些研究确立了他莫昔芬治疗和预防乳腺癌的基础。(1)仅针对 ER 阳性乳腺癌患者;(2)长期(大于 5 年)辅助治疗策略;(3)乳腺癌化学预防潜力。经过严格的随机临床试验,这些结果转化的治疗原则都得到了 FDA 的批准。

1980 年,乔丹在威斯康星大学麦迪逊分校成立第二个他莫昔芬实验室。而在回到威斯康星州之前的 1979 年,乔丹在瑞士伯尔尼负责建造和创建了路德维希癌症研究所。其间拜访了世界各地临床医生以支持路德维希乳腺癌试验。至 1995 年研究主要围绕四个方面:

1. SERMs 的发现与应用。他莫昔芬阻止无胸腺小鼠乳腺癌细胞的生长,但刺激小鼠子宫的生长;其代谢产物在人类肿瘤和小鼠子宫中积累。临床观察验证了他莫昔芬和雷洛昔芬对于卵巢大鼠骨密度的保护作用与雌二醇结果类似。1988 年马克·戈塔斯(Marco Gottardis)证明了他莫昔芬促进了子宫内膜肿瘤的生长。事实证明,不同的组织以不同的方式解释药物信号,从而导致了选择性雌激素受体调制(SERM)这门新科学的诞生。

2. 抗激素治疗获得性耐药。他莫昔芬的长期应用,在乳腺肿瘤获得性耐药模型中,他莫昔芬反而刺激肿瘤生长:"似乎是一切灾难。"(seemed like a recipe for disaster),少量雌激素会导致暴露在他莫昔芬环境下 MCF7 肿瘤的快速消退。这些结果已被用来解释:(1)为什么 60 岁以上妇女接受雌激素替代治疗可降低乳腺癌发病率;(2)为什么服用他莫昔芬 5 年的妇女在停止服用他莫昔芬后复发率持续下降。女性自身的雌激素似乎可以杀死对他莫昔芬获得性耐药的微转移。

3. 抗雌激素作用的雌激素受体模型。他莫昔芬在 4 号位被羟基化而成为一种对 ER 有高亲和力的抗雌激素,这不仅为未来合成非甾体抗雌激素提供了重要的药物化学知识,也创造了一种有价值的试剂,用于在体内和体外的 ER 相互作用研究中进行放射性标记。第一个雌二醇刺激催乳素合成的体外细胞培养模型("crocodile model")的创立是研究雌激素和抗雌激素作用机制的重要创新,该体外模型避免了体内代谢的问题。广泛的结构功能关系研究根据结构将配体分为拮抗剂、部分激动剂和激动剂。

4. 他莫昔芬的长期代谢稳定性与患者内分泌学。对所有威斯康星癌症中心的患者进行血清采集。监测他莫昔芬及其代谢物,和绝经前和绝经后患者的循环激素水平。在他莫昔芬辅助治疗的 5 年及随后的 10 年监测中发现了他莫昔芬的新代谢物 Y。托瑞米芬的代谢中也发现了一种等效的代谢物。今天,这种 SERM 被用于治疗绝经后的性交困难。更重要的是,完成了患者与实验动物和无胸腺小鼠中循环他莫昔芬及其代谢产物的比较研究。

乔丹多次获得各种奖项。但最令他自豪的是西北大学和已故威尔士王妃戴安娜家族授予他的一项荣誉。作为妇女健康倡议的长期支持者,戴安娜王妃来到芝加哥是为了支持《人物》杂志举办的关于妇女健康和乳腺癌的研讨会。乔丹组织了这次活动,两人成了朋友。1997 年戴安娜王妃在一场车祸中去世时,她的家人建议为她设立一个教授职位,这为乔丹赢得了西北大学癌症研究威尔士戴安娜王妃教授的头衔。

乔丹说,偶遇和迷恋是他成功的关键。"早期,我开发了一些关键概念,就像狗叼着骨头,我从未放弃过这些概念。"

4.3 雌激素受体下调剂 SERDs

4.3.1 从纯抗雌激素到选择性 ER 下调剂(SERDs)

他莫昔芬通过竞争性结合雌激素受体发挥作用,但其活性范围根据所处的雌激素环境而有所不同,从完全拮抗雌激素到不同组织中的部分激动作用。事实上,他莫昔芬在临床和实验室动物模型中观察到的许多副作用被认为是由于其部分激动剂活性。

为了合成与雌激素受体有高亲和力,但很少或没有激动剂活性的"纯"抗雌激素,ICI 的一个药物化学项目,利用法国研究人员报道的 7α 取代雌二醇分子支架作为有效的 ER 结合剂,这导致了 7α-雌二醇类似物的发现与长链烷基取代物具有预期的活性。研究发现,7α 链长度在 15～19 个原子之间的化合物具有较强的抗雌激素作用,且长度足够与共激活剂结合槽相互作用。而具有 13～14 个碳原子的侧链要么是激动剂,要么是 SERM。

ICI 先后报告的多种化合物被证明缺乏雌激素活性,并实现了完全拮抗雌激素的作用。ICI 164384{N-n-butyl-N-methyl-11-[3,17 beta-dihydroxyoestra-1,3,5(10)-trien-7 alpha-yl]undecamide,图 51(a).}被认为是第一个纯抗雌激素,因为它在所有 ER＋组织

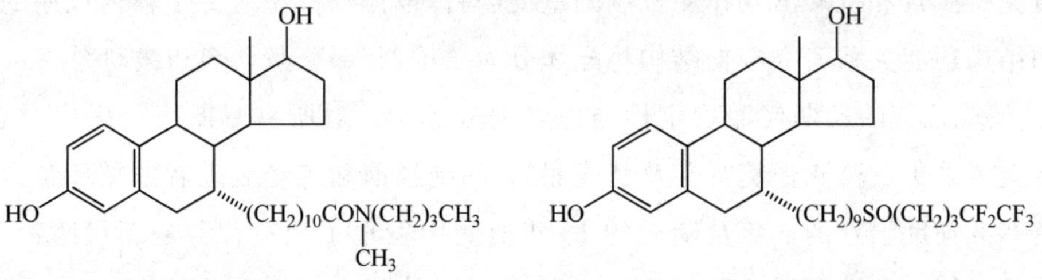

图 51　ICI 164384 (a)与 ICI 182780(b)结构比较

原载：Howell A,et al. Br J Cancer. 1996；74(2)：300-308

中都缺乏激动性。ICI 164384 可阻断雌二醇和他莫昔芬在雌性大鼠中的子宫营养作用；在 MCF-7 和 ZR-75-1 乳腺癌细胞中,ICI 164384 是一种更有效的细胞生长抑制剂；他莫昔芬的有效代谢物 4-羟基他莫昔芬(4-OHT)在无雌激素的情况下能刺激 MCF-7 细胞的增殖,而 ICI 164384 没有,并可阻断 4-OHT 的增殖作用。这与 ICI 164384 比他莫昔芬对大鼠子宫雌激素受体更强的结合亲和力相一致,以雌激素与雌激素受体的亲和力为 1,则 ICI 164384 对大鼠子宫亲和力为 0.19,明显高于他莫昔芬的 0.025。科拉赫(Korach)等使用小鼠模型揭示了 ICI 164384 对子宫功能的影响,通过测量子宫内 ER 和细胞质水平,表明在 ICI 164384 处理后 0.5h 内,总 ER 水平下降,24h 内保持在 20% 以下。帕克(Parker)等研究发现,ICI 164384 显著降低了雌激素受体蛋白的半衰期,从雌二醇存在的约 5h 降低到 1h,从而导致了细胞内雌激素受体蛋白含量的下降。原因被认为是受体二聚性受损引起的。综述：(1)ICI 164384 对雌激素受体 mRNA 的影响主要针对受体蛋白本身；(2)"纯"抗雌激素药物 ICI 164384 通过增加雌激素受体的周转来降低其细胞含量；(3)ICI 164384 与受体的同一区域结合,并在空间上干扰 ER 二聚；(4)16～18 个原子的侧链长度拮抗雌激素对受体二聚和 DNA 结合的抑制效果最优。

　　但该项目组研究确定的 17 种 β-雌二醇的 7α-烷基酰胺类似物,虽然都是纯抗雌激素,但这些化合物,包括 ICI 164384,作为临床候选化合物。没有一种具有足够的体内效价。

　　1991 年,ICI 药物学家韦克林(Alan E Wakeling)合成了一种新型"纯"抗雌激素化合物 ICI 182780｛7alpha-[9-(4,4,5,5,5-pentafluoropentylsulfinyl)nonyl]estra-1,3,5 (10)- triene-3,17 beta-diol｝(见图 51(b)),ICI 182780 对未成熟大鼠的抗子宫营养潜能是 ICI 164384 的 10 倍以上；ICI 182780 和 ICI 164384 与雌二醇的相对亲和力分别为 0.89 和 0.19(以雌二醇为 1.0 比较)；ICI 182780 对 MCF-7 人乳腺癌细胞的体外生长抑制效价也超过了 ICI 164384,50% 的抑制浓度分别为 0.29nmol/L 和 1.3nmol/L；在大鼠、尾猴和乳腺癌裸鼠移植实验证明了持续的抗雌激素作用和抗肿瘤活性。单次注

射 ICI 182780 所提供的抗肿瘤疗效相当于他莫昔芬每日治疗至少 4 周。相比于他莫昔芬在内的大多数抗雌激素在结构上主要是非甾体类,ICI 182780 是一种雌激素类似物,在 7α 位置上带有一个烷基亚磺酰(alkylsulphinyl)侧链,见图 51(b)。这种化合物在 20 世纪 80 年代末被确定可完全阻断雌激素刺激的子宫增生,在缺乏雌激素情况下,对大鼠没有刺激增殖作用,表明了纯抗雌激素活性。除了结构上的区别,ICI 182780 在其作用模式上也不同于他莫昔芬。虽然这两种药物都是通过 ER 介导其临床效果,但它们在结合后的下游事件序列上差异显著。

　　人类雌激素受体(hER)的氨基酸序列和功能解剖已经显示 ER 的分子结构由可分离的结构域组成,这些结构域可以独立发挥作用。DNA 结合域(DBD)(C 区)和激素结合域(LBD)(E 区)是最高度保守的区域。见图 52,两种独立的转录激活因子 TAF-1 和 TAF-2 分别位于受体 N 端 A/B 区域和 HBD,TAF-2 的活性是激素诱导型的。TAF-1 和 TAF-2 的活性都依赖于靶基因启动子环境,TAF-1 的活性表现出明显的细胞特异性。

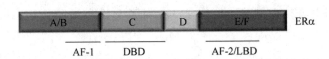

图 52　雌激素受体 A-F 结构域包括激活功能 1(AF-1)结构域、DNA 结合结构域(DBD)。铰链区和配体此合此构域(LBD)/激活功能 2(AF-2)结构域

原载:Patel HK et al. Phammacol Ther. 2018;186;1-24

　　雌二醇是 ER 的天然配体,它结合并刺激受体二聚并随后激活 AF1 和 AF2,激活的受体复合物随后进行核定位,并与位于雌激素调控基因上游调控区域的离散 DNA 序列——雌激素反应元件(oestrogen response elements,EREs)结合。转录共激活子(transcriptional coactivators)被招募到复合物中,导致基因表达的激活。相反,他莫昔芬与 ER 结合,发生二聚体作用,不能激活 AF2 结构域,最终导致转录不完全衰减。因此,虽然他莫昔芬具有抗雌激素活性,但活跃的 AF1 结构域允许一定程度的基因表达发生。导致他莫昔芬部分激动剂活性。相比之下,ICI 182780 能够与 ER 结合,受体二聚性受损,受体蛋白周转增加加速了受体降解,虽 AF1 和 AF2 保持活性,但细胞核定位中断和招募转录共激活子失败。因此,ER 介导的转录完全减弱,雌激素依赖基因的表达完全抑制,ICI 182780 可以被描述为"纯雌激素"拮抗剂(Wakeling,1995)。

　　后续研究显示泛素-蛋白酶体途径导致 ER 降解并加速 ER 的更新也是机制之一。

　　显然,ICI 182780 不仅是纯的雌激素受体拮抗剂,也是一种 ER 下调剂。临床研究结果进一步证明了这一点。

4.3.2 SERDs 临床应用

临床前研究。1991 年韦克林(Wakeling)第一个数据报告显示 ICI 182780 对大鼠子宫内雌激素受体的结合亲和力高于他莫昔芬。1993 年报道 ICI 182780 对他莫昔芬敏感细胞系 MCF5-21 和他莫昔芬耐药细胞系 MCF5-23 亚株细胞生长的效果分别提高了 150 倍和 1540 倍。ICI 182780 在浓度为 $(5\sim10)\times10^{-9}$ mol/L 时完全避开了他莫昔芬的耐药性。根据 IC_{50} 浓度,MCF5-23 对他莫昔芬的抗药性是 MCF5-21 的 22 倍,而对 ICI 182780 的抗药性仅增加 2 倍,抗性降低 90%。ICI 182780 提高疗效的一个潜在机制可能与该药物对雌激素受体的亲和力增加有关。体内模型表明,ICI 182780 能有效抑制他莫昔芬耐药和他莫昔芬敏感细胞系的生长。在移植了 MCF-7 肿瘤细胞的裸鼠中,ICI 182780 的疗效优于他莫昔芬,其平均肿瘤控制时间几乎翻了一番,一些肿瘤甚至在最初的 2 年后都没有再生长。动物模型也表明,ICI 182780 可能不会通过血脑屏障,因此可能会使患者减少潮热。ICI 182780 对子宫没有增殖作用,并可阻断他莫昔芬的子宫营养活性。

1994 年的一项术前研究:56 例患者随机分为对照组($n=19$,未接受术前治疗),或治疗组($n=37$,每天注射 ICI 182780,21 例为 6mg/d,16 例为 18mg/d),治疗 7 天后乳腺手术。ICI 182780 显著降低肿瘤 ER、PR 和 KI-67 表达,中位 ER、PR 和 KI-67 标记指数在治疗前/后分别为 0.72/0.02($p<0.001$)、0.50/0.01($p<0.05$)、3.2/1.1($p<0.05$)。ICI 182780 在短期给药耐受性良好,在人乳腺肿瘤内产生了明显的抗雌激素作用,而没有激动剂活性证据。这些特性 1994 年被确定为一个候选药物,1996 年英国曼彻斯特大学克里斯蒂医院肿瘤内科豪厄尔等开展了针对氟维斯群临床 I/II 研究,采用每月一次肌内注射方式给药。ICI 182780 的峰值在给药后 8~9 天出现,然后下降,但在第 28 天仍高于预期的治疗阈值。没有引起潮热和出汗,没有明显的子宫内膜或阴道症状。对绝经后他莫昔芬耐药的晚期乳腺癌,临床有效率 69%,中位缓解持续时间(DoR)[①]25 个月。这项研究证明 ICI 182780 是一种有效的二线抗雌激素药物,对肝脏、大脑或生殖道没有明显的负面影响。与他莫昔芬没有交叉耐药性,为 ICI 182780 区别于其他抗雌激素提供了进一步的证据。第一个临床证据来自罗伯森等于 2000 年对 200 名可手术绝经后乳腺癌的研究。采用术前新辅助内分泌治疗,患者随机分为肌内注射 ICI 182780(50~250mg)和他莫昔芬(20mg/d)或安慰剂,治疗 14~21 天手术。研究显示 ICI 182780 降

---

① 缓解持续时间(Duration of Response,DoR):第一次评估为 CR 或 PR 开始,到一次评估为 PD 或任何原因导致死亡的时间。

低 ER、PR 及 KI-67 表达水平呈剂量依赖性,均优于安慰剂组;剂量 250mg ER 指数下降优于他莫昔芬,PR 指数下调在三种剂量均大于他莫昔芬。研究显示 ICI 182780 具有有效的抗增殖作用,两种药物具有不同的作用机制。这项研究也为 ICI 182780 在体内是一种功能性 ER 下调剂的概念提供了直接证据。

2002 年报告两项Ⅲ期临床试验(0020 和 0021)入组绝经后激素敏感晚期乳腺癌,95% 曾接受过他莫昔芬治疗,少数患者接受过甲孕酮、戈舍瑞林或 SERMs。对比氟维斯群与阿那曲唑治疗。试验 0020 在欧洲、南非和澳大利亚进行,0021 在北美进行,两项试验设计相同,区别在于 0020 氟维斯群 250mg 以 5mL 肌内注射方式给药,而 0021 为 2.5mL 两次给予。两者中位进展时间(TTP)和客观缓解(OR)率类似。2003 年合并分析显示中位随访 15.1 个月,851 例患者中位 TTP 为 5.5 个月 vs 4.1 个月(HR 0.95;$p=0.48$),OR 为 19.2% vs 16.5%(有效率差异 2.7%;$p=0.31$)。中位随访至 22.1 个月,氟维斯群中位 DoR 16.7 个月,阿那曲唑为 13.7 个月。

FDA 于 2002 年批准氟维斯群(ICI 182780)作为转移性或晚期乳腺癌的二线内分泌疗法。

2002 年,一项单中心、双盲、随机、平行组试验Ⅰ期研究在健康志愿者展开,目的是确定氟维斯群单独或与雌二醇联合使用对女性子宫内膜的直接影响。30 名绝经后志愿者被随机分为 250mg、125mg 或安慰剂单次肌内注射。注射后 2 周,志愿者同时给予雌二醇 20μg/d×2 周。筛查期前后,及氟维斯群治疗后 14 天、28 天和 42 天测量子宫内膜厚度。与安慰剂相比,氟维斯群 250mg 显著抑制了雌激素刺激的子宫内膜增厚($p=0.0001$)。在最初的 14 天,氟维斯群 125mg 和 250mg 均未显示出对子宫内膜的雌激素效应。氟维斯群是一种抗雌激素,在健康绝经后妇女的子宫内膜中没有显示激动剂活性。

氟维斯群单药治疗晚期乳腺癌。

2009 年,氟维斯群第一个Ⅱ期 FIRST(Fulvestrant First-Line Study Comparing Endocrine Treatments)研究发布初期结果,氟维斯群 500mg 对比阿那曲唑 1mg 晚期一线治疗 205 名乳腺癌。氟维斯群组显著延长 TTP 10.3 个月(23.4 个月 vs 13.1 个月);2015 年报告中位 OS 氟维斯群延长 5.7 个月(54.1m vs 48.4m)。Ⅲ期 FALCON 研究入组时间从 2012 年 10 月 17 日至 2014 年 7 月 11 日,共 524 例绝经后患者纳入研究。2016 年公布结果显示,在绝经后 HR+晚期乳腺癌,一线氟维斯群治疗较阿那曲唑显著改善患者 PFS(16.6 个月 vs 13.8 个月),减少了 21% 的进展风险。最常见不良事件为关节痛(17% vs 10%)和潮热(11% vs 10%)。对非内脏转移患者氟维斯群获益近 10 个月,而内脏转移患者无差异。

2010 年,氟维斯群第二个重磅研究为Ⅲ期 CONFIRM 研究,入组辅助内分泌治疗期间或结束后 1 年内进展或接受晚期一线内分泌治疗失败的患者,既往辅助治疗可以是 TAM 或 AI,氟维斯群 500mg 效果对比 250mg 的疗效。结果显示氟维斯群 500mg 效果优于 250mg,PFS 显著延长达 6.5 个月。CHINA CONFIRM 研究入组中国人群,设计沿袭 CONFIRM 研究。研究结果同样显示出氟维斯群 500mg 效果优于 250mg,PFS 达到 8 个月。

2010 年中国完成双盲随机对照临床 FAST 研究(D6997L00004),对辅助治疗后肿瘤复发或一线抗雌激素治疗后进展的绝经后乳腺癌妇女进行 RCT 研究,氟维斯群与阿那曲唑组比较无差异。

氟维斯群+AI 联合治疗晚期乳腺癌。

FACT(Fulvestrant and anastrozole in combination trial)研究(2012)比较氟维斯群加阿那曲唑组与阿那曲唑单药。结果未观察临床获益。

SoFEA(Study of Fulvestrant with or without concomitant Arimidex vs Exemestane following progression on non-steroidal Aromatase inhibitors)实验(2013)为非甾体芳香化酶抑制剂进展后,氟维斯群与阿那曲唑联合对比氟维斯群或依西美坦单药。结果为阴性。

SWOG(Southwest Oncology Group)实验(2012)观察到氟维斯群+阿那曲唑对比阿那曲唑单药 PFS 有所改善。入组患者近 1/2 接受过抗雌激素治疗,对从未用过他莫昔芬患者,PFS 得到进一步改善。

ASCO 指南推荐 AI 联合氟维斯群可作为未接受过辅助内分泌治疗或他莫昔芬治疗复发患者的一线治疗选择。

4.3.3 选择性雌激素受体下调剂口服剂(ORAL SERDs)

氟维斯群作为一种有效的 ER 降解剂,通过两种机制抑制 ER 信号。其一是对 ER 的高亲和力,其二是受体-氟维斯群复合物的不稳定性,经泛素-蛋白酶体系统降解 ER 蛋白。肌内注射 500mg 较 250mg 显示出更高的生物利用度和有效性,为目前临床推荐批准。改善口服生物利用度和低药物暴露引发了新的口服 SERDs 的研究。选择性雌激素受体调节剂(SERMs)的发现,极大拓展了 ER 结合分子的结构多样性,加深了对 ER 介导的癌变和治疗干预策略的理解。根据化学结构,SERMs 可分为三苯基乙烯类(triphenylethylenes,如他莫昔芬和他莫昔芬类似物)、苯并噻吩(benzothiophenes,如雷洛昔芬、阿唑昔芬)、苯基吲哚(phenylindoles,如巴多昔芬、派吲哚昔芬)和四氢萘

(tetrahydronaphthalenes，如拉索昔芬)。通过组织选择性筛选合成三苯基乙烯发现的一种 SERM：GW5638，是他莫昔芬类似物，这是第一个开发的含有丙烯酸侧链的 SERD。GW5638 具有明显的骨组织激动剂活性，且对他莫昔芬没有交叉抗性。一项研究表明，GW5638 中的丙烯酸基团(acrylic acid moiety)是 ER 下调活性的关键。这类结构相似的 GW5638 样分子被称为口服 SERDs。其中 GDC-0810 和 AZD9496 于 2013 年首批进入临床试验(NCT01823835，NCT02248090)。但两者药效均未显示优于氟维斯群。其他类似的口服 SERD 候选药物，如 LSZ102 和 G1T48，同样发现在临床试验中无法超越 1 期研究结果。基于临床观察，酸性 SERDs 在早期研究中还存在胃肠道耐受性问题。

第一个带有碱性侧链的(basic side chain)SERD-艾拉司群(Elacestrant，RAD1901)是一种合成大麻二酚口服溶液，最初为方圆健康公司(Radius Health，Inc.)针对 Prader-Willi 综合征，希望用于治疗多种内分泌和代谢孤儿疾病。2015 年首次报道 ER＋/HER2-转移性绝经后乳腺癌Ⅰ期研究结果(NCT02338349)，既往平均接受 3 种前期治疗，包括 CDK4/6 抑制剂(52％)，SERD(52％)。50％的患者 ctDNA 检测到 ESR1 突变，总体 ORR 19.4％；其中既往 SERD 应用患者为 15.0％、CDK4/6 抑制剂为 16.7％、ESR1 突变 33.3％。2021 年圣安东尼奥乳腺癌研讨会(SABCS)上发布 EMERALD 试验数据，被描述为"迟来的突破者"：总体将疾病进展或死亡风险降低了 30％；mESR1 人群降低了 45％。艾拉斯群成为关键性临床试验首款口服 SERD。

这一结果，使人们的视野转向到碱性侧链化合物上。新一代的 SERMs，如巴多昔芬和 RAD1901，有部分 ER 降解活性(见图 53)，与氟维斯群或 GW5638 不同，巴多昔芬的 SERD 特性被认为是源于其螺旋 12 的破坏。

通过优化结合基序和螺旋-12-不稳定侧链结构，发现了一组具有氨基侧链的口服 SERDs。与第一代非甾体 SERDs 和 SERM/SERD 化合物(如 RAD1901 和巴多昔芬)相比，这些新分子表现出更强的 ER 降解和抗雌激素活性。相关药物及研究简述如下：

(1) GDC-9545(Giredestrant)由 Genentech 公司开发，其与雌二醇竞争结合，直接拮抗 ER 作用，并通过蛋白酶体介导降低 ER 蛋白水平。2021 年 GDC-9545 分别在 ESMO、ASCO、SABCS 上报告了多项研究结果：GO39932 是一项Ⅰ/Ⅱ期、多中心、随机伞形研究，比较 Giredestrant 单药与 Girestrant 联合哌柏西利在局部晚期或转移性 ER＋/HER2-乳腺癌患者Ⅰa 期研究(ASCO，2021)，Giredestrant 以每日 10mg、30mg、90/100mg 和 250mg 四种不同剂量给药，患者均显示出良好的耐受性。Ⅰb 期研究(ASCO，2020)，对既往接受过 2 种或 2 种以下药物治疗者，采用 Giredestrant(100mg，QD)± LHRH 激动剂(方案 A)，或 Giredestrant(100mg)＋哌柏西利±LHRH 激动剂(方案 B)。

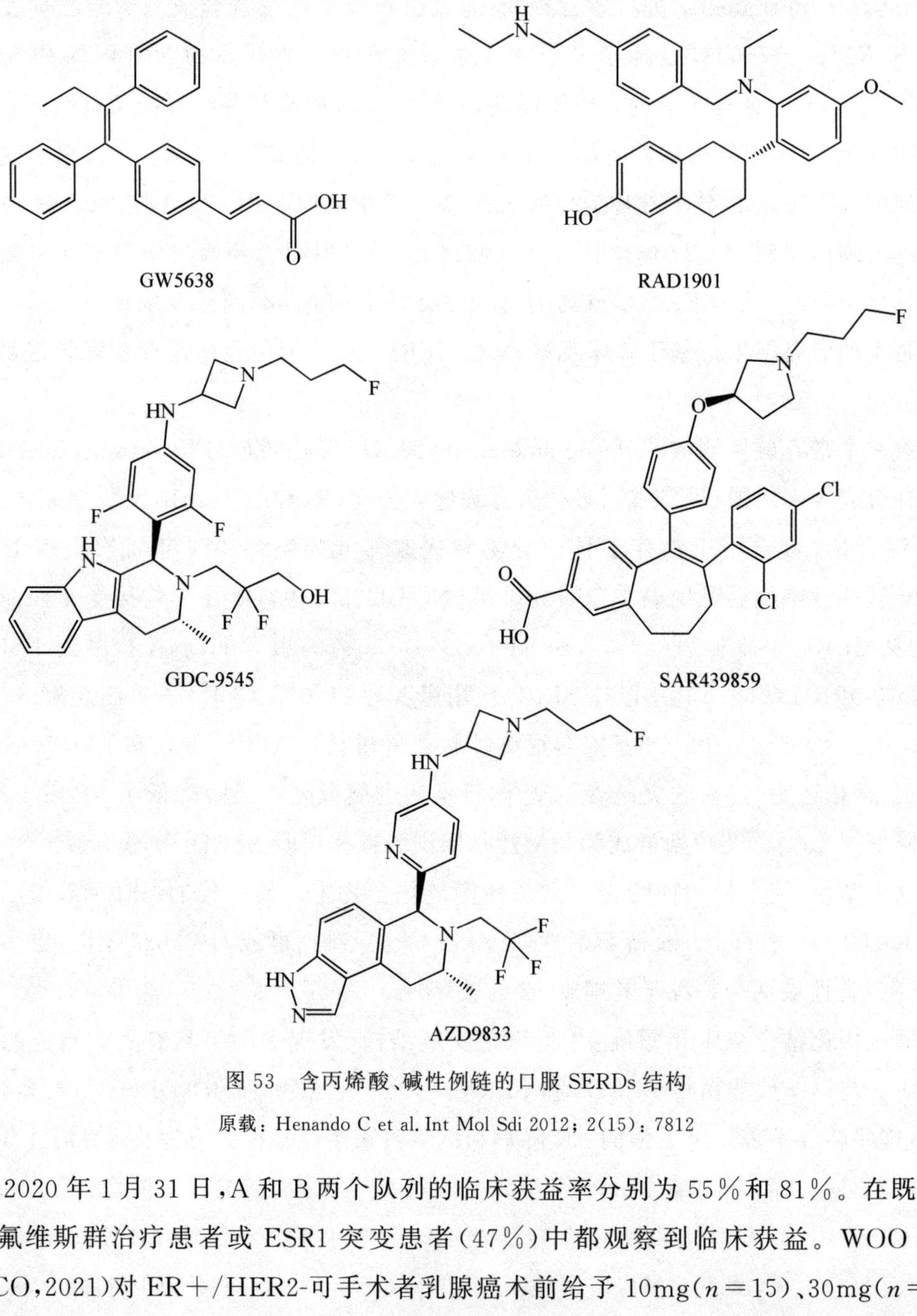

图 53　含丙烯酸、碱性例链的口服 SERDs 结构

原载：Henando C et al. Int Mol Sdi 2012；2(15)；7812

截至 2020 年 1 月 31 日，A 和 B 两个队列的临床获益率分别为 55％和 81％。在既往接受过氟维斯群治疗患者或 ESR1 突变患者（47％）中都观察到临床获益。WOO 研究（ASCO，2021）对 ER＋/HER2-可手术者乳腺癌术前给予 10mg（$n=15$）、30mg（$n=18$）及 100mg（$n=13$）Giredestrant，均观察到良好的生物活性，且无明确的疾病进展发生，患者耐受性良好，30mg 组达到了最大 ER 抑制。coopERA Ⅱ期研究（SABCS，2021）评估 Girestrant 与阿那曲唑、Girestrant＋ 哌柏西利与阿那曲唑＋哌柏西利在绝经后早期未治 ER ＋/HER2-绝经后乳腺癌新辅助疗效（NCT04436744）。221 例患者随机，Giredestrant 组接受 2 周 Giredestrant 治疗后再进行 16 周 Giredestrant＋哌柏西利新辅

助治疗,阿那曲唑组接受 2 周阿那曲唑治疗后再进行 16 周阿那曲唑＋哌柏西利。主要终点为穿刺组织第 2 周时的 KI-67 水平,结果显示 Giredestrant 组 KI-67 下降达 75％,而阿那曲唑组下降达 67％($p = 0.0433$)。次要终点为第 2 周时完全细胞周期停滞率(CCCA),Giredestrant 组较阿那曲唑组高 6.8％(19.6％ vs 12.8％)。这是第一项证实 Giredestrant 新辅助治疗疗效优于阿那曲唑的随机对照研究。其他Ⅰ-Ⅲ期研究包括 GO40987 研究、persevERA 研究、LidERA 研究、acelERA 研究(WO42312)等。

(2) Amcenestrant(SAR439859),拮抗 E2 与 ER 结合,促进 ERα 向非活性构象的转变,在体外实验中可获得高达 98％ 的受体失活。正在进行的Ⅰ/Ⅱ期实验为 AMEERA 系列。AMEERA-1 实验(NCT03284957)在 2020 年圣安东尼奥乳腺癌研讨会(SABCS)上报告中期结果,单药显示 ORR8.5％、CBR 33.9％。33 名既往接受 3 种及小于 3 种药物治疗患者,ORR 15.2％、CBR42.4％。最常见(＞5％)毒副作用包括潮热(16.1％)、便秘(9.7％)、关节痛(9.7％)、食欲下降(8.1％)、呕吐(8.1％)、腹泻(8.1％)、恶心(8.1％)。AMEERA-3 实验(NCT04059484)对比 SAR439859 与医生选择(包括阿那曲唑、来曲唑、依西美坦、他莫昔芬或氟维斯群)。AMEERA-4 是一项Ⅱ期窗口期研究"window of opportunity"。对 ER＋/HER2-局限性乳腺癌进行为期 14 天 Amcenestrant 或来曲唑内分泌治疗对 KI-67 的影响。AMEERA-5 研究(NCT04478266)测试 SAR439859 联合哌柏西利对比来曲唑＋哌柏西利一线治疗。

(3) AZD 9833(Camizestrant),是一种口服强效、选择性、非甾体、纯 ERα 拮抗剂和 SERD。SERENA-1 研究(NCT03616587)评估激素受体阳性转移性乳腺癌 AZD9833 单药对比联合其他抗癌疗法。SABCS 2020 报道,单药 ORR 和 CBR 分别为 10.0％ 和 35.3％,中位 PFS 为 5.4 个月。CDK4/6 抑制剂联合治疗 ORR 和 CBR 分别为 14.3％ 和 71.4％。没有患者因不良事件而停止治疗。SERENA-2(NCT04214288),一项术前机会窗研究。SERENA-3(NCT04588298)和一项Ⅲ期研究比较"AZD9833＋哌柏西利"与"阿那曲唑＋哌柏西利"作为 ER＋/HER2-晚期乳腺癌初始治疗的疗效。

这些纯抗雌激素,在不同时降解 ER 的情况下,在 ER 表达组织中缺乏激动活性,这就提出了一个问题:一个纯的 ER 降解剂可以作为一个纯的抗雌激素吗?

4.4 基于 PROTACs 雌激素受体降解剂

传统的药物靶点,如 G 蛋白偶联受体(G-protein coupled receptors,GPCRs)、离子通道和激酶,主要通过占位驱动的药理学作为作用模式(the mode of action,MOA)。虽然这种 MOA 很成功,但常需较高的药物剂量来维持目标占用率。而高药物浓度相关的脱靶结合导致不良副作用,以及肿瘤治疗中易产生耐药性,促使药物靶点向包括更具有挑战性的"非可施药"靶点("undruggable" targets),如转录因子、支架蛋白或通过蛋白间相互作用蛋白(proteins that function via protein-protein interaction,PPIs)等缺乏酶活性靶点的转变。

解码细胞内的蛋白质功能最常见的技术是在 DNA 或 RNA 水平上操作,如基因敲除或 RNAi。但这种技术常缺乏时间控制,需要一定程度的基因操作。2001 年,加州大学霍华德·休斯(Howard Hughes)医学研究所开发了一种新方法:蛋白质靶向嵌合分子 1(protein-targeting chimeric molecule 1,Protac-1)。PROTAC 的策略是利用细胞的蛋白质降解机制-泛素依赖蛋白酶体途径,将一种异双功能分子,一个配体结合 E3 泛素连接酶,通过连接子(linker)连接到另一个目标蛋白结合配体[protein of interest(POI)-binding ligand],蛋白质和 E3 连接酶之间的联系将导致泛素转移和目标蛋白的降解(见图 54)。

蛋白质的降解是细胞的一个重要过程。20 世纪 80 年代,美国生物化学家欧文·罗斯(Irwin Rose)和两位以色列科学家阿夫鲁姆·赫什科(Avram Hershko)、亚伦·切哈诺沃(Aaron Ciechanover)证明一种蛋白质——泛素。泛素分子是进入蛋白酶体的关键,当蛋白质被分解时,泛素分子附着于蛋白质,介导蛋白质的降解。2004 年该成就获得诺贝尔化学奖。

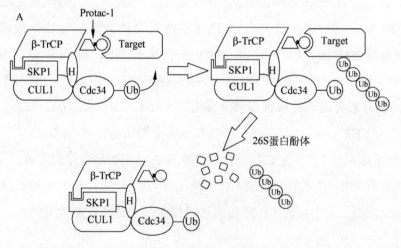

图 54　Protac-1 靶向 MetAP-2 定位于 SCF 示意图

原载:Sakamoto KM,et al. Proc Natl Acad Sci U S A. 2001;98(15):8554-8559

2001 年报道是以爪蟾卵提取物中通过内源性泛素-蛋白酶体途径降解 MetAP-2。E3 来源于异源四聚体 Skp1-Cullin-F box(SCF)复合物,MetAP-2 与血管生成抑制剂卵磷脂共价结合，合成了一种蛋白质靶向嵌合分子 1。Protac-1 的一个结构域包含 IκBα 磷酸肽，可被 F-box 蛋白 β-TRCP 识别，MetAP-2 与 SCFβ-TRCP 结合，导致 MetAP-2 泛素化和降解。这项工作为在体内测试 Protacs 以及其他已知的促进疾病的靶点提供了基础。

PROTAC 技术的潜在优势弥补了传统药物治疗的不足，促进其快速发展。2001 年第一次报告至 2018 年经由 Pubmed 上搜索的 PROTAC 的论文共 55 篇，其中论著 44 篇。而 2019 年至 2021 年 12 月，作者 PUBMED 检索两年论文数已达 505 篇。

2021 年，美国国立卫生研究院国家转化科学推进中心罗克维尔（Rockville）博士总结了目前正在进行临床试验的 CDK 抑制剂，汇总自 2011 年开始的 PROTA 研发历程（见表 4）。

表 4　PROTACs 研究大事记

时间	事件
2001 年	耶鲁大学 Craig Crews 和加州理工 Raymond Deshaies，合成第一个基于肽的 PROTAC
2004 年	美国生物化学家欧文·罗斯（Irwin Rose）和以色列科学家阿夫鲁姆·赫什科、亚伦·切哈诺沃（Aaron Ciechanover）因泛素蛋白酶体系统获得诺贝尔化学奖
2008 年	Crews 报告第一批非肽性小分子 E3 连接酶 PROTACs，降解雄激素受体
2013 年	Crews 创立生物技术初创公司：Arvinas
2017 年	Arvinas 公司用于前列腺癌的选择性雄激素受体 PROTAC 和用于乳腺癌的雄激素受体 PROTAC 成为第一个临床试验候选药物
2019 年	Arvinas 公司用于前列腺癌 ARV-110 进入临床
2021 年	ARV-471，ARV-110 进入临床Ⅱ期研究
2022 年	Arvinas 公司报告 ARV-110 中期结果

至 2019 年，已知的 E3 连接酶有 600 多种，但能够用于降解靶蛋白的 E3 连接酶只有少数，包括 SCFβTrCP、VHL（Von Hippel Lindau）、MDM2（Murine double minute 2）、IAPs（inhibitor of apoptosis proteins）和 CRBN（cereblon）。

第一代 PROTAC 分子含有一个针对 E3 连接酶的多肽（peptidic）配体，细胞通透性差，只能通过微注射完成，细胞活性也仅限于低微摩尔范围，限制了 PROTAC 技术开发新的治疗药物。此后，通过添加模仿 HIV 病毒 TAT 9 蛋白的多精氨酸链克服了 PROTACs 的细胞通透性问题。

2008 年史尼克拉斯（Schneekloth）等报告了第一个异双功能全小分子诱导雄激素受体蛋白酶体降解的 PROTAC。该 PROTAC 由非甾体雄激素受体配体和 MDM2 配体组成，通过 PEG 连接。经 PROTAC 处理的 HeLa 细胞 7h 后，观察到雄激素受体水平下降；应用一种特定的蛋白酶抑制剂环氧霉素预处理，细胞中 AR 降解得到缓解，证明降解依赖于蛋白酶体。这项研究证明了全小分子 PROTACs 改善细胞渗透性是可行的。

2010 年,桥本实验室创建了第一个 PROTAC。利用细胞凋亡蛋白抑制剂 1 (cellular inhibitor of apoptosis protein 1,cIAP1)作为泛素连接酶,cIAP 活性可被甲基倍司他丁(methyl bestatin,MeBS)激活。由 MeBS 与细胞维甲酸结合蛋白(Cellular Retinoic Acid-Binding Proteins,CRABP)的配体-全反式维甲酸(ATRA)结合,诱导细胞中 CRABP-Ⅰ和-Ⅱ蛋白的选择性降解。2013 年,海因斯(Hines J)首次证明 PROTACs 在小鼠体内可抑制肿瘤生长。

2017 年,Arvinas 在 JCO 上报告了首个针对 AR 的口服 PROTAC。在小鼠异种移植研究中,PROTAC 诱导的 AR 降解优于抑制,每日 1mg/kg 口服,可观察到 90% 的 AR 降解。这些结果对研究和治疗雄激素受体水平升高的各种癌症具有潜在意义。

PROTAC 的开发是一个非常耗时的过程。但基于小分子的 PROTAC 技术的优势在于制造成本。小分子药物的成本为每位患者每年约 700 美元,而生物药物的成本约为 15000 美元;由于 PROTAC 催化 MOA 可能需要更低或更少的药物剂量,因此管理成本可能比传统的小分子药物更低;此外,小分子药物良好的细胞渗透性,使之能够调节细胞内靶点。将失败的小分子药物转化为 PROTACs,以快速获得新的抑制剂 MOA 无法达到的高效药物,显得有特别的吸引力。

大多数最初有反应的乳腺肿瘤终将获得性耐药,但只有不到 25% 的激素受体阳性乳腺癌治疗后复发肿瘤缺乏 ER,说明 ER 丢失似乎不是驱动获得性耐药的主要机制。他莫昔芬或氟维斯群尽管失去了抗增殖或 ER 拮抗作用,但仍然保持 ER 结合亲和力,并且 ER 继续调节耐药 ER 阳性乳腺癌细胞的生长。因此,一种靶向 ER 进行降解的小分子,而不考虑引起耐药性的变化,可能被证明是有用的 ER 阳性乳腺癌治疗的替代治疗方案。

2010 年以 ER 为靶点的 PROTACs,一端由雌二醇组成,另一端为缺氧诱导因子 1α (Hypoxia Inducing Factor 1α,HIF-1α)衍生的合成五肽-VHL 肿瘤抑制蛋白(von Hippel Lindau tumor suppressor protein,pVHL)E3 泛素连接酶,五肽附着在雌二醇的三个不同位置,产生三种不同类型的 PROTACs,诱导 ER 降解。PROTAC 由三个组成部分组成:E3 连接酶识别基序、连接子和配体。PROTAC 将 ER 引入 pVHL E3 连接酶复合物中进行泛素化并随后被蛋白酶体降解。

这一结果为开发一种新型 ER 拮抗剂,克服乳腺癌对传统药物的耐药性提供了机会。

首创新药口服 ER 降解剂 ARV-471,于 2019 年进入临床试验(NCT04072952)。

PROTAC方法的独特机制提供了几个药理优势,可以转化为 ER 靶向治疗的临床效益。PROTAC 诱导 ER 蛋白快速完全降解,消除了任何依赖于配体(AF2)或不依赖于配体的(AF1)激动作用;PROTAC 行为是事件驱动,而不是在抑制环境中占用驱动。因此,降解只需要一个短暂的结合事件,PROTAC 分子可以通过多轮活性循环,从而降解目标蛋白质。2020 年 12 月 14 日,Arvinas 公司公布 PROTAC 蛋白降解剂 ARV-471 的 Ⅰ期数据。其 Ⅰ期"3+3"剂量递增研究入组了局部晚期或转移性 ER+/HER2-乳腺癌患者。这些患者既往接受过 5 线(中位数)治疗,其中 100% 接受过 CDK4/6 抑制剂,71% 接受过氟维斯群,23% 接受过在研的选择性雌激素受体抑制剂。治疗剂量是 30~180mg(口服,每日 1 次)。截至 2020 年 11 月 11 日共有 21 例患者完成至少一个周期 ARV-471 治疗,14 例疗效可评估,包括 1 例经确认的 PR,2 例未经确认的 PR,初步评估 ORR 达到 21%;另有 1 例疾病稳定(SD),肿瘤缩小 56%。ARV-471 将 ER 平均下调 62%,最高达 90%,优于标准疗法氟维斯群的 40%~50%。ARV-471 所有剂量水平耐受性良好。治疗相关的常见不良事件主要是 1~2 级,包括恶心(24%),关节痛(19%),疲劳(19%)和食欲下降(14%),不过这些不良反应均未导致 ARV-471 停药或剂量减少。

目前,PROTAC 技术还在靶向 CDK4/6、肿瘤自噬等方面取得进展。但其设计和应用过程中仍存在一些问题。例如,PROTAC 的有效性不仅取决于 POIs 和 E3 连接酶的配体,还取决于连接配体的连接体的长度和化学性质。此外,配体的结合强度、空间取向、细胞通透性等因素对 PROTACs 的功效也有重要影响。加之 PROTACs 不能主动定位于靶肿瘤组织,可能存在脱靶效应,从而产生安全性问题。然而 PROTAC 技术针对不可施药蛋白质的巨大潜力、PROTAC 与靶向抑制剂或化疗/抗体药物联合的癌症替代治疗策略,将为 PROTAC 技术的发展和新的抗癌药物的发现开辟广阔的道路。

雌激素通过雌激素受体产生生物活性,靶向雌激素受体斩断了雌激素的作用靶点。当然,从源头减少雌激素生成,对乳腺癌治疗同样有效。

第5章

雌激素与雌激素剥夺

落红不是无情物,化作春泥更护花。——龚自珍

卵巢或双侧肾上腺切除或功能性卵巢抑制,去除雌激素产生器官。另一方面,基于雌激素合成途径的认识,阻断雌激素生成,这都为雌激素剥夺的手段。

胆固醇为底物,经酶催化逐步转化合成为孕激素、雄激素和雌激素。芳香化酶是雄激素芳构化为雌激素的唯一关键酶。雌激素在乳腺组织,包括乳腺良恶性肿瘤,浓度更高,以及导致乳腺肿瘤、卵巢和子宫内膜癌的发生,而雌激素在肝脏和结肠中具有抗癌作用。这提示雌激素的局部合成与组织特异性。本章介绍了雌激素的生物合成途径、特点及与芳香化酶的关系;针对芳香化酶抑制药物发现历程及第三代芳香化酶抑制剂临床应用场景与应用策略。并简要介绍了选择性芳香化酶抑制剂的发现者安吉拉·布罗迪(Angela Brodie)的生平。

5.1　雌激素概述

雌激素由类固醇生成，包括三大天然雌性激素：雌酮（estrone，E1），雌二醇（estradiol，E2）和雌三醇（estriol，E3）。E2 是未孕女性的主要雌激素，贯穿从初潮到绝经期；而雌酮和雌三醇分别主要产生于妊娠期和绝经期。所有雌激素都是由雄激素通过芳香化酶的作用产生的。卵泡刺激素和黄体生成素促进卵巢中雌激素的合成，一些雌激素也会由肝脏、肾上腺和乳腺产生。第四种雌激素，E4，是在妊娠期间由胎儿肝脏产生，其合成需要 15α-和 16α 羟化酶，仅在胎儿肝脏中表达（见图 55）。

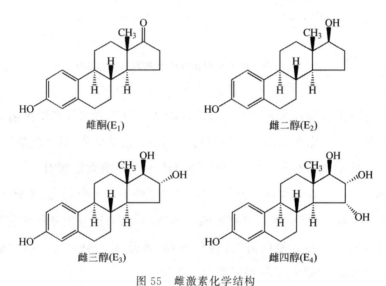

图 55　雌激素化学结构

原载：Foanses N，et al. Adv Proucin Chem Samuct BioL，2019；116：135-170

在哺乳动物，芳香化酶基因 Cyp19 使用 C19 雄激素作为底物，在酶的作用下去除 C19，在甾体中形成酚 A 环。根据雄激素附着的辅基，雄烯二酮、睾酮、16-OH 雄烯二酮或胎儿雌二醇的产物分别是 E1、E2、E3 或 E4。

5.1.1　雌激素的生物合成

20 世纪 30 年代，雄激素和雌激素的分离和生化特性使人们认识到这两类化合物之间的相似性，1934 年伯恩哈特·宗德克（Bernhard Zondek）推测 C19 雄激素可能直接转化为 C18 酚类雌激素（Zondek，1934）。1937 年，施泰纳奇（Steinach）和昆（Kun）通过给男性注射未标记的丙酸睾酮，证明尿液中的雌激素活性增强，首次提供了这种转变的实验证据。

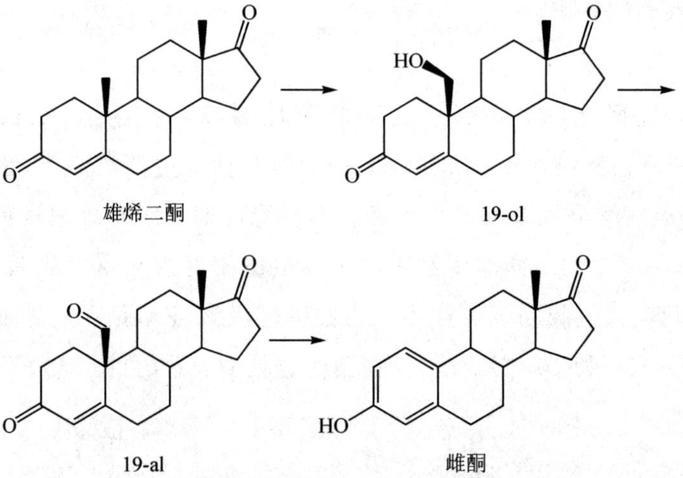

图 56　芳香化晦催化雌激素向雌激素的生物转化

原载：Chen S. Front Biosel，1998；3；d922-33

典型的芳香环化合物是苯和吲哚。苯环结构式首见于近代物理学家洛希米特 1861 年出版的小册子。芳香化合物需要酶的催化，这个酶，就被称为"芳香化酶"。

将睾酮最左侧不规则的六元杂环（见图 56）转化为雌激素的带有一个羟基的苯环，或芳香环，迈耶（meyer）发现雄烯二酮（$C_{19}H_{26}O_2$）可被牛肾上腺羟化，生成 19-羟基雄烯二酮（$C_{19}H_{26}O_3$）。他认识到 19-羟基化的酶学性质，并认为这可能是从非芳香族类固醇生物合成雌激素的第一步。他认为"芳构化过程"涉及多个酶参与。而肯尼斯·瑞安（Kenneth Ryan）1959 年推测了单酶步骤的可能性。

20 世纪 80 年代，大泽（OSAWA）等科学家先后从人胎盘微粒体中纯化了人芳香化酶细胞色素 P450 蛋白，并证实用纯化的酶将雄烯二酮转化为雌酮。这些研究提供了明确的证据，表明芳构化只涉及一种酶，而不是最初认为的多种酶。

1955 年，迈耶和 WFEB 的早野（Hayano）进一步证明 19-羟基雄烯二酮与包括卵巢和肾上腺在内的多种内分泌组织共同孵育，导致雌激素的生成。1956 年同样来自 WFEB 的多尔夫曼和萨瓦德与两位哈佛科学家恩格尔和巴格特合作证明了放射性标记的睾丸激素通过人类卵巢转化为雌激素。进一步佐证了迈耶和早野的研究。然而，经内分泌组织孵化产生的雌激素产量相当低，不能满足研究。1959 年哈佛大学的肯尼斯·瑞安和恩格尔开发了人类胎盘微粒体作为高芳香化酶活性的来源，芳香化酶反应的研究得到了极大的改进。这种微粒体系统成为后来研究雄激素向雌激素芳构化及其机制的支柱。

1961 年来自早野团队的莫瑞特（Tomas Morato）提出 19-氧-雄烯二酮（19-oxo-A）

是 19-羟基雄烯二酮和雌激素之间的中间体。雄烯二酮转化为雌激素涉及 19-OH 和 19-oxo 中间体,成为 20 世纪 70 年代后的普遍共识。

目前已知,人类芳香化酶存在于多种组织,包括卵巢、胎盘、骨骼、脂肪、睾丸、皮肤和大脑。但只有在灵长类动物中芳香化酶被证明在性腺或大脑以外的组织中起作用。芳香化酶是唯一已知的能使六元环芳香化的脊椎动物酶;因此,芳香化酶是体内雌激素的唯一来源。

芳香化酶 P450 基因家族似乎是 P450 基因产物的古老谱系,早在 10 亿年前就开始分化,而在这一时期,多细胞生物开始形成,虽然尚无性别可言,但世界上第一对潜在的"新郎和新娘"开始出现。雌激素生物合成仅发生在脊椎动物门,包括哺乳动物、鸟类、爬行动物、两栖动物、硬骨鱼类(teleosts)、板鳃鱼类(elasmobranch fish)以及无颌类和原脊索动物;在非脊索动物门中尚未见雌激素生物合成的报道。雌激素是所有类固醇/受体控制模式中最古老的,调控生殖成熟和功能,雌激素对两性差异(dimorphic)的控制相对是一项较新的进化,研究显示雄激素受体产生于七鳃鳗谱系与其他脊椎动物分离后,雄激素介导的雄性化和雌激素介导的雌性化仅在有颌动物后;七鳃鳗的睾丸对雌二醇的亲和力远高于雄激素,雌二醇主导了七鳃鳗雌雄两性的生殖成熟和行为,而雄激素对此似乎没有发挥任何作用,虽然两种激素的血浆水平在两性存在差异。

在哺乳动物中,雌激素促进女性第二性征的形成,调节生殖周期,并影响性行为和雌性行为。雌激素还有多种非生殖功能,影响骨密度和强度、血脂水平、脂肪沉积、水盐平衡和大脑功能,如记忆力。雌激素信号还具有重要的男性特异性作用,如促进男性生殖器官的发育和大脑的性别分化。雌性芳香化酶敲除(ARKO)的小鼠缺乏雌激素,外生殖器和子宫发育不全,乳腺的发育类似于青春期前。鸟类和鱼类的初生性别受外源因素的影响,具有很大的可塑性,其中遗传和环境因素,包括温度,或这些因素的组合可控制性别的决定。在基因雄性中早期 ER-mRNA 暂时表达,在第 10 天消失,这就解释了为什么在鸟类中,基因雄性如果暴露于外源性雌激素会发生性逆转(Bruggeman,2002)。与卵生生物不同,哺乳动物的初生性别是由染色体决定的。哺乳动物胚胎在雌激素环境中生长,尤其是在胎盘形成之前。雌激素/雄激素的平衡并不决定哺乳动物的性别,但雌激素影响生殖器官的发育和功能,在发育过程中需要严格控制雌激素信号。20 世纪 50 年代孕妇服用己烯雌酚,增加婴儿生殖道发育异常的风险(Palmlund,1996)即说明了这种影响。1991 年报告一例胎盘芳香化酶缺乏患者再次说明这一作用:一位 24 岁的初产妇在妊娠晚期出现进行性男性化。妊娠 35～38 周期间,尿液中雌激素排泄低于 14mumol/d,血清胎盘乳糖素水平大于 460nmol/L;至妊娠晚期,母体血清雌激素水平较低,雄激素水平较高。脱氢表雄酮硫酸负荷试验表明母亲血清雄激素水平显著增加,而雌激素未见增加。该妇女经阴道分娩一足月活婴,表现为女性假两性畸形。脐带血清雌激素水平极低,而雄激素水平高。测定胎盘芳香化酶活性小于 0.03 后续的研究显示,该妇女 CYP19A1 基因发生了突变,来自肾上腺的雄激素即不能被母体芳香化,也不能被胎盘芳香酶清除,从而造成女性胎儿和她的母亲男性化。

5.1.2　雌激素的局部合成与组织特异性

雌激素与乳腺癌的发生相关是基于若干雌激素相关事件的观察,如月经初潮早、绝经年龄晚、血浆雌激素水平、BMI 和激素替代治疗(MHT)等。有研究表明,乳腺癌风险和雌二醇增加之间存在线性关系(Key,2002;Kaaks,2005)。这些数据主要与绝经后妇女有关,由于月经周期的显著波动,很难评估绝经前妇女的雌激素水平。同样,绝经后妇女的乳腺癌发病率高于年轻妇女,这些肿瘤中 80% 是 ER 阳性。而卵巢在绝经时停止合成雌激素,绝经后的循环水平非常低。显然,雌激素如何导致乳腺癌是一个有争议的问题。

通过对肥胖增加绝经后妇女患子宫内膜癌和乳腺癌的风险观察,提示脂肪组织可能是雌激素的来源之一。20 世纪 70 年代,麦克唐纳、西泰里在男性和女性中都发现了腺外芳香化酶活性。临床研究表明,女性体重从 45kg 增加到 180kg 时,血浆雄烯二酮的芳构化总量从 0.5% 增加到 10%。1972 年应用氚标记测定从手术获得的女性脂肪组织,西泰里小组直接证明了芳香化酶的存在。这些数据首次表明,脂肪细胞可能表达芳香化酶基因,麦克唐纳、西泰里对一名患有严重男性乳房发育病症的年轻男孩临床研究,应用氚标记 E1,用碳 14 标记雄烯二酮,静脉注射后研究尿液标记物变化,发现该患者 50% 的血浆雄烯二酮通过芳香化转化为雌激素,在排除肾上腺、睾丸雌激素排除后,显示广泛的肝外分泌腺芳香化导致了这名青春期前男孩的女性化。后续研究显示,这些肾上腺外分泌部位,包括脂肪组织的间充质细胞、骨的成骨细胞和软骨细胞、血管内皮细胞和主动脉平滑肌细胞,以及大脑中的许多部位。

肾上腺皮质外雌激素局部合成具有不同于卵巢的特征。首先,这些合成的雌激素主要以旁分泌或内分泌的方式在局部组织起作用。尽管雌激素总量可能很小,但达到的局部组织浓度可能很高;从男乳发育患者看,脂肪组织中芳香化酶的表达明显增加,而睾丸中的芳香化酶则没有受到影响。这导致过早的骨骺融合所致的身材矮小和男性乳房丰满。其次,雌激素的产生依赖于 C19 雄激素前体的外部来源,而肾上腺皮质外组织不能将胆固醇转化为 C19 类固醇。因此,作为雌激素生物合成的底物,即睾酮、雄烯二酮等的循环水平变得极其重要。研究显示,妇女在绝经后,循环中睾酮水平比雌二醇高一个数量级,表明了为维持肾上腺皮质外部位的局部雌激素水平,循环雄激素可能比循环中的雌激素更重要。最后,绝经前女性卵巢是雌二醇的主要来源,作为循环激素作用于远端靶组织。绝经后女性和男性,依靠肾上腺外旁分泌发挥作用,雌激素循环水平并不是雌激素作用的主动性驱动因素。血液雌激素循环水平不能直接反映绝经后女性和男性的雌激素作用。

乳腺组织,包括乳腺良恶性肿瘤,存在高水平的雌激素,一项综合研究中,绝经后妇女乳腺癌组织中雌二醇水平为 46～480pg/g,远高于绝经后血浆雌二醇水平 2～10pg/mL。一个重要的问题是,乳腺肿瘤高雌激素浓度主要是由于肿瘤中通过芳香化酶的局部合成还是绝经后妇女的血浆摄取? 第一个直接评估于 1998 年应用阉割小鼠异种移植模型,分别用氚和碳 14 标记雄烯二酮、雌酮,测定血浆和乳腺组织中的放射性同位素比率。加之拉里奥诺夫(2002)和米歇尔(1986)一致认为 50%～70%的乳腺雌激素来自局部合成,其余来自吸收。间接证据确定含有肿瘤的乳腺象限一般具有最高的芳香化酶活性和表达里德(1986)和拉里奥诺夫(2002)的研究。

雌激素与乳腺肿瘤、卵巢肿瘤和子宫内膜癌的发生有关,也可能在某些器官如肝脏和结肠中具有抗癌作用。在合成代谢方面,怀孕期间,由胎儿和母亲肾上腺分泌的脱氢表雄酮(DHEA)及其硫酸盐(DHEA-s)在胎盘中转化产生 E3,而不是未孕女性 E2。使用芳香化酶抑制剂可显著改善患有严重子宫内膜异位症的绝经后女性症状;在骨骼中,局部芳香化酶的表达似乎是 E2 维持矿化的主要来源。

通过芳香化酶 cDNA 鉴定,筛选人类基因组文库,辛普森等分别鉴定了人类芳香化酶基因的外显子序列。编码的 9 个外显子包括外显子 II-X,血红素结合区位于外显子 X。外显子 I 的发现尤为新颖。通过不同来源组织测序,显示外显子 I 翻译起始上游的不同序列有独特的组织特异性。不同的组织,如胎盘和脂肪,使用不同的启动子。2004 年布伦(Bulun)等完成人芳香化酶基因完整结构的确认(见图 57)。

2009 年纽约布法罗的"德巴希斯·戈什小组"描述了人类芳香化酶的 3D 晶体结构。为雌激素组织特异性提供了结构基础。

芳香化酶作为雌激素生物合成的关键酶,诱导局部产生雌激素,以旁分泌甚至内分泌的方式发挥作用。因此,在绝经后妇女和男性,雌激素不是一种重要的循环激素。芳香化酶通过使用组织特异性启动子来调控不同的组织表达位点。另外,不同的组织特异性芳香化酶启动子使用不同的信号通路。由此导致了选择性芳香化酶调节剂概念的提出。

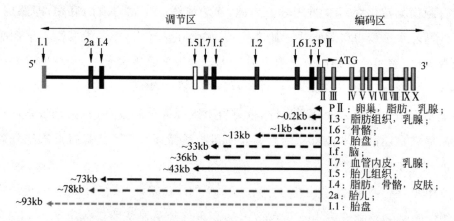

图 57　人芳香化酶基因。调控区约 93kb,外显子Ⅰ包含 10 个组织特异性启动子。编码区
约 30kb,跨越Ⅱ-Ⅹ外显子,在所有组织中都是相同的,编码芳香化酶蛋白。

原载:Cui J,et al. Trends Mol Med. 2013;19(3):197-209

5.1.3　雌激素分泌是周期性的

E2 是雌性脊椎动物生殖期最丰富、最有效的内源性雌激素。在人类,育龄妇女的雌激素水平在 30~400pg/mL 之间变化,最高水平在排卵前卵泡期,雌激素合成是间歇的,根据不同物种间隔时间有差异,大鼠每隔 4~5 天、成人女性为每月、多数海洋动物每两周、牛为半年、大象每两年。典型的卵巢周期是相对较低的基线水平 LH 和 FSH 分泌,通过突发大量释放或激增的促性腺激素触发排卵。根据 1955 年哈瑞斯模型,促性腺激素周期分泌受负反馈回路控制。1969 年戈丁等的论文显示,在繁殖季节,给予非发情期母羊雌二醇,观察到卵泡期末一个 LH 激增,令人信服地证明了雌激素对促性腺激素分泌的正反馈作用。

1969 年,"诺比尔实验室"研究去势的恒河猴发现,促黄体生成素(LH)以脉动或间歇的方式分泌,频率约为每小时 1 次。认为这种黄体生成素分泌的脉动模式可能是由于中枢神经系统的间歇性信号通过(促性腺素释放激素)(GnRH)传递到垂体(Dierschke,1970)。这种模式后来在许多物种的各种内分泌条件下被观察到。1978 年,贝利雷茨等对下丘脑损伤导致促性腺激素降低的猴子进行间歇静脉输注 GnRH($1\mu g/min,6min/h$)。第 0 天终止脉冲方案,替换为持续输注($1\mu g/min$)。第 20 天再次采用脉动模式,证明间歇性促性腺激素刺激垂体持续分泌 LH 和 FSH(见图 58)。1982 年,克拉克(Clarke)和康明斯(Cummins)开发出一种技术在切除卵巢的母羊中,证实 GnRH 进入垂体门静脉血液的脉动分泌与垂体 LH 进入体循环之间的关系(见图 59)。

这一发现为"脉动性 GnRH 释放是由下丘脑的神经定时机制驱动"的概念提供了基础，后来被称为下丘脑 GnRH 脉冲发生器。

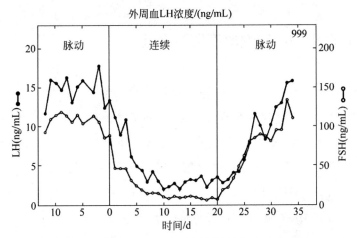

图 58　间歇性促性腺激素刺激垂体持续分泌 LH 和 FSH

原载：Plant TM. J Endocrinol. 2015；226(2)：T41-T54

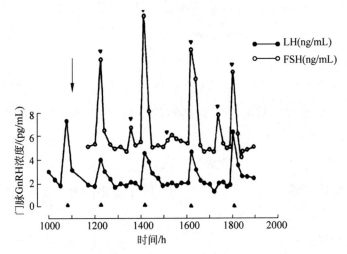

图 59　GnRH 进入垂体门静脉血液的脉动分泌与重体 LH 进入体循环的相应的关系

原载：Plant TM. J Endocrinol. 2015；226(2)：T41-T54

GnRH 脉冲模式的改变在卵巢周期的时间上起重要作用，它们是青春期转变期间生育能力的关键决定因素和每年季节性繁殖中的生育决定因素。

GnRH 脉冲是由雌二醇和黄体酮的负反馈作用控制的，而 GnRH 激增是由卵巢周期卵泡期结束时高浓度 E2 的正反馈作用触发的。下丘脑—垂体—卵巢轴调控，为卵巢功能抑制，提供了理论基础。

5.2 芳香化酶与芳香化酶抑制剂

5.2.1 芳香化酶抑制剂的发现与发展

肾上腺切除术被证明是一种有效的抗肿瘤治疗。然而,手术并发症和死亡率促使人们试验内科"肾上腺"切除代表是糖皮质激素的应用和肾上腺酶抑制剂。虽然这些药物的反应不如外科肾上腺切除术,但这些尝试偶然地为氨鲁米特(aminoglutethimide,AG)铺平了道路,随后促使芳香化酶抑制剂在乳腺癌治疗中的实施。

1956 年,AG 首现于药理学文献,格罗斯等报道了双取代戊二酸胺的结构、活性和代谢。基于苯乙哌啶酮的系列化合物,在老鼠实验中具有镇静催眠和抗惊厥活性,其中 AG 被证明比母体化合物有更明显的抗惊厥活性和较弱的镇静催眠。AG 作为一种抗惊厥药物,临床应用见于北美和欧洲医学文献。所有这些论文都显示在癫痫大发作、小发作或精神运动性癫痫不同程度的疗效。1960 年 5 月作为抗惊厥药在美国上市。然而,临床 2 周年评估发现,AG 与其他抗惊厥药物同时使用时,不能停止同伴药物(Aguilar,1961)。1962 年,美国医学会药品委员会回顾新药物和治疗进展,将 AG 作为一种"中等有效"的抗惊厥药物,治疗各种类型的惊厥发作。委员会的结论是,鉴于其有限的疗效和高频的不良反应,AG 只是作为对常规治疗方案没有反应患者的补充。据报道,当时接受治疗的患者中有近一半出现了副作用。这些症状包括麻疹样皮疹、头晕、嗜睡、行为改变、共济失调、头痛、白细胞减少、呼吸抑制,以及更罕见的剥脱性皮炎等。1966 年,估计每年约有 5000 名患者使用 AG 作为二线药物。

1963 年,底特律儿科医生发现一名 8 岁女童出现甲状腺功能减退和肾上腺机能不全,患者有典型的阿狄森病的青铜色皮肤,但没有肾上腺疾病的历史。既往因患癫痫,在过去 5 个月接受过 AG 治疗。对该患者和其他接受 AG 患者的研究,以及对大鼠和狗的实验研究表明,该药物可产生肾上腺组织损伤,提示类固醇生物合成受阻。1964 年,罗利森等人描述了三名癫痫儿童在接受 AG 后甲状腺肿大和甲状腺功能减退。停药后甲状腺肿大消失,甲状腺功能恢复正常,从而证实了甲状腺肿大是药物引起的。1965 年伊菲又报告了一例母亲服用 AG 致胎儿先天性女性假两性畸形的病例。同期,FDA 收到生产商关于服用该药的儿童性早熟的报告。

因此,1966 年 2 月 AG 被 FDA 从市场上召回。

在商业停用后,AG 仍作为一种研究新药集中在对甲状腺代谢、肾上腺、性腺类固醇生物合成的影响。肾上腺功能不全典型的临床表现和血清电解质改变，提示氨鲁米特抑制肾上腺类固醇生物合成。在这些患者中，促肾上腺皮质激素（ACTH）未产生血浆或尿 17-羟皮质激素的增加，在停药 6 个月和 10 个月后仍对 ACTH 无反应。对幼犬喂食 AG，同样观察到对 ACTH 无反应。1966 年科学家在大鼠和狗的体外研究表明，AG 导致皮质酮合成减少，伴随血浆 ACTH 的增加和肾上腺的肥大，原因在于增加的内源性 ACTH 促进肾上腺的生长，腺体中水、胆固醇和胆固醇酯增加，而没有证据表明孕烯醇酮向皮质酮的转化受到了损害，因此，研究结论认为，该药物抑制胆固醇转化为孕烯醇酮，而孕烯醇酮是所有类固醇激素的主要前体，AG 可能会干扰性腺雄激素和雌激素的合成。通过对非去势动物的子宫重量下降的观察，发现长期服用 AG 对雌性的影响与它减少雌激素分泌的假设相一致。

　　在发现 AG 是肾上腺皮质几种酶的有效抑制剂后，这种"副作用"很快变成了一种治疗优势。鉴于肾上腺切除对治疗晚期乳腺癌有效，促使人们尝试使用 AG 作为治疗乳腺癌的"内科肾上腺切除术"。1967 年拉尔夫·卡什（Ralph Cashm）首次报告用 AG 治疗两例晚期乳腺癌，取得显著疗效。1969 年霍尔描述了第一个患者系列，报告使用 AG 的治疗效果，9 例无法手术的晚期转移性乳腺癌每天接受 0.75mg 地塞米松和 0.4mg 氟可的松。虽然 AG 2.5g/d 治疗期间，17-羟皮质激素和 17-类固醇被短暂抑制，但 2 例患者肿瘤客观缓解，持续时间 7 个月和 9 个月，另有 2 例肿瘤稳定了 4 个月和 7 个月。结论认为，AG 可能是一种未知的类固醇抑制，或者是药物对肿瘤的直接作用。1973 年，格里菲斯对 AG 治疗晚期乳腺癌，做了更广泛的描述。

哈维于 1979 年比较经蝶垂体切除术和 AG 治疗转移性乳腺癌：14 例垂体切除患者中有 3 例出现部分客观缓解，中位缓解时间 4.6 个月，而 21 例接受 AG 治疗的女性中，2 例完全缓解，8 例部分缓解，中位缓解时间 11.5 个月（见图 60）。药物组副作用更小，手术组 2 例并发脑脊液漏，1 例导致脑膜炎死亡。在接受 AG 治疗的患者中，尿游离皮质醇和血浆脱氢表雄酮显著下降，血浆雌酮和雌二醇也显著下降。5 例最初接受垂体切除术的患者在给予氨鲁米特后，血浆（和尿）雌酮和雌二醇水平进一步降低。

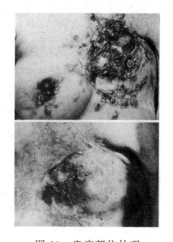

图 60　患病部位外观

　　西泰里早在 1969 年就证明 AG 可以在体外阻断芳香化酶。并设想了芳香化酶抑制剂用于乳腺癌治疗的潜在用途。1974 年应邀在宾夕法尼亚州立大学医学院演讲时，西泰里提出 AG 最有可能作为芳香化酶抑制剂治疗乳腺癌，并建议利用同位素证明 AG 抑制绝经后妇女的芳香化酶。桑滕（Richard Santen）在

1974 年开始使用 AG 作为治疗乳腺癌的"内科肾上腺切除术"。在 20 世纪 70 年代末，桑滕证明 AG 对治疗乳腺癌是有效的(1974)；应用西泰里提出的方法，证明 AG 对绝经后乳腺癌患者抑制芳香化酶的活性可达 95%～98%；尽管血浆雌激素水平受到严重抑制，但肾上腺雄激素的合成得到保留，而肾上腺切除未见 AG 的分泌保存作用。1987 年朗宁(Lonning)证实了 AG 促进雌激素的代谢。AG 作为芳香化酶抑制剂的作用机制，以一种全新的理论，引入乳腺癌内分泌治疗。导致其后来被命名为"非选择性第一代芳香化酶抑制剂"(见图 61)。

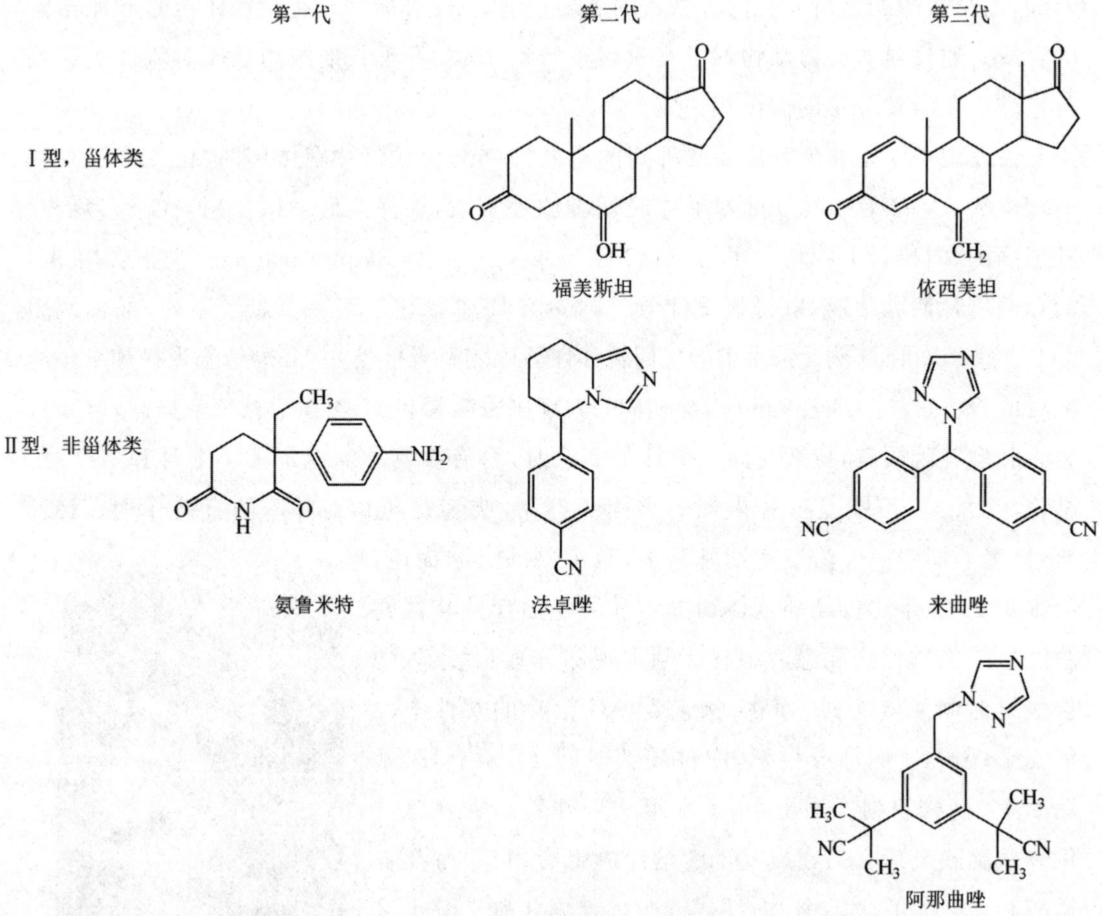

图 61 三代芳香化酶抑制剂分子结构比较

原载：Bhatnagar AS. Breast Cancer：Res Treat. 2007；105 Suppl 1(Suppl 1)：7-17

杜克大学乳腺外科医生韦尔斯(Samuel Wells)和宾夕法尼亚州立大学合作，对 AG/HC 和外科肾上腺切除术进行头对头比较，两者临床反应和雌激素抑制方面表现出相同的疗效。这导致外科肾上腺切除术治疗乳腺癌的放弃。

20 世纪 70 年代，四项随机临床试验比较 AG 和他莫昔芬，两者抗雌激素临床疗效相同，而他莫昔芬的副作用和毒性更少。

AG 是已知的第一个芳香化酶（AROM）抑制剂，可逆性抑制胎盘微粒体芳香化酶活性。但 AG 也可以抑制其他细胞色素 P450，如 P450scc，从而累及皮质醇、醛固酮和甲状腺激素的生物合成。尽管 AG 治疗缺乏 AROM 特异性，但 $250\sim1000\mathrm{mg}$ AG 能有效地抑制绝经后妇女外周血 AROM 活性和血浆 E1 水平。由于 AG 的非特异性 AROM 抑制，临床使用需要皮质醇替代，加之 AG 的毒副作用。AG 治疗乳腺癌并没有得到推广。

布罗迪夫妇最初致力于芳香化酶的生物化学研究，并在开发芳香化酶抑制剂作为潜在的避孕药物和乳腺癌的改进治疗方法。1973 年报道了这些化合物的第一个系列，希望用芳香化酶的特定抑制剂来阻断雌激素的产生。4-羟基雄烯二酮（4-OH-A）被证明是 100 多种合成或用于测试的化合物中最有效的芳香化酶抑制剂。随后，该化合物被发现通过快速竞争抑制以及酶的失活，产生长期或不可逆的作用。进一步研究证明 4-OH-A 能降低大鼠乳腺肿瘤中雌激素浓度，导致肿瘤消退。此外，4-OH-A 似乎比他莫昔芬更有效，但对其他组织尤其是子宫没有不利的雌激素作用。

选择性芳香化酶抑制剂发现者：安吉拉·布罗迪

安吉拉·布罗迪（Angela M. Hartley Brodie，1934—2017），选择性芳香化酶抑制剂发现者。1934 年 9 月 28 日出生于英国。1961 年获得曼彻斯特大学化学病理学博士学位。1962 年她在 WFEB 做博士后期间，结识并嫁给了有机化学家哈里·布罗迪（Harry Brodie）。

1971 年，她重返工作岗位，其研究策略是用雌激素消除乳腺癌患者。她认为，这比简单地阻断雌激素受体（如他莫昔芬）更为彻底。1979 年布罗迪夫妇搬到了马里兰，安吉拉在巴尔的摩的马里兰大学医学院，继续芳香化酶抑制剂的研究，并致力于将其转化为临床试验。1977 年他们发现了 4-羟基雄烯二酮（4-OH-A）。这是第一个能够在乳腺癌细胞中单独抑制雌激素合成的分子，而不会干扰其他重要的生理过程或引起毒副作用。但他们的药物研发遭到质疑，因为美国的制药业，对不能杀死癌细胞的药物不感兴趣。1981 年安吉拉遇到肿瘤学家查尔斯·库姆斯（Charles Coombes），同年，库姆斯在英国组织了第一次临床试验。那时，4-OH-A 还没有专利保护，因为安吉拉已经决定把她的患者放在利益之前。初期结果促使瑞士制药公司汽巴-盖基（Ciba-Geigy）对 4-OH-A 进行进一步的临床试验和营销，并将其命名为福美斯坦。4-OH-A 的成功促进了更好的抗雌激素疗法的发展。20 世纪 90 年代中期开始，安吉拉将工作范围扩大到前列腺癌治疗，开发了 VN/124-1（galeterone）来阻止雄激素。2012 年，美国 FDA 批准该药物进行临床试验,安吉拉发表了 200 多篇同行评议的研究论文;2005 年成为唯一获得查尔斯·F.凯特林奖(Charles F. Kettering Prize)的女性。布罗迪于 2017 年 6 月 7 日在马里兰州的富尔顿因帕金森病引起的并发症去世,享年 82 岁。

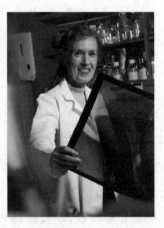

图 62　安吉拉·布罗迪

原载:Abderrahman B,Jordan VC. Nature. 2017;548(7665):32

　　1981 年秋天查尔斯·库姆斯在听取布罗迪在罗马所做的研究报告后,表示有兴趣用 4-OH-A 进行一项治疗乳腺癌的临床试验。第一批 4-OH-A 在马里兰大学生产,毒理学测试由英国癌症研究运动(CRC)进行。伦敦皇家马斯登医院启动了使用 4-OH-A 作为治疗乳腺癌的选择性芳香化酶抑制剂的首次临床试验。这一结果以及随后的临床试验表明,4-OH-A 对他莫昔芬进展的乳腺癌同样有效。20 世纪 80 年代中期,4-OH-A 被重新命名为福美斯坦,由英国国家卫生局批准成为第一个临床上用于乳腺癌治疗的选择性芳香化酶抑制剂和第一种专门为此目的批准的制剂。然而,进一步的研究发现,福美斯坦并不能充分阻断芳香化酶,因此需要更有效的抑制剂。认识到芳香化酶抑制剂的潜力,Ciba-Geigy(现诺华)、帝国化工(现阿斯利康)、礼来等多家制药企业都启动了芳香化酶抑制剂的开发计划。第二代抑制剂 CGS16949A,后来更名为法卓唑(Fadrozole),宾州大学的德默和诺华制药的帕特里克同时证明了其抑制雌激素的能力,但意外地发现其阻断醛固酮的特性。这限制了法卓唑用于阻断芳香化酶的有效剂量。尽管法卓唑在日本被批准使用,但从未实现广泛应用。

　　利用结构功能分析、动物模型和激素分析识别先导化合物,导致了第三代芳香化酶抑制剂的开发。利用同位素动力学测量方法,每一种芳香化酶抑制率都超过 98%。这些药物对雌二醇水平有显著抑制作用。随后进行了 I 期和 II 期临床试验,取得了非常有希望的结果。20 世纪 90 年代末美国 FDA 批准的 AIs 包括阿那曲唑(ANZ,Anastrozole)、来曲唑(LTZ,Letrozole)和依西美坦(EXM,Exemestane),用于激素受体阳性绝经后女性乳腺癌的辅助治疗和转移性治疗。

AIs 可分为两种亚型,即甾体 AIs 和非甾体 AIs。由于某些 AIs 具有类似芳香化酶底物雄烯二酮的类甾体结构,该亚型被称为甾体 AIs 或 I 型抑制剂。由于它们的相似性,这些 AIs 结合到芳香化酶的底物结合位点后,被转化为一种活性中间体,共价结合造成酶不可逆的失活。因为酶的自身功能失活,这些抑制剂也被称为自杀抑制剂,这类 AIs 包括福美斯坦和依西美坦。II 型抑制剂或非甾体 AIs,非共价结合到芳香化酶的血红素部分,并通过饱和结合位点防止雄激素的结合。这类 AIs 的抑制可通过竞争性抑制雄激素而逆转,包括法卓唑、来曲唑和阿那曲唑。

总体而言,三代 AIs 随着选择性逐渐增高,而对芳香化酶的抑制作用相应增强。

表 5 总结了三代 AIs 的发现时间、抑制特性、临床试验历史、副作用等。大型临床试验证明第三代芳香化酶抑制剂在疗效和毒性方面优于 AG/HC、醋酸甲地孕酮和他莫昔芬。

表 5 三代芳香化酶抑制剂发现时间、抑制特性、临床试验历史、副作用

AG	第一代	第二代		第三代		
	AG	福美斯坦	法卓唑	依西美坦	来曲唑	阿那曲唑
发现/最早报道	1961 年活疗癫痫;1966 年抗甲状腺和抗肾上腺皮质	1973 年合成;1977 年临床前试验	1987 年临床前实验	1988 年临床前试验	1990 年临床前试验	1994 年临床前试验和临床研究概要
首次报道 AIs 使用	1974 年美国	1984 年首先在英国进行试验	1989 年首先在美国,后在欧洲、南非和日本进行临床试验	1995 年临床试验首先在意大利,后来在欧洲和美国	1993 年在美国和英国临床试验	1994 年美国临床试验
活疗剂量	250mg/d 口服	250mg/d,口服或每两周肌内注射 500mg	1.8~2mg/d 口服	25mg/d 口服	2.5mg/d 口服	1mg/d 口服
毒副作用	低 ARMO 选择性抑制皮质醇,醛固酮,甲状腺激素的合成;诱导肝酶;小的副作用:眼球震颤,共济失调,嗜睡,皮肤皮疹	口服生物利用度差,肌内注射引起的局部副作用;严重的中性粒细胞减少(停止治疗后短暂的和可逆的)	抑制醛固酮释放;中度潮热;恶心和呕吐;疲劳;中度食欲减退	潮热;疲劳。关节痛、头痛、失眠;出汗增多、高血压、头晕、心脏缺血事件;骨密度降低/骨质疏松	轻度潮热;关节炎、关节痛和肌痛;新诊断的骨质疏松症	肝毒性;视力模糊;心绞痛,心律不齐,腿部水肿;头痛,头晕,神经紧张,呼吸短促
FDA 批准年份	未批准	未批准	未批准	1999	1998	1995

与以往由单个中心不同,这些研究为跨国多中心合作,每项都招募了多达 10000 名受试者,论文署名的第一作者通常代表特定方案中受试者数量最多的研究人员。5 个大型、多中心、跨国、随机试验直接比较了芳香化酶抑制剂和他莫昔芬在晚期疾病中的作用。所有试验均显示芳香化酶抑制剂在临床疗效方面的优势,改善的反应范围从 2%～13%不等。

5.2.2 第三代芳香化酶抑制剂的临床应用

第三代芳香化酶抑制剂在绝经后 HR 阳性乳腺癌治疗简述如下,部分内容参看卵巢功能抑制章节。

1. 转移性乳腺癌治疗

转移性乳腺癌芳香化酶抑制剂一线治疗最大研究来源于来曲唑对比他莫昔芬。共入组 916 例,至疾病进展时间为:42 周 vs 23 周,HR＝0.70,p＝0.001。阿那曲唑得到不一致结果。北美研究入组 353 例晚期乳腺癌,至疾病进展时间为:11.1 个月 vs 5.6 个月,p＝0.005。而 TARGET 研究为失败结果,8.2 个月 vs 8.3 个月,HR＝0.99,p＝0.941。EORTC 10951 研究依西美坦对比他莫昔芬,HR 0.79,p＝0.04。他莫昔芬二线治疗后,AIs 仅有边缘获益(Marginal benefit),然而耐受性更好。吉布森于 2009 年综合 37 个临床研究,随机 14060 例晚期乳腺癌;AIs 相较于他莫昔芬一线治疗,临床获益 OR＝0.69,p＝0.002;客观缓解 OR＝0.77,p＝0.003;PFS 获益,HR＝0.78。阿那曲唑(Bonneterre,2001)和来曲唑(Mourisden,2001)风险分别下降 18%和 30%。而总体 OS 无差异。AIs 作为二线治疗,在客观缓解、临床改善、PFS 和 OS 均无差异。

甾体与非甾体 AI 无交叉耐药,在复发患者换药治疗 ORR 为 0～26%,50%～62%患者无进展时间为 6 个月。对非甾体 AI 进展患者,依西美坦或氟维斯群二线治疗,ORR 分别为 32.2%和 31.5%;中位 PFS 3.7 个月。

2. 新辅助治疗

麦克·迪克森(Mike Dixon)2000 年报告了一项非随机新辅助试验,证明来曲唑可使肿瘤体积减小 81%,阿那曲唑可减少 75%,他莫昔芬可减少 48%。

五项研究[P24 研究,Eiermann(2001);Semiglazov(2005);IMPACT 研究,Smith(2005);PROACT 研究,Cataliotti(2006);Akashi-Tanaka(2007)],将第三代芳香化酶抑制剂与他莫昔芬作为主要药物新辅助治疗进行比较。尽管 PROACT 研究显示来曲

唑在保乳率、ORR方面优于他莫昔芬,但在阿那曲唑的3项试验中,没有观察到与他莫昔芬相比有统计学意义上的显著益处。Semiglazov(2005)依西美坦研究显示,与他莫昔芬相比,依西美坦的反应率(76.3% vs 40%)有所提高,但患者仅151例。五项研究中均未见pCR的改变。

ACOSOG Z1031(JCO,2011)共入组377例Ⅱ/Ⅲ期,ER＋乳腺癌,比较3个第三代AI的新辅助治疗效果。治疗16周,临床有效率为:依西美坦62.9%、来曲唑74.8%、阿那曲唑66.7%;3个AIs辅助治疗前拟行保乳组及AIs治疗后保乳手术率分别为:50% vs 67.8%、52% vs 60.8%、57.7% vs 76.9%。非甾体类的AI(来曲唑和阿那曲唑)用于早期乳腺癌新辅助治疗可获得更高的临床有效率。

Alliance/CALGB 40903术前来曲唑治疗ER(＋)绝经后DCIS的Ⅱ期单臂多中心研究。方案为:术前每日服用来曲唑2.5mg,连续6个月。2012—2016年,24个中心108例评估入选。MRI评估,33%患者到3个月时肿瘤明显缩小;使部分指标临界乳房全切患者实现保乳。结论认为ER＋乳腺导管原位癌新辅助内分泌治疗是安全的。

增殖标志物KI-67已成为新辅助治疗中内分泌治疗应答的重要替代标志物。通过比较内分泌治疗2周前后KI-67增殖细胞的百分比,可发现ER阳性乳腺癌患者可能对肿瘤消退有反应,并进一步预测其长期预后。KI-67显著下降的患者已多次被证明将获得最佳应答;KI-67测量的另一个好处是可以早期识别治疗失败的患者,因为KI-67的增加将随后转化为临床肿瘤进展。

3．辅助治疗

与他莫昔芬临床研究不同,第三代芳香化酶抑制剂辅助治疗模式变化较多,覆盖多种临床可能,显示实验设计者考量问题的研究智慧。

(1)起始治疗(Initial adjuvant therapy)——初始治疗前随机

第一项研究为ATAC(Arimidex,Tamoxifen,Alone or in Combination)。两位来自英国伦敦的鲍姆(Michael Baum)和多塞特(Mitch Dowsett)牵头,比较阿那曲唑、他莫昔芬单独或联合治疗5年。与他莫昔芬单药治疗相比,阿那曲唑显著改善了DFS,而联合治疗与他莫昔芬单药治疗相比并没有获益。相较于他莫昔芬辅助治疗5年,阿那曲唑治疗5年DFS获益3%,OS无差异。3项主要起始治疗研究汇总详见于表6。

2015年EBCTCG荟萃分析31920例绝经后乳腺癌,比较AIs 5年、TAM 5年、TAM 2～3年序贯AI共5年或AI 2～3年序贯TAM完成5年。AI 5年较TAM 5年复发率绝对下降2.9%,减少30%复发风险;乳腺癌死亡率相应下降1.1%,无显著性意义。与他莫昔芬相比,芳香化酶抑制剂显著改善了生存率(绝对减少0.7%,$p=0.02$)。

表 6　第三代 AIs 起始治疗研究汇总

临床研究	入组时间	病创数	研究方案	中位随访时间(月)	DFS	OS	作者
ATAC	1996.7—2000.3	9366	ANA vs TAM	100	HR[①]=0.85, p=0.003	HR=0.97, p=0.7	Fobestal (2008)
BIG1-98	1998—2000	4922	LET vs TAM	76	HR=0.88, p=0.03	HR=0.87, p=0.08	Repneaul (2011)
TEAM	2001.1—2006	9775	EXE vs TAM	33	HR=0.89, p=0.12	来分析	van de Veldectal (2011)

（2）序贯治疗（sequential therapy）——初始治疗前随机

第一个序贯研究是对 380 名患者他莫昔芬后序贯 AG 与他莫昔芬单药治疗的比较。尽管观察到 AG 的 OS 优势，但在无事件生存率无显著差异。瑞士 IBCSG（International Breast Cancer Study Group）组织了重要的 BIG1-98 研究。表 7 汇总几项重要研究，在治疗初始随机，2～3 年完成第一阶段后按初始随机结果行药物转换。3 项研究均显示与 AI 单药 5 年，TAM 序贯 AI 或相反，两组 DFS，OS 无差异。

表 7　第三代 AIs 序贯治疗研究汇总

临床研究	入组时间	或例数	研究方案	中位随访时间(年)	DFS	OS	作者
TEAM	2001—2006	4000	TAM-EXE	5.1	HR=-0.97	HR=10	Van de Vdle 2011
BIG1-98	1999—2003	6182	LET-TAM vs TAM+LET	8.7	HE=1.06 HR=1.07	HR=0.97 HR=1.10	Regan 2011
ABCSG8	2001—2004	2579	TAM2 年-ANA3 年 vs 完成 TAM5 年	5	HR=0.80 p=0.06	DRFS：HOR 0.78	Dubsly 2012

（3）换药治疗（Switch Trials）——初始治疗 2～3 年后，无瘤生存患者随机

依西美坦研究的主要作者是福美坦研究的先驱查尔斯·库姆斯。这项试验比较了他莫昔芬 5 年和他莫昔芬 2～3 年改用依西美坦 2～3 年，显示与他莫昔芬组相比，芳香化酶抑制剂组的新发癌症事件减少。3 项研究（见表 8）在初始治疗 2～3 年后，无瘤生存患者随机分组，转为 AI 或 TAM 完成 5 年治疗。序贯治疗的基本原理是基于他莫昔芬和芳香化酶抑制剂之间缺乏交叉耐药。转换治疗可以防止获得性耐药性。结论同样显示，单药 AI 5 年与换药组 DFS、OS 无差异。奥地利乳腺癌和结直肠癌研究组

----

① 风险比与风险率：

风险比(Risk ratio,RR)：某种情况发生的可能性(概率)；两种可能性的比值称相对危险度(relative risk,RR)。风险率(Hazard ratio,HR)：单位时间内发生事件数占被试总体的百分比；两个风险率的比值称风险比率(Hazard ratio,HR)。风险比率是单位时间内发生的相对风险，是 RR 在一定时间内的反映。相对危险度(RR)反映整个实验的累积风险。如两组死亡率 HR 为 0.6,可以为理解为较安慰剂组死亡相对风险降低 40%。

（ABCSG）/ARNO 使用阿那曲唑试验结果与之相似,转向芳香化酶抑制剂导致无事件生存率提高 3%。

表 8　第三代 AI 换药治疗研究汇总

临床研究	入组时间	或例数	研究方案	中位随访时间（月）	DFS	OS	作者
IES	1998—2000	4742	TAM2~3 年	59.7	HR=0.76,p=0.0001	HR=085,p=0.08	Bliss,202
ITA	1998.3—2002.12	448	ANA vs TAM	36	HR=035,p=0.001	未分析	Boccandio F,2006
ARNO-95	1996.12—2002.8	979	ANA vs TAM	30.1	HR=066,p=0.049	HR=0.53,p=0.045	Kamfmana M,2007

（4）后续强化治疗（extended therapy）

加拿大多伦多玛格利特公主医院（Princess Margaret Hospital）的保罗·戈斯（Paul Goss）领导的 MA-17 试验比较了安慰剂和来曲唑在服用他莫昔芬 5 年后妇女中的作用。在接受芳香化酶抑制剂的女性中,新事件相对减少 35%,绝对减少 4%。只有淋巴结阳性组的总生存率有所提高。3 项研究报道了在他莫昔芬治疗 5 年后使用芳香化酶抑制剂的延长辅助治疗。MA-17 试验评价来曲唑 5 年与安慰剂比较,奥地利 ABCSG-6a 试验评价阿那曲唑 3 年与无治疗比较,NSABP-B33 试验评价依西美坦与安慰剂比较。虽然 MA-17 和 ABCSG-6a 研究分别报道了在他莫昔芬治疗 5 年后添加芳香化酶抑制剂,显著改善了 DFS 和 RFS。但 NSABP-B33 比较依西美坦与安慰剂,中位随访 30 个月,仅观察到一个不显著的趋势,依西美坦治疗的 HR 为 0.68,p=0.07。这种差异的原因可能是 NSABP-B33 患者招募的提前终止（由于 MA-17 研究的阳性结果,NSABP-B33 计划招募 3000 名患者,最终仅 1598 名入组）。MA-17 试验在中位随访 30 个月,淋巴结阳性患者的 OS 得到改善,而淋巴结阴性患者的 OS 没有改善。来曲唑治疗使复发的 HR 降低到 0.58。奥地利 ABCSG-6a 评估了在 5 年他莫昔芬后阿那曲唑 3 年的益处。平均随访 62.3 个月,芳香化酶抑制剂延长治疗获益（见表 9）。

表 9　第三代 AIs 后续强化治疗研究汇总

临床研究	入组时间	病例数	研究方案	中位随访时间（年）	DFS	OS	作者
MA-17	1998—2002	5157	TAM5 年—LET5 年或安慰剂	5.4	0.52（p<0.001）	0.61（p<000）	Ingle J,2008
ABCSG6a	1990—1995	856	TAM±AG 5 年—ANA3 年或对照	5.2	0.62（p=0.031）	0.89	Jakeszk,2007
NSABP-B33	2001—2003	1998	TAM5 年—EXE×5 或对照	2.5	0.68（p=0.07）	NS	Mamounas EP,2008

续表

临床研究	入组时间	病例数	研究方案	中位随访时间(年)	DFS	OS	作者
DATA	2006—2009	1912	2～3 年 TAM-ANA 6 年 vs 3 年	4.1	0.79($p=$0.7)	0.91($p=$0.6)	Viviamec, 2016
IDEAL	2007—2011	1824	5 年内分泌治疗—LET2.5 年 vs 5 年	6.6	0.92($p=$0.49)	1.04($p=$0.79)	Biok ej, 2018
NSABP-B42	2006—2010	3966	5 年内分泌治疗—LET5 年 vs 安慰剂	6.9	0.85($p=$0.048)	1.15($p=$0.22)	Eleftherios P, 2018
MA-17R	2004.10—2012.10	1918	4.5～6 年 AI 或任何时长的 TAM-LET5 年 vs 安慰剂	6.3	0.66($p=$0.01)	0.97($p=$0.83)	Goss P, 2016
ABCSG-16/SAISA	2004—2010	3484	5 年内分泌治疗—ANA5 年 vs 2 年	8.8	1.007($p=$0.925)	NS($p=$0.925)	Michad Gnant, 2017
SOLE	2007.12—2012.10	4884	4～6 年内分泌治疗—连续 LET5 年 vs LET 前四年：9 个月/年；第五年：12 个月/年	5	1.08($p=$0.31)	0.85($p=$0.16)	Marco Colleoni, 2017

在完成标准含 AI 5 年内分泌治疗后，AI 再延长 2 年、2.5 年、5 年，显示不一致结果。MA-17R 显示了在完成 TAM 5 年后 AI 强化 5 年及 AI 10 年的疗效。SOLE 显示在前四年给予每年 9 个月的间歇强化可获得 AI 5 年持续强化相同结果。而 DATA、IDEAL、ABCSG16、NSABP-B42 均为阴性结果。

◆ **哪个 AI 更佳？**

来曲唑强效抑制雌激素水平及依西美坦对芳香化酶的不可逆抑制，是否能转换为辅助治疗优势？3 项头对头研究：MA 27 研究比较阿那曲唑与依西美坦、FACE 研究比较来曲唑与阿那曲唑、FATA-GIM3 研究比较 3 个 AI 在起始 AI 方案及 TAM 转换 AI 方案，结果均未显示哪一个 AI 在 DFS 或 OS 的优势，差异在毒副作用的不同。阿那曲唑在房颤、肝损方面安全性较依西美坦更好；而依西美坦在血脂方面更佳。依西美坦较来曲唑更常见胃肠道反应；而阿那曲唑与来曲唑比依西美坦更常见于高胆固醇血症。

芳香化酶抑制剂逐渐取代他莫昔芬，成为绝经后乳腺癌内分泌治疗的"金标准"药物。"芳构化过程"(aromatization process)一词为瑞士科学家安德烈·迈耶命名。1955 年以芳香化酶抑制剂为代表的雌激素合成抑制剂，在绝经前妇女不足以抑制卵巢功能；在化疗诱导闭经患者，AIs 可导致月经恢复，造成不良结局，加之 AIs 的促排卵作用，使之在绝经前乳腺癌不能成为单独药物使用。ATAC 研究也未能显示抑制激素合成与受体阻断的联合优势；然 SOFT/TEXT 研究长期结果显示 OFS 加 AIs 策略在高危结论前患者联合获益，从而成为一种重要临床选项。

第6章

选择性CDK4/6抑制剂转化之路

人生在世，须有目标

　　既往内分泌治疗是基于雌激素的合成、调节和作用受体发挥"抗"雌激素作用。除雌激素为激素加治疗外，其他均可归为雌激素剥夺。而CDK4/6抑制剂针对受体下游信号通路，阻断细胞周期依赖性激酶，而激酶作用底物RB蛋白，多表达于ER阳性乳腺癌。因此，这种小分子CDK4/6抑制设计药物以一种全新的方式靶向HR阳性乳腺癌，以基于细胞周期研究转化为临床实践。

　　1953年克里克和沃森破译DNA双螺旋结构，这导致对控制DNA合成、表达模式和降解机制更系统的研究。阿尔玛·霍华德和佩尔茨的细胞周期理论同样发表于1953年，为细胞动力学及基于细胞周期的化疗试剂应用奠定基础。

　　细胞周期从母细胞分裂完成开始到子细胞分裂结束，新细胞结局有三：死亡、休眠，或进入下一分裂周期，生命由此生生不息。细胞周期调控研究始于20世纪70年代，细胞周期是一个高度有序的过程，细胞周期依赖性激酶控制着细胞生存与生长过程。

　　增殖信号的维持是癌症特征之一。1976年"十字孢碱"的偶然发现，促进了激酶抑制剂探索，历经50年，第三代选择性CDK4/6抑制剂靶向激素受体阳性乳腺癌获得成功，2015年FDA获批。经十余年系列研究，CDK4/6抑制剂在晚期、早期辅助、新辅助均取得骄然硕果。而基于PROTAC技术的CDKs降解剂也已开始广泛的基础探索。

6.1 细胞周期与细胞周期调节

细胞的发现与命名得益于显微镜的发明与应用。1665 英国人罗伯特·胡克(Robert Hooke)用自己设计制造的显微镜(放大倍数为 40～140 倍)观察了栎树皮的薄片,第一次描述了植物细胞的构造,并首次用"细胞(cells)"来称呼所看到的类似蜂巢的封闭状小室。荷兰人列文·虎克(A van Leeuwenhoek)第一个观察到活细胞,包括人类精子、鲑鱼的红细胞、酵母菌、牙垢中的细菌和毛细血管。他将这些惊人发现寄给位于伦敦的皇家科学院,列文虎克没有受过大学教育,也不懂拉丁文,他的数百份报告是用荷兰语写就,由朋友格拉夫推荐加入伦敦皇家医学会。汉字"细胞"一词最早见于日本兰学家宇田川榕庵 1834 年的著作《植学启原》。

细胞概念的建立始于 1838—1839 年间德国植物学家施莱登(Matthias Jakob Schleiden)和动物学家施旺(Theodor Schwann)提出的细胞学说,至 1858 年学说完善。其主要内容为:(1)细胞是一个有机体,一切动植物都是由细胞发育而来;(2)细胞是一个相对独立的单位,有自己的生命;(3)新细胞可以从老细胞中产生。恩格斯曾把细胞学说与能量守恒和转换定律、达尔文的生物进化论并誉为 19 世纪三大自然科学发现。1855 年德国病理学家魏尔肖旗帜鲜明地支持细胞学说:"一切细胞均来源于细胞。"19 世纪 80 年代弗莱明和斯特拉斯伯格观察到有丝分裂的一个关键特征是细胞核形成的细长染色体线的出现,然后在中间纵向分裂。

细胞的繁殖是一切生物生长和发育的基础,细胞繁殖的过程构成了细胞周期,即从一个细胞诞生到随后分裂成两个子细胞之间的一段时间。细胞周期中最重要的事件是遗传物质 DNA 的复制,随后将复制的 DNA 分割到子细胞中。

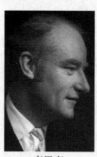 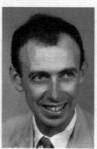 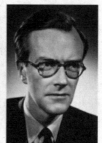

| 克里克 | 沃森 | 莫里斯·威尔金斯 |

图 63 1962 年诺贝尔生理学或医学奖获得者
原载:诺贝尔网站

1869 年,年轻的瑞士医生弗里德里希·米歇尔(Friedrich Michel)完成医生教育,来到图宾根(Tübingen),在生物化学家霍普的实验室工作(Felix Hoppe-Seyler,1825—

1895），目标是阐明生命的组成部分。在白细胞蛋白质的研究中，他发现了一种与蛋白质的特性截然不同的物质，这种新物质存在于细胞核，米歇尔首次粗纯化了这种物质，并将其命名为"核蛋白"（nuclein）。这一术语至今犹存——脱氧核糖核酸。1944年，艾弗里（Avery）、麦克劳德（Mac Leod）和麦卡蒂（McCarty）证明DNA是遗传物质。沃森（Watson）和克里克（Crick）经过近20年工作，破译了DNA的结构和基因密码。1953年，他们在 Nature 发表了分子生物学中最重要的发现：DNA的三维结构由特殊的碱基对组成双螺旋。这促使了科学家对控制DNA合成、表达模式和降解机制的更系统的研究。沃森和克里克与另外一位来自伦敦大学的莫里斯·威尔金斯，因"发现核酸的分子结构及其对生命物质信息传递的重要意义"，于1962年获诺贝尔生理学或医学奖，2014年沃森将诺贝尔奖章拍卖，2019年因其种族主义言论，被剥夺荣誉头衔。

如图64所示，2021年日本学者岩本应用X射线纤维衍射技术绘就的DNA 3D图像。

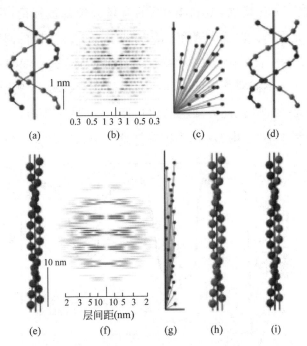

图 64 2021年日本学者岩本应用X射线纤维衍射技术绘就的DNA 3D图像

原载：Iwamoto H, et al. IUCrJ. 2021；8(Pt 4)：544-548

阿尔玛·霍华德（Alma Howard）和史蒂文·佩尔茨（Steven Pelc）的实验同样发表于1953年，他们使用磷32（32p）标记的磷酸钠作为DNA前体，证明细胞只在有丝分裂周期的特定阶段复制DNA。

阿尔玛·霍华德是一名放射生物学家，1913年出生于加拿大蒙特利尔。阿尔玛在20世纪40年代末已经认识到DNA的重要性，她向物理学家佩尔茨建议，进入细胞的放射性磷可能会被整合到DNA中，从而提供关于这种重要物质的复制和合成的信息。

佩尔茨开发了自放射照相技术。阿尔玛和佩尔茨对蚕豆根中分裂细胞核 32p 摄取研究表明,DNA 仅在细胞周期的一部分间期中合成,他们将细胞复制阶段命名为 G1、S、G2和 M 期(Howard 和 Pelc,1951)。当碳 14 标记的腺嘌呤和氚标记胸腺嘧啶出现时,由于有了阿尔玛和佩尔茨最初的概念,为细胞动力学、健康和疾病中组织生长发育,基于细胞周期的化疗制剂的生产和使用奠定了基础。

1957 年,拉伊塔(Lajtha)用氚标记胸腺嘧啶注射到小鼠体内,小肠切片放射自显像显示小肠隐窝中有 3 种上皮细胞:有丝分裂细胞(均未标记)、未标记的间期细胞和标记间期细胞。说明 DNA 是在间期合成的。暴露于氚标记的胸腺嘧啶在前 30 分钟左右的有丝分裂细胞未被标记,30 分钟后,标记的有丝分裂百分比增加,给药到 50%,有丝分裂被标记的时间间隔给出了有丝分裂前阶段的持续时间,称为 G2 期;此期间没有DNA 合成。随着越来越多的在注射胸苷激酶时处于 DNA 合成阶段的细胞进入有丝分裂,标记的有丝分裂百分比增加,直到 100% 的有丝分裂都被标记(见图 65)。此后,标记的有丝分裂百分比下降。曲线下降和上升的两个 50% 点之间的间隔代表标记有丝分裂的百分比给出了 DNA 合成阶段的持续时间,称为 S 期;整个细胞周期的长度可以根据标记有丝分裂的两个不同峰之间的时间间隔来估计。如图 65 所示,第 1 峰和第 2 峰的中点之间的间隔是 12 小时,此为细胞周期长度。G2 期 1 小时,S 期 7 小时。由于有丝分裂通常持续不到 1 小时,则 G1 期为细胞周期中减去 G2+S+M 得到。

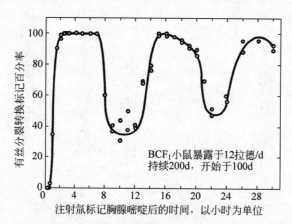

图 65　氧胸腺密啶单次注射后小鼠小肠隐窝上皮内标记有丝分裂的百分率

原载:BASERGA R. Cancer Res. 1965;25:581-595

成年哺乳动物中,每天都有大量的细胞产生、成熟和死亡,维持平衡是一个重要的生理调节现象。经细胞分裂后如果姐妹细胞中的一个注定不会再次分裂,离开细胞周期,则成为一个非分裂细胞,最终死亡(见图 66(a))。小肠黏膜上皮细胞 DNA 合成和细胞分裂只发生在隐窝。细胞从隐窝,迁移到绒毛,成为不分裂的细胞,脱落到肠腔。1963 年帕蒂和夸斯特尔修改的细胞周期,加入了 Go 或一些研究者认为延长的细胞 G1

期(见图 66(b))。显示经有丝分裂后,细胞转归有三种:进入下一个细胞周期-G1、进入休眠期-G0 和细胞死亡。

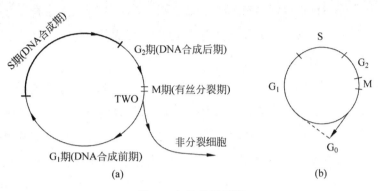

图 66 细胞分裂周期

(a) 经细胞分裂后,姐妹细胞中的一个注定不会再次分裂,离开细胞同期成为一个非分裂细胞,最终无亡

原载:BASERGA R Cancer Recs. 1965;25-581-95;

(b) Pau 和 Quasder 1963 年修订的细胞周期,包括了 G_0 期

原载:VoorheesJJ,eal J Invest Dematol 1976;7(1):15-19

细胞周期的控制研究涉及三位 2001 年诺贝尔生理学或医学奖获得者见图 67:

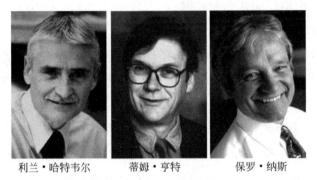

利兰·哈特韦尔　　蒂姆·亨特　　保罗·纳斯

图 67 2001 年诺贝尔生理学或医学奖获得者

原载:诺贝尔网站

霍罗威茨和勒普于 1951 年在冷泉港首先提出分离温度敏感的突变体(mutant)或许为获得基因突变提供了一种技术。1964 年埃德加在噬菌体工作中发现,温度敏感突变体可以有效地用于获取有关基因的功能信息。1967 年应用延时显微照相技术导致大量突变体的快速识别。

利兰·哈特韦尔(Leland H. Hartwell)1939 年生于洛杉矶的一个工人家庭。父亲做霓虹灯的安装工作,他是家中第一个大学生。在加州理工学院本科读书时接触鲍勃·埃德加(Bob Edgar)和查理·斯坦伯格(Charlie Steinberg)教授的噬菌体遗传学实验室课程。1965 年哈特韦尔加入新成立的加州大学欧文分校担任助理教授,开始将酿酒酵母（Saccharomyces cerevisiae，又称芽殖酵母，budding yeast），这称为面包师酵母（baker's yeast），是唯一具有简单遗传的单细胞真核生物。作为真核细胞模型用于细胞DNA合成控制研究，1968年，哈特韦尔加入西雅图华盛顿大学遗传学系，在那里发现了延时显微镜。1970年哈特韦尔将温度敏感的细胞分裂周期（CDC）突变体认定为在细胞周期的一个独特阶段以阻止细胞分裂。在芽殖酵母（见图68(a)）中，CDC突变体的检测是通过观察所有具有相同CDC突变体的细胞在限制温度下均以相同的形态停止分裂。芽殖酵母中约10%的温度敏感突变体是CDC突变体，这表明真核细胞中可能有多达500个具有阶段特异性功能的基因。随着新的CDC基因被识别，CDC突变体的事件依赖顺序表型显示，细胞周期中晚期事件的执行依赖于早期事件的提前完成。细胞周期是一系列事件的级联，其顺序是不变的。这种酵母突变体周期性行为，表明存在细胞周期时钟（Hartwell，1971）。哺乳动物M期细胞与G1细胞融合后，G1核膜破裂，G1细胞染色体致密，提示有丝分裂并不需要复制，而是细胞质必须达到"有丝分裂"状态（Rao和Johnson，1970）。添加咖啡因会导致哺乳动物细胞在完成DNA复制之前进入有丝分裂（Schlegel和Pardee，1986）。有丝分裂依赖于先前的DNA复制不是有丝分裂固有的，而是由于外部的控制机制。非洲爪蟾早期胚胎细胞分裂研究表明，有丝分裂不像在许多其他细胞中那样依赖于DNA复制，因为抑制DNA合成并不会阻止核分裂。同样，有丝分裂的抑制也不会阻止DNA的连续复制。被激活的去核非洲爪蟾卵显示出与有核卵分裂相同的周期收缩，同样表明存在控制细胞分裂的细胞质时钟。对生物钟的遗传分析始于基因突变的鉴定。其中CDC28在芽殖酵母有丝分裂细胞周期的依赖事件序列中确定为：开始（START）。CDC28需要激活两个独立的途径，一个导致DNA复制和核分裂，另一个导致芽的出现和细胞因子的死亡（Hartwell，1974）。有丝分裂染色体传递需要高度保真，细胞只有一次失去或获得特定的染色体。而检查点（checkpoint）可能是有丝分裂保真度的另一个重要组成部分。

保罗·纳斯（Paul Venus）于1975年师从爱丁堡大学默多克·米奇森（Murdoch Michson）开始6年的博士后研究，与哈特韦尔不同，保罗采用的是裂殖酵母（见图68(b)）。第一年，保罗发现了新的突变体wee1[①]，通过改变温度确定细胞在细胞周期中何时进入高级阶段，表明wee1作用于G2向有丝分裂过渡。而当时大多学者认为，限制细胞周期速率控制在G1期。第二年，又发现了wee2，经与wee1等位基因杂交，发现它是一个与wee1无关的新基因。将wee2突变体与CDC基因杂交发现wee2与CDC2紧密相连，通过构建CDC2的精细结构图，最终证明wee2等位基因确实在CDC2基因中存在。wee1和CDC2在裂殖酵母细胞周期G2到有丝分裂过渡限速步骤中起着负和正调节作

---

① 保罗后来觉得"wee"这个名字很"傻"，据说苏格兰将英语"small"发音为"wee"。

用。CDC2在细胞周期中有两个作用,第一是控制G1期的开始,第二是控制G2决定有丝分裂是否开始。1982年纳斯成功克隆了CDC2基因。通过Southern blotting印迹法,证明了裂变酵母CDC2基因与芽殖酵母CDC28基因相同(Beach D,*Nature*,1982)。说明细胞周期控制是保守的,至少在简单的真核生物中是这样。1987年,保罗的一位博士后,梅勒妮(Melanie)通过酵母蛋白抗体结合人类基因表达库和Southern blotting印迹法,从人类细胞中寻找结构上与裂殖酵母CDC2基因相似的DNA片段。将酵母和人类基因编码的蛋白质序列中的氨基酸比较,60%以上的氨基酸是相同的!它们的总长度只有一个氨基酸不同;实验显示,人类基因可以在功能上替代酵母CDC2基因。这一结果说明,尽管追溯人类与酵母的共同祖先在15亿年前,但两者在控制细胞周期的基因是相同的!生命的非凡多样性是建立在共同的原则之上,这一概念将对所有生物体的繁殖、生长和发展以及认识癌症等疾病产生重要影响。

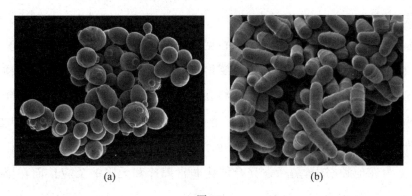

图 68

(a) 芽殖酵母;(b) 裂殖酵母

另四位出色的博士后:雅思特斯·席曼尼斯(Viesturs Simanis)(*Cell*,1986):建立了体外蛋白激酶测定方法,证明CDC2的作用底物是酪蛋白;塞尔吉奥·莫雷诺(Sergio Moreno)(Cell,1989):发现CDC2蛋白激酶活性在细胞周期有丝分裂达到峰值时升高,表明蛋白磷酸化是控制细胞周期的关键;保罗·拉弗尔(Paul Russell)(Cell,1986;1987):克隆了CDC2的两个调节因子,抑制剂wee1和激活剂CDC25,并证明wee1是一种蛋白激酶;最后,凯西·古尔德(Kathy Gould)(*Nature*,1989)在体内P32标记实验中发现,CDC2在ATP结合位点的酪氨酸上被磷酸化,当细胞进入有丝分裂时,酪氨酸被去磷酸化,推测是受wee1和CDC25的调节。综合这些结果,得到了有丝分裂控制的基本调控网络。1982—1987年遗传研究表明,来自芽殖酵母、裂殖酵母和人类的激酶,在功能上同源。生化研究表明,芽殖酵母的CDC28基因产物、裂殖酵母的CDC2基因产物以及非洲爪蟾的成熟促进因子(maturation promoting factor,MPF)都是相关丝氨酸苏氨酸蛋白激酶(NURSE,1990)。鉴于CDC2基因在酵母细胞周期控制中起核心作用,编码一个周期蛋白依赖的蛋白激酶(cyclin-dependent protein kinase,CDKs),在所有真核生物中,从简陋的酵母细胞一直到人类细胞,CDKs 极可能通过相同的机制控制细胞繁殖。在酵母细胞中得出的细胞周期控制的基本原理在人类细胞中同样适用。1991 年冷泉港细胞周期研讨会上,科学家首次提议将这种激酶家族的成员称为细胞周期蛋白依赖性激酶(CDKs)。已知的家族成员随后被重命名为 CDK1-6。

1971 年,增井义男(Masui Yoshio)在 *J Exp Zool* 关于蛙卵母细胞减数分裂成熟过程中细胞质对细胞核的控制论文中首次描述 MPF。蒂姆·亨特(Tim Hunt)1943 年出生于英国威勒尔的内斯顿,父亲是一名古生物学讲师,研究中世纪手稿。多年以后,亨特翻阅已故父母的通信时,怀疑父亲是做情报工作,所谓讲师不过是身份的掩饰。1961年他在剑桥克莱尔学院读本科,1964 年,在剑桥大学生物化学系攻读博士学位,研究控制信使核糖核酸的翻译。1965 年一次会议上首次听到海胆卵的蛋白质合成和红细胞的蛋白质合成,这播下了一颗重要的种子,1968 年他获得博士学位时,在剑桥大学生物化学系研究血红蛋白合成。在英国癌症中心克莱尔霍尔实验室工作时获得诺奖。他的有关海胆和蛤蜊卵子受精后蛋白质合成的变化研究是利用在伍兹霍尔海洋生物实验室教授夏季课程的机会完成的。1979 年亨特在一个研讨会上第一次听到约翰·格哈特(John Gerhart)谈起 MPF,它不耐热且对蛋白酶敏感,几乎可以肯定是一种蛋白质,更可能是一种酶。"有一种酶可以催化细胞周期的转变"这个想法让作为生物化学家的亨特很吃惊,因为在他的书中,酶通常只会催化非常琐碎和无聊的反应!而在读了雅克·勒布所著的《人工孤雌生殖与受精》(*Artificial Parthenogenesis and Fertilisation*),书中描述了一些实验,在这些实验中,稀释的肥皂溶液或氨水会使海胆卵激活并开始活动。这激发了他对实验的兴趣,出发点很简单:比较蛋白质合成的正常模式和雌雄同体模式的差异。1982 年,亨特采用海胆卵作为研究对象,海胆胚胎的分裂由 8 个快速分裂组成,需要持续的蛋白质合成来维持。这种合成是由储存母体 mRNA 控制的,并为三到四种蛋白质编码,这些蛋白质的合成在未受精卵中几乎无法检测。每次细胞分裂,其中一种蛋白质就会被破坏。而后再次出现,卵再次分裂时又再次被摧毁,从而呈现周期性蛋白水平的锯齿波;但大部分蛋白质并没有在海胆卵分裂时被破坏,它们只是不断地积累(见图 69)。亨特认为这种蛋白并没有真正消失,而是周期性地出现。他将这种蛋白称为细胞周期蛋白(Cyclin)。约翰·格哈特的研究发现 MPF 在第一次出现时不需要合成蛋白质,但第二次出现时却需要,这与亨特的观察一致。

在亨特看来,细胞周期实际上有两个问题:一是进入有丝分裂是一个相当突然的,像开关一样的事情;二是新蛋白质的积累是一个相当线性的事情。如何把一个逐渐增加的东西变成一个尖锐的,像开关一样的反应呢?另一个问题是,是否真的能在 15 到

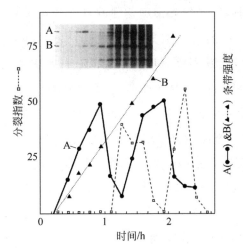

图 69 细胞周期蛋白水平与细胞分裂周期的相关性

原载：Evans T，et al. Cell. 1983；33(2)：389-396

20 分钟内制造出足够的新酶来催化细胞周期转变？这似乎有点不可能。

接下来的 5 年，有关细胞周期的论文几乎没有被引用。很多人的反应是"基于错误逻辑的胡乱猜测"。1986 年夏天，在加州伯克利·埃里克(Eric Rosenthal)从蛤蜊中克隆了 Cyclin A；凯瑟琳·斯文森(Catherine Swenson)将细胞周期的 mRNA 注射到非洲爪蟾的卵子，这些卵子随后成熟。乔恩派因斯(Joh Pines)一直与亨特合作从海胆卵克隆细胞周期蛋白，筛选青蛙 cDNA 库发现它们都有相同或相关的序列。

1988 年罗伯特·布赫(Robert Booher)报告从裂殖酵母中克隆 CDC13，CDC 基因编码的蛋白质一旦发生突变，就会扰乱酵母的细胞周期：酵母细胞就停止分裂。鲍勃在一次研讨会上展示了他的序列。马克·所罗门(Mark Solomon)在观众中发现它是 Cyclin，他一直在酵母中寻找细胞周期蛋白基因，但没有取得太大的成功，但当他看到现在著名的 MRAIL 序列时，他知道这已足够了，将蛤蜊细胞周期蛋白 A 和海胆细胞周期蛋白 B 序列与 CDC13 进行比较，清楚地表明它是细胞周期蛋白的近亲。当 CDC13 突变时，细胞周期就停止了。那是一个令人惊叹和激动人心的时刻。安德鲁·穆雷(Andrew Murray)从加州给亨特打来电话："CDC13 is Cyclin。"

然而，不管是酵母还是海胆，距离人类间隔着 10 亿年的历史鸿沟。单细胞生物的酵母得到的结论，不能完全适应于人类。

原生动物进化为后生动物[①](Metazoan)是生命史上的一个重要里程碑。这种转变

---

① 后生动物是除单细胞原生动物外所有多细胞动物门类的总称。后生动物在胚胎发育过程中有胚层的分化，其中多孔动物门只有内胚层和外胚层的初步分化，腔肠动物门在内外胚层间又有中胶层。自扁形动物门后的门类都是三胚层动物。

通常以参与细胞分化、细胞间通信和细胞黏附的基因数量增加为标志。根据对海绵-两栖类蛋白质系统发育分析,提出后生多细胞生物的出现可能与细胞周期和生长、细胞-程序性死亡、细胞-细胞和细胞-基质黏附等功能的各种基因的进化有关。而动物细胞周期的核心机制一般可追溯到早期真核生物。真核激酶被添加到细胞周期控制系统,CDKs被认为是最后一个主要添加物。

2014 年,对来自 18 个生物 176 个 CDK 蛋白系统发育分析。第一次详细绘制了 CDK4/6 亚家族在从单细胞生物向后生动物过渡过程中代表性生物的进化历史。CDK 家族分为 8 个亚家族。其中 7 个亚家族(CDK1/2/3、CDK5、CDK7、CDK20、CDK8/19、CDK9 和 CDK10/11)在后生动物和真菌中保守,而亚家族 CDK4/6 仅在真后生动物(指所有具有细胞组织的动物,始于腔肠动物门)中存在。与酵母同源,CDK1 是哺乳动物细胞周期中唯一必需的 CDK(见图 70)。

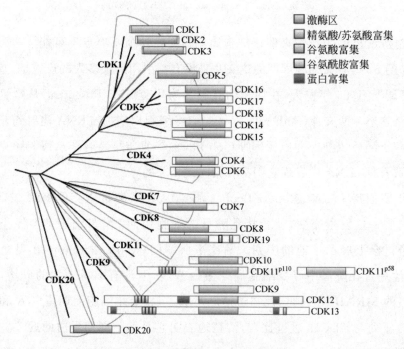

图 70 哺乳动物 CDK 亚家族的进化关系

原载:Malumbres M. Cxclin-dependent kinases. Gepgme Biol. 2014;15(6):122

截至 2021 年,共发现 20 个 CDKs,比较酵母和哺乳动物 CDKs,芽殖酵母含有两个细胞周期相关 CDKs,它们被多种细胞周期蛋白 CDC28 和 PHO85 激活。CDK1 是 CDC28 在哺乳动物中的同源基因,而 CDK5 被认为是 PHO85 的同源基因。CDK4/CDK6 亚家族不存在于酵母。KIN28、SRB10、BUR1 和 CTK1 分别是 CDK7、CDK8、CDK9 和 CDK12 的酵母同源体,CDK20 和 CDK11/CDK10 亚家族在酵母中不存在(见图 71)。CDKs 的数量在进化过程中增加,并以细胞周期相关组的扩大为标志。真菌含有 6～8 个 CDKs 和 9～15 个细胞周期蛋白,苍蝇和棘皮类含有 11 个 CDKs 和 14 个细胞周期蛋白,人类细胞有 20 个 CDKs 和 29 个细胞周期蛋白。这些已知的由 20 个丝氨酸/苏氨酸激酶组成的 CDK 家族,调节细胞周期、转录和剪接。大致分为两类:(1)细胞周期相关的 CDKs,包括 CDK1、CDK2、CDK4 和 CDK6,直接调节细胞周期各阶段的进展;(2)转录相关的 CDKs,包括 CDK7、CDK8、CDK9、CDK12 和 CDK13。转录相关 CDKs 通过磷酸化 RNA 聚合酶Ⅱ(RNA Pol Ⅱ)的 DNA 定向 RNA 聚合酶Ⅱ亚基(RPB1)的羧基末端结构域(CTD)以及其他靶标来调控基因的转录。此外,还有一类 CDKs 的基本功能尚未知。

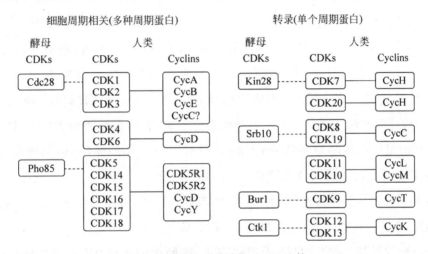

图 71 酵母和哺乳动物 CDKs 比较

原载:Malumbres M. Cyclin－dependent kinases. Genome Biol. 201 4;15(6):122

酵母和动物中的 CDKs 被认为是细胞周期控制的基石。细胞周期蛋白 C、H、L、Y 亚家族及细胞周期蛋白 K 和 T 作为一个整体亚家族,在动物、真菌和盘基网柄菌等中普遍保守。然细胞周期蛋白 B、A、E 和 D 具有不同的进化历史。细胞周期蛋白 D 亚家族出现于早期真核生物中,而真菌和许多其他单细胞生物中细胞周期蛋白 D 的缺失可能是由于这些生物中遗传特异性基因的缺失。CDK4/6-cyclin D 复合物的建立可能是真后生动物出现过程中细胞周期控制进化的关键步骤。虽然植物 D 型细胞周期蛋白通常被认为与动物细胞周期蛋白 D 同源,但植物并不具有 CDK4/6 同源基因。细胞周期调节中发挥作用的 RB-E2F 通路在动植物中是保守的,但在真菌中已经丢失。真核细胞周期由一个复杂的调控网络控制,CDK-cyclin 复合物作为细胞周期的关键调控因子,在细胞周期中磷酸化多种底物。在人类中,CDK4/cyclin D 在 G1 期磷酸化 pRB。

遗传性视网膜母细胞瘤是一种儿童罕见肿瘤,全球发病率在 1/16000～1/18000 例活产,预计每年发病在 8000 例。1971 年,鲁德逊(Alfred G Knudson,1922—2016)提出了发病的二次打击学说。即一次生殖系突变(first hit)和一次获得性体细胞突变

(second hit)，而非遗传视网膜母细胞瘤应同时出现两个体细胞突变。

该理论发表后数年并没有引起太多的注意，1976 年鲁德逊注意到疾病偶尔与智力衰退相联系，当两者同时出现，染色体缺失指向染色体 13q14 位点，1983 年 RB 基因被发现，1986 年该基因被克隆。视网膜母细胞瘤基因功能在许多人类癌症失活，而在正常静止组织中，RB 活跃，表明它是作为一种肿瘤抑制因子发挥作用（Weinberg，1991）。在细胞周期 G 晚期，pRB 的过度磷酸化被认为是细胞进入 S 期所必需的，这种形式积累持续到细胞有丝分裂结束。虽然 pRB 在整个间期都定位于细胞核，但蛋白质的高磷酸化形式表明它们与其他核蛋白的联系不那么紧密。G1 期间表达的一些 pRB 蛋白与一个已知的转录因子 E2F 相关。这种复合物可以结合到 DNA，并能抑制含有 E2F 结合位点的某些基因的转录。E2F 选择性地与低磷酸化的 pRB 形式结合，暗示 pRB 过度磷酸化可以阻止 E2F-pRB 相互作用，从而将 E2F 从抑制约束中释放出来，使其能够促进细胞基因子集的转录。体内定位 pRB 磷酸化位点与 CDKs 识别的位点相对应，因此 CDKs 与一种或多种哺乳动物 G1 细胞周期蛋白相关，包括细胞周期蛋白 C、D1、D2、D3 和 E。只有细胞周期蛋白 D 可激活 CDK4 酶活性。1993 年加藤（Kato J）等首次提供证据证明 D 型周期蛋白依赖性激酶控制 pRB 功能。

1995 年 RB 被认为在细胞周期中起中央调节器作用，可以抑制 E2F 转录因子的活性，阻滞细胞在 G1 期的活动，被认为是 G1 检查点。

细胞正确的复制、分裂受细胞周期检查点、细胞周期蛋白/CDK 复合物（正调控）、视网膜母细胞瘤蛋白（RB）和细胞周期蛋白依赖激酶抑制剂（CDKIs，包括 INK4 家族和 Cip/Kip 家族）的调控（负调控）。

已知三个检查点分别位于 G1/S、G2/M 和有丝分裂期，以确保细胞周期中事件的有序进行（图 72）。G1 检查点审核是否开始细胞分裂进程，条件包括细胞大小及基因组 DNA 损伤检查等，满足条件的细胞将不可逆地进入细胞分裂过程。G2 检查点最重要的作用是确保所有的染色体都被复制，并且复制的 DNA 没有被破坏。M 期检查点发生在有丝分裂中期，决定是否所有复制的染色体都被适当地安排到细胞的相对两侧，错误数目的染色体如被分配到子细胞，将可能导致子细胞死亡。

RB 家族成员是隔离 E2F 转录蛋白的口袋蛋白（Pocket Droteins）；E2F 与未磷酸化或低磷酸化的 RB 结合，抑制转录。当细胞受到有丝分裂信号刺激后，进入 G1 期。RB 蛋白被 CDK4/6-CyclinD 和 CDK2-CyclinE 复合物磷酸化，E2F 从 RB 中分离出来，允许 E2F 转录一些通过 RB 传递所需的应答基因（包括周期蛋白 E）。RB 作为周期的守门人低磷酸化守卫着阻止细胞周期进程的限制点；RB 的过度磷酸化与 E2F 的释放在有丝分裂完成后重新去磷酸化。$P16^{INK4a}$、$P21^{Cip1}$、$P27^{Kip1}$ 和 $P57^{Kip2}$ 均属于 CDKIs，其中 $P16^{INK4a}$ 可以抑制

CDK4 的活性,阻止 RB 蛋白磷酸化和 E2F 的释放,从而抑制细胞生命周期在 G1 期。另一方面,P21^{Cip1}、P27^{Kip1} 和 P57^{Kip2} 可以更广泛地抑制 CDKs 和 Cyclins 的活性,并在不同阶段阻断细胞(图 72)。

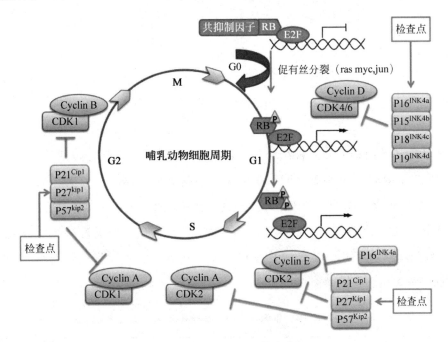

图 72 CDKs 在细胞周期中作用

原载:Zhang M,et al. AmJ Cancer Res. 2021:11(5):1913—1935

因此,视网膜母细胞瘤蛋白(Rb)和 CDKIs 是细胞周期的负调节分子。

细胞周期蛋白和 CDK,正性调节细胞通过检查点的进程。

细胞周期蛋白的合成和降解取决于有丝分裂细胞分裂周期的不同阶段。CDK 蛋白水平保持不变,而细胞周期蛋白质含量在细胞周期中起落(图 73),并以这种方式周期性地激活 CDK。在细胞周期的不同阶段需要不同的细胞周期蛋白,但与 CDK 一样,并不是所有的周期蛋白都与细胞周期相关。细胞周期蛋白仅在与 CDK 紧密结合时调节细胞周期。细胞周期蛋白水平的周期性波动是基于细胞周期的时间,当细胞进入细胞周期的下一阶段后,前一阶段有活性的细胞周期蛋白被细胞质酶降解。因此在每个检查点后,细胞周期蛋白水平会急剧下降。细胞周期的调节通常由 CDK 分子单独或 CDK/细胞周期蛋白复合物发生。没有特定浓度的完全激活的细胞周期蛋白/CDK 复合物,细胞周期将无法通过检查点。而为了让细胞通过每个检查点,所有的正调节因子必须"打开",所有的负调节因子必须"关闭"。

4 种 CDKs 在细胞周期中最为活跃,包括 G1 期(CDK4、CDK6 和 CDK2)、S 期(CDK2)、G2 和 M 期(CDK1)(表 10)。细胞依赖性激酶通过磷酸化选定的细胞周期蛋

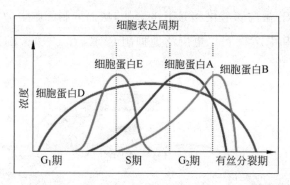

图 73　细胞周期不同阶段细胞周期蛋白的波动表达

白形成复合物。周期相关激酶被组合为一组级梯,以确保在细胞分裂期间,每个细胞准确复制 DNA,并在两个子细胞之间平等分离。细胞周期或转录阶段的任何失调都会导致细胞凋亡,但如果不能加以纠正,则会导致一系列疾病,如癌症、神经退行性疾病(阿尔茨海默病或帕金森病)和中风。CDK 活性被 cyclin 调节,如果没有相应的 cyclin 亚基,CDK 酶的活性比非共价二聚体复合物低 40000 倍。除周期蛋白结合外,CDK 活性还受保守苏氨酸和酪氨酸残基的磷酸化、CDKI、CDK 底物调控。

表 10　细胞周期蛋白-细胞依赖性激酶复合物在细胞月期的特定位点被激活

CDKS	Cyclin	Cell cycle
CDK4	Cyclin D1/2/3	G1 phase
CDK6	Cyclin D1/2/3	G1 phase
CDK2	Cyclin E	G1/S phase transition
CDK2	Cyclin A	S phase G2/M phase
CDK1	Cyclin A	transition
CDK1	Cyclin B	Mitosis

原载:BaiJ. Li Y. Zhang G. Cancer Biol Med. 2017;14(4):348-362.

鉴于 CDKs 控制着对癌细胞生存和生长至关重要的过程,它们被视为有希望的治疗靶点。CDK 抑制剂研究目前见于罕见发育不良、HIV 感染、更多用于癌症研究,如病毒相关恶性肿瘤、头颈部癌、恶性胶质瘤、妇科肿瘤、胃肠肝胰腺肿瘤,而最多见于乳腺癌研究。转录相关 CDKs 作为治疗靶点的研究开展较少,一些小分子抑制剂尚未进入临床应用。最近的一些研究表明,这些 CDKs 在驱动和维持癌细胞生长,特别是在主要由转录因子失调驱动的癌症中,如依赖 MYC 的癌症(如神经母细胞瘤)或 EWS FLI1 融合癌蛋白(尤文氏肉瘤)及卵巢癌和前列腺癌。

20 世纪 90 年代,多种 CDK 抑制剂,尤其是 CDK4/6 抑制剂被开发并在多种癌症中进行了测试。

6.2　CDK 抑制剂的发展

　　增殖信号的维持是癌症的六大特征之一。由于细胞周期的持续进展,逃避生长抑制因子和抵抗细胞死亡导致了复制永生、血管生成、侵袭和转移。肿瘤细胞周期相关基因发生突变导致细胞周期蛋白或 CDKs 不受调节的表达,引发独立于正常细胞外刺激的细胞增殖,或绕过旨在防止基因组损伤传播的检查点。大量的细胞和体内模型表明,细胞周期蛋白和 CDKs 是真正的致癌基因。

　　寻找新的抗癌药物已经从一种识别杀死肿瘤细胞的药物转向细胞转化背后的分子目标。人类基因组中大约有 500 个激酶,其中约 90 个与 Src 和 Bcr-abl 同属一个子类,每一种激酶都为细胞中独特的某一组蛋白质加上一个磷酸盐标签。因此,激酶是细胞内分子的主控面板。制药化学家常把分子想象成一个拓扑学的世界,若一个蛋白质表面有深的裂缝和如同口袋状的凹陷,通常就能吸引其他分子来结合,从而构成一个可施药的目标。幸运的是,激酶至少都拥有一个这样深深的可施药的"口袋"。1976 年,日本科学家在寻找海洋细菌毒素时意外发现"十字孢碱",这种大分子可以结合在大多数激酶都具有的"口袋"处,十字孢碱可以抑制数十种激酶。这种过程就像锁匠开锁,改变钥匙形状,然后试着开锁。20 世纪 80 年代中期,瑞士汽巴•嘉基(Ciba-Geigy)制药公司开发了一种可能抑制激酶的药物,由此合成了一种和 Bcr-abl 高度结合的分子——GCP57148,1993 年研究发现 GCP57148 可抑制慢性粒细胞白血病。至 1998 年,合并后的诺华公司(Novartis)勉强同意开展一项 100 例的临床研究。这就是后来的"格列卫"。

　　图 74 为结合袋的示意图,目前已知有 6 种不同类型的激酶抑制剂结合袋,分为 ATP 竞争 CDK 抑制剂和非 ATP 竞争 CDK 抑制剂。尽管化学结构不同,所有 ATP 竞争 CDK 抑制剂都结合 CDK 蛋白的 ATP 结合袋。CDK4/6 小分子抑制剂阿贝西利(abemaciclib)、哌柏西利(palbociclib)和瑞波西利(ribociclib)都是 ATP 竞争抑制剂。由于 ATP 结合袋中氨基酸链的高度保守,许多第一代 CDK

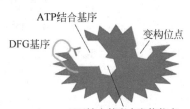

图 74　结合袋示意图

原载：Lukasik P,et al. Int J Mol Sci. 2021；22(6)：2806

化合物都是泛 CDK 抑制剂。这些抑制剂可以抑制细胞周期蛋白结合槽或 CDK-细胞周期蛋白结合,或模拟抑制 CDK 底物。由于不同蛋白调节剂的结合作用和对接位点通常不同,非 ATP 竞争性 CDK 抑制剂比 ATP 竞争性化合物更有选择性。比较而言,破坏 ATP 结合位点的可能性比破坏一个大的蛋白界面(如 CDK-Cyclin 结合表面)要高得多。目前已经描述的抑制剂有 50 多种。

6.2.1　嘌呤和嘧啶类似物

梅杰尔(Meijer)1988 年分别在海胆卵和海星卵细胞中发现天然植物激素或细胞分裂素 6-二甲氨基嘌呤和槲皮素、异戊烯腺嘌呤和十字孢碱是 CDK1-cyclin B 激酶抑制剂,但后来发现它们是非特异性激酶抑制剂。

6.2.2　第一代 CDK 抑制剂

通过筛选化学合成的抑制 cdk1-细胞周期蛋白 B 激酶的芳香细胞分裂素类似物,1994 年报道发现了高度 CDK 特异性的抑制剂奥罗莫星(olomoucine),它可抑制肿瘤细胞增殖并诱导肿瘤细胞凋亡。此外先后发现的激酶抑制剂包括塞利西利(Roscovitine)、CVT-313、奥罗莫星-Ⅱ、丁内酯(Butyrolactone)、帕罗酮(Paullones)、阿特波龙(alsterpaulone)、吲哚啉酮(Indolinones)等。第一代的 CDK 抑制剂的最重要的代表是夫拉平度(Flavonoidol)。

夫拉平度(也称 alvocidib)由赛诺菲-安万特公司(Sanofi-Aventis)开发,(化学结构见图 75)是迄今为止研究最广泛的 CDK 抑制剂,自 1997 年以来,已开展了 63 项临床试验。夫拉平度是一种半合成类黄酮,来源于罗西土碱。罗西土碱是一种生物碱,从印度原生植物红果樫木中分离出来,主要用于治疗类风湿性关节炎。作为一种 ATP 竞争性 CDK 抑制剂,夫拉平度可以通过与 CDK 1、2、4、6、7 和 9 相结合,诱导细胞在 G1 或 G2/M 期停滞;通过靶向血管内皮生长因子诱导细胞凋亡和抑制血管生成。可以抑制多种不同类型细胞系、人类肿瘤、白血病和淋巴瘤的增殖潜力。在泛 cdk 抑制剂(pan-cdk inhibitor)中,夫拉平度最早进入临床

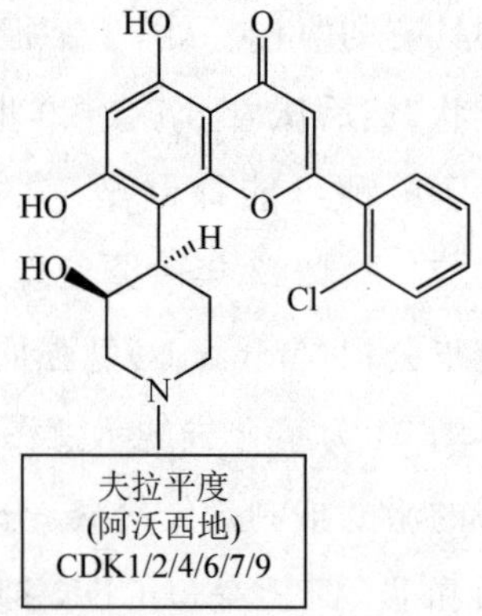

图 75　第一代 pan-CDK 抑制剂
Flavopinidol 化学结构
原载:Ed T,et a Cancers (Bxsel).
2022:14(2):293

试验。多个不同方案的Ⅰ期和Ⅱ期临床试验,在非霍奇金淋巴瘤、肾癌、前列腺癌、结肠癌和胃癌、慢性淋巴细胞性白血病、子宫内膜癌、多发性骨髓瘤和黑色素瘤显示出抗肿瘤活性。相较于体外广谱特性产生的大量活性结果,夫拉平度在体内观察到的活性却大大降低,在一些实体肿瘤的Ⅱ期研究中仅发现了低水平的临床活性。多个Ⅱ期临床试验显示剂量限制性毒性,如严重腹泻和血管相关事件,包括深静脉血栓、肺栓塞和心

肌梗死。虽然在一些临床前研究中,夫拉平度可与其他化疗药物(包括紫杉醇)产生协同效应,也吸引了大量投资。但夫拉平度并没有达到最初对 CDK 抑制剂的高期望,最终也没有出现Ⅲ期研究,夫拉平度的药物开发也于 2012 年停止。

总体而言,第一代 CDK 抑制剂相对缺乏特异性(因此被称为 pan-CDK 抑制剂),在某些情况下,可能因 CDK7 和 CDK9 抑制,导致转录抑制而诱导细胞毒性反应,加之毒性大,不可避免地对正常细胞产生有害影响。因此,大多数泛 CDK 抑制剂在临床试验中失败。

6.2.3　第二代 CDK 抑制剂

第二代 CDK 抑制剂目的是增加 CDK1 和 CDK2 的选择性和/或增加总体效力。十余种第二代 CDK 抑制剂在临床前试验中都表现出有效的抗肿瘤活性。五个相对研究较多的第二代 CDK 抑制剂迪纳西利、P276-00、AT7519、TG02、罗尼西利在乳腺癌、非小细胞肺癌、血液系统肿瘤等进行过多项临床测试。

非选择性 CDK 抑制剂在临床上的普遍失败被归纳为三个原因:第一,对治疗机制缺乏清晰的认识。对于许多特异性较低的 CDK 抑制剂,不能确认哪些 CDKs 在体内被抑制,因此,对治疗效果缺乏清晰的认识。例如,夫拉平度与多种远端细胞效应有关,包括细胞周期抑制、转录抑制、凋亡、自噬和内质网应激①这种理解的缺乏使开发这些药物作为靶向治疗和设计有效的联合策略的能力受到影响。第二,缺乏适当的患者选择。绝大多数采用特异性低的 CDK 抑制剂进行的研究是在未分层的患者队列中进行的。没有生物标记物为这类抑制剂选择敏感的亚群。夫拉平度和迪纳西利在慢性淋巴细胞白血病中的潜在活性以及罕见的特殊反应表明,一些肿瘤对这些药物敏感是有分子基础的原因。虽然这些反应的分子基础尚不清楚。控制转录的 CDKs 抑制可能部分相关。第三,缺乏治疗窗口。这些 CDK 抑制剂,许多靶向于正常细胞的增殖至关重要的几种蛋白质,如 CDK1 和 CDK9。这限制了这些药物达到治疗水平的能力,因为它们本质上不能区分癌组织和健康组织。这造成了非选择性 CDK 抑制剂的部分毒性,包括腹泻、骨髓抑制、贫血和恶心。

6.2.4　选择性 CDK 抑制剂

泛 CDK 抑制剂在临床应用中的最大挑战是其低特异性和对正常体细胞的显著副作用。目前已成功开发了多种特异性 CDK 抑制剂,包括 CDK1、CDK4/6、CDK7、

---

① 细胞的一种保护性应激反应,细胞因此降低胞内未折叠蛋白的浓度,以便阻碍未折叠蛋白发生凝集。

CDK9、CDK12/13 抑制剂等。每一种肿瘤都有其自身的 CDK 表达谱,因此,为相关患者选择合适的特异性 CDK 抑制剂可以确保治疗效果,同时也可以避免毒副作用。

1. CDK1 抑制剂

2021 年 AACR 和 ESMO 会议分别发布 Zentails 公司开发的 wee1 抑制剂 ZN-c3 的药效药代数据和联合用药中的剂量递增数据。使用 ZN-c3(80mg/kg qdx3)治疗荷瘤小鼠,显示出对肿瘤中磷酸化 CDK1 的显著抑制;Ⅰ期临床 23 名受试者(300mg qd 或更高剂量),18 名患者(78.3%)显示靶标命中。ZN-c3 联合化疗治疗铂类耐药或难治性卵巢癌、腹膜癌或输卵管癌的 Ib 期剂量递增研究,化疗药物包括多柔比星、卡铂、紫杉醇、吉西他滨,以评估安全性、药代、药效;实验结果尚未披露。

2. CDK7 抑制剂

CDK7 发现于 20 世纪 90 年代初。由 CDK7、Cyclin H 和 MATI 参与组成的 CDK 激活激酶(CAK)复合物能够磷酸化参与细胞周期调控的多种 CDK(1、2、4、6)激酶。另外,CDK7 参与转录过程的调控,能够磷酸化 RNA 聚合酶 Ⅱ 亚基的羧基末端结构域(CTD)5 位和 7 位的 Ser 残基,推动转录的起始。研究表明,CDK7 与白血病、三阴性乳腺癌、小细胞肺癌、胃癌和神经母细胞瘤等肿瘤的发生密切相关。几种 CDK7 特异性抑制剂已显示出显著的抗肿瘤活性,包括非共价抑制剂 BS-181、ICEC0942、LDC4297、QS1189 和共价抑制剂 THZ1、THZ2、YKL-5-124。BS-181 是首个高选择性 CDK7 抑制剂。临床前研究表明可抑制癌细胞增殖和异种移植瘤生长,但生物利用度较差,细胞通透性不足。ICEC0942(CT7001,samuraciclib)是首个口服 CDK7 抑制剂,由 BS-181 发展而来,2017 年进入临床试验。2021 年 ESMO 和 SABCS 发布一项单臂队列研究,评估 samuraciclib 与标准剂量氟维斯群联合治疗 HR+乳腺癌的耐受性和有效性。31 例患者中 6 例患者接受 samuraciclib 240mg qd,25 例接受 samuraciclib 360mg qd。总体耐受性良好,RECIST 评估一例接受约 1 年治疗的患者获得部分缓解。THZ1 是研究最广泛的 CDK7 共价抑制剂之一。可抑制 CDK7、CDK12 和 CDK13 活性。将 THZ1 的共价弹头与 PAK4 抑制剂 PF-3758309 的吡咯烷唑核结合,研制出抑制剂 YKL-5-124。临床前研究表明,YKL-5-124 可增强小细胞肺癌的基因组不稳定性,触发抗肿瘤免疫应答,为 CDK7 抑制剂与免疫治疗联合治疗提供了理论基础。SY-1365 衍生于 THZ1,2017 年 5 月进入晚期实体肿瘤 Ⅰ 期临床,评估其在卵巢癌和乳腺癌治疗中的疗效。SY-5609 于 2020 年 1 月进入 Ⅰ 期临床试验,2021 年 ESMO 发布了初期结果。

3. CDK9 抑制剂

CDK9 调节细胞转录延长和 mRNA 成熟,已成为由转录失调引起的癌症治疗靶点。目前共有 16 种 CDK9 抑制剂在肿瘤治疗不同阶段的临床研究。其中 P276-00、ZK-304709、BAY-1000394 和 SNS-032 因选择性差、毒性大而被终止临床试验。其他抑制剂正在多个临床试验中进行评估。

4. CDK12 抑制剂

到目前为止,临床试验中针对 CDK12 的抑制剂均为泛 CDK 抑制剂,包括迪纳西利和 SR-4835。因此,需要开发具有高特异性和药物特性的 CDK12 抑制剂。

第一代抑制剂显示了疗效和毒性之间的不平衡。第二代抑制剂的目的是增加选择性和效力,但在临床研究中同样显示有限的疗效和相当大的毒性。这些化合物的毒性与对正常细胞增殖(CDK1)和存活(CDK9)基础亚型的多靶点活性有关。然而,近年来,人们对识别靶向作用于肿瘤细胞且毒性较小的特异性激酶抑制剂的兴趣,导致了选择性 CDK4/6 抑制剂的发现。第三代 CDK 抑制剂选择性地抑制 CDK4/6,具有有效疗效和更低毒性,如 FDA 批准的哌柏西利、瑞波西利和阿贝西利。

6.3　CDK4/6 抑制剂在乳腺癌中的应用

6.3.1　靶向雌激素受体阳性乳腺癌

哈特韦尔、纳斯和亨特因发现细胞周期的关键调控因子于 2001 年被授予诺贝尔奖,从而开启了癌症治疗的新思路。许多靶向 CDKs 在调节细胞分裂和增殖功能的药物被开发。然而,这些药物尽管有很好的临床前结果,但非选择性的泛 CDK 抑制剂对正常细胞严重的毒副作用,使前两代 CDK 抑制剂止步于临床试验。也导致了以哌柏西利,瑞波西利和阿贝西利为代表的第三代选择性 CDK4/6 抑制剂合成与应用。图 76 扼要显示了 CDK4/6 抑制剂的研发历程。

1991 年三组研究人员在不同的实验环境下发现细胞周期蛋白 D。此前,在哺乳动物细胞中还没有发现 G1 期细胞周期蛋白。而芽殖酵母被认为可以合成三种这样的细胞周期蛋白(Clns 1、2 和 3)。在酵母中,诱导 Cln 蛋白,与 Cdc28/Cdk1 相关。纽约霍华德休斯医学研究所冷泉港实验室的 Xiong Y 等(1991)使用一个 Cln 缺陷的酵母菌株,找到一个可以弥补 Cln 遗传缺陷的人类 cDNA,将其定义为细胞周期蛋白 D1(CCND1);

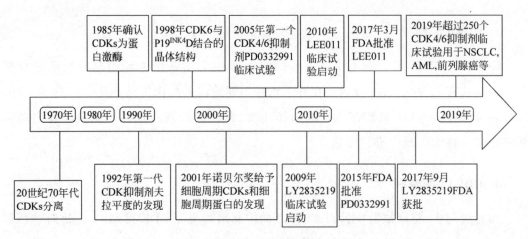

图 76　CDK4/6 抑制剂发展历程

原载：Yuan K, et al. Acta Pharm Sin B. 2021;11(1): 30-54

另一项独立研究,来自田纳西州孟菲斯霍华德休斯医学研究所的松七五三,诱导小鼠巨噬细胞在集落刺激因子-1 刺激下自 G1 期同步进入细胞周期,而一些细胞周期蛋白样 cDNA(最初命名为 Cyl1)可恢复细胞周期的差异表达;而两个关系密切的基因:Cyl2 和 Cyl3,被发现在不表达 Cyl1 的白介素-2 反应淋巴细胞中表达。两位作者在论文发表前偶然首次会面,相互交换了 Cyl1 和人 Cyclin D1 的预测氨基酸序列,加之人细胞周期蛋白 D1 与小鼠 Cyl1 蛋白抗体的沉淀,表明小鼠和人类基因是同源的。同年,麻省总院的元仓(Motokura)在甲状旁腺腺瘤中发现了一种名为 PRAD1 的基因,将 PRAD1 核苷酸序列与人 CCND1 的核苷酸序列进行比较,发现两者相同。提示 Cyclin D1 具有原癌基因特性。不出预料,Cyl 2 和 Cyl3 也被证明分别与随后鉴定的人类细胞周期蛋白 D2 (CCND2)和 D3(CCND3)基因等效。这些结果定义了三个 D 型细胞周期蛋白的独特家族:(1)在细胞周期 G1 期充当促有丝分裂传感器;(2)以细胞谱系特异性方式在各种组合中表达;(3)其功能在进化上是保守的,但没有一个是细胞周期进程所必需的;(4)可能会激活新的 CDKs;(5)具有潜在原癌基因能力。

1992 年,发现小鼠细胞周期蛋白 D 被发现与一个催化亚基(p34PSK-J3)相关。与已知的 CDKs 不同,小鼠 p34PSK-J3 与 p34cdc2、p33cdk2 和 p36cdk3 的氨基酸同源性不足 50%。细胞周期蛋白 D1-p34PSK-J3 复合物在 G1 期巨噬细胞中积累,在 S 期下降;体外显示细胞周期蛋白 D-p34PSK-J3 复合物稳定地结合并磷酸化 pRb 和 p107,但不与功能不活跃的 pRb 突变体相互作用。因此,p34PSK-J3 是一个 Cyclin D 调控的催化亚基,作为 Rb 激酶,即 CDK4。两年后迈耶森(Meyerson M)发现了 CDK6,具有类似的特性。CDK 1 和 2 与细胞周期蛋白 E、A 和 B 复合物,通过 S 期和 M 期驱动细胞周期进程,依赖于细胞周期蛋白 D-CDK4 在 G1 期发挥作用,推动已进入细胞周期的静止细胞或已完成有丝分裂的增殖细胞。CDK4 是一种非常挑剔的酶,它仅对 RB 和其他两个 RB 家族蛋白 p130 和 p107 具有限制性磷酸化倾向。而 CDK1 和 CDK2 可以磷酸化数百个细胞蛋白底物。CDK4/6 的作用是磷酸化 RB,使其在 G1 后期被其他 CDKs 灭活,并从 RB 约束中释放 E2F 转录因子,使其协同转录一组基因,从而启动 S 期。

在 CDK4 和 CDK6 被发现 20 多年后,抑制其活性的药物在癌症治疗中显示出显著疗效。

早期泛 CDK 抑制剂,抑制多种 CDKs。其中 CDK2 曾是药物开发项目中最常见的靶点。后续证据表明哺乳动物细胞在缺乏 CDK2/Cyclin E 活性情况下可以继续增殖,原因可能是 CDK4 和/或 CDK6 的代偿。这些结果提示 CDK2 作为抗癌靶点的吸引力可能不如 CDK4。

细胞周期 G1-S 期的进程需要通过 CDK4 或高度同源酶 CDK6 磷酸化 Rb 蛋白。Rb 的过度磷酸化减弱了转录因子 E2F 家族抑制基因转录的能力,从而允许多个基因的合成,这些基因的蛋白质产物是 DNA 复制所必需的。因此,CDK4 或 CDK6 的催化活性调节了 G1 向 S 期过渡和细胞分裂的关键检查点。超过 90% 的人类肿瘤通过各种遗传和生化适应放弃了这一过渡点的控制。这些异常,包括 CDK4 本身的上调、细胞周期蛋白 D 扩增、下调 CDK4 抑制剂 $p16^{INK4A}$、CDK4 突变、阻止 $p16^{INK4A}$ 与酶结合、Rb 自身的缺失或突变等,都可能通过完全消除检查点或影响 CDK4 活性或增强 Rb 的过度磷酸化而导致增殖控制的丧失。这清楚地表明,G1 检查点的取消或 CDK4/cyclin D 通路的加速在增殖和生存方面为癌细胞提供了明显的优势。基于这些观察,CDK 多年来一直被认为是癌症化疗的主要靶点。实验证据表明,抑制 CDK 活性可阻止肿瘤生长和/或至少部分逆转转化表型。如通过反义技术减少细胞周期蛋白 D 的表达,会导致 CDKs 活性的下降,从而抑制肿瘤生长,消除致瘤性,甚至导致肿瘤细胞死亡。其他报道表明,通过腺病毒基因传递系统或诱导启动子在肿瘤细胞中外源性表达 $p16^{INK4A}$ 可以在体外和体内阻止增殖和致瘤潜能。这些观察为 CDK4/6 作为癌症治疗的靶点提供了证据。

与非特异性 CDK 抑制剂相比,选择性 CDK4/6 抑制剂不抑制调节和控制正常细胞周期的 CDKs,从而避免了脱靶毒性,提供了明确的治疗窗口。基因敲除实验也表明,由于 CDK1 的代偿作用,CDK4/6 在正常成纤维细胞中并非绝对必要;在缺乏 CDK4/6 和细胞周期蛋白 D 的小鼠许多组织仍可正常发育,反映了其他 CDKs 的补偿性可塑性;此外,临床研究表明,$P16^{INK4A}$ 缺失或 cyclin D 过表达会提高细胞对药物的敏感性。

2001 年通过化学文库的筛选,初步确定[2,3-d]吡啶嘧啶([2,3-d]pyridopyrimidines)是 CDK4 的抑制剂。化学修饰导致 PD 0183812{分属:Pyrido[2,3-d]pyrimidin-7(8H)-one}被鉴定为 CDK4 和 CDK6 激酶活性的强效和高选择性与 ATP 竞争抑制剂。流式细胞术检测显示,PD 0183812 处理后,只有表达 pRb 的细胞株 G1 阻滞。这种抑制与 pRb 磷酸化的缺失和增殖的阻断相关,是可逆的。这些结果表明,在 pRb/cyclin D/p16^{INK4A} 通路具有细胞周期异常的肿瘤中,这类化合物作为治疗药物的潜在用途。

PD0183812 模板提供了一个有效的平台来抑制广泛的激酶,包括 CDKs。修饰 PD0183812 可以在体外提供对 CDK4/6 具有精细选择性的抑制剂。这种选择性分布在细胞中重现,其中最具选择性的抑制剂在高达 100 倍 IC$_{50}$ 的浓度下产生。2004 年来自辉瑞密歇根安娜堡癌症药理实验室戴维·弗赖伊(David W Fry)团队报告了新的化合物 PD 0332991 {6-Acetyl-8-cyclopentyl-5-methyl-2-([5-(piperazin-1-yl)pyridin-2-yl]amino)pyrido(2,3-d)pyrimidin-7(8H)-one}对周期蛋白依赖性激酶 4/6 的特异性抑制及其在人异种肿瘤移植中的抗肿瘤活性。图 77 总结了 PD 0332991 基于化学构架的发现历程。

在 N8 位引入环戊基和在 C2 位引入哌嗪环,增加了 CDK4 的效价。在 C5 位置引入甲基显著提高了对 CDK2 的选择性,同时保留了对 CDK4 的抑制。随后在 C6 位置引入一个乙酰基,并将 C2 位置的苯基替换为一个吡啶基,从而识别出选择性 CDK4/6 抑制剂。

通过测试化合物对四种酶(包括 CDK4/Cyclin D1、CDK2/Cyclin A、成纤维细胞生长因子受体和血小板来源的生长因子受体)的选择性抑制,显示 PD 0332991 是一种高度特异性的 CDK4 和 CDK6 的抑制剂;对 39 个代表了大多数主要蛋白激酶家族丝氨酸、苏氨酸和酪氨酸激酶进行检测。除了 CDK4 和 CDK6 外,这种化合物对其他酶几乎没有活性。目前唯一已知的 CDK4/6 天然底物是 Rb 家族基因产物,p110、p107 和 p130。在 Rb 上已知的 16 个磷酸化位点中,有 2 个位点(Ser780 和 Ser795)被 CDK4/6 特异磷酸化。因此,肿瘤治疗中,Rb 在这些特定位点的磷酸化状态可作为肿瘤细胞和组织中 PD 0332991 抑制 CDK4/6 的合适的生物标志物。在 MDA-MB-435 乳腺癌细胞中,降低 Ser780 位点 Rb 磷酸化的 IC$_{50}$ 为 0.066μmol/L;降低 Ser795 位点 Rb 磷酸化的 IC$_{50}$ 为 0.063μmol/L。体外实验表明,暴露 PD 0332991 后 4 小时 Rb 磷酸化开始下降,16 小时达到最大。这种抑制是可逆的,在药物去除 2 小时后,Ser780 和 Ser795 的磷酸化开始恢复,并在 16 小时内完成。PD 0332991 是一种有效的细胞生长抑制剂,抑制胸苷激酶进入 Rb 阳性人乳腺癌、结肠癌、肺癌和白血病的 DNA,IC$_{50}$ 值为 0.04~0.17μmol/L,阻止细胞进入 S 期来抑制 DNA 复制。PD 0332991 对 Rb 阴性细胞无活性。对两种删除 Rb 的 MDA-MB-468 人乳腺癌和 H2009 人非小细胞肺癌进行测试,在浓度高达 3μmol/L 时没有显示出抗增殖活性。比抑制阳性肿瘤细胞增殖所需的浓度高 1~2 个数量级。

有效剂量的 PD 0332991 治疗动物的特征是,其肿瘤中磷酸化 ser780 完全消除。这

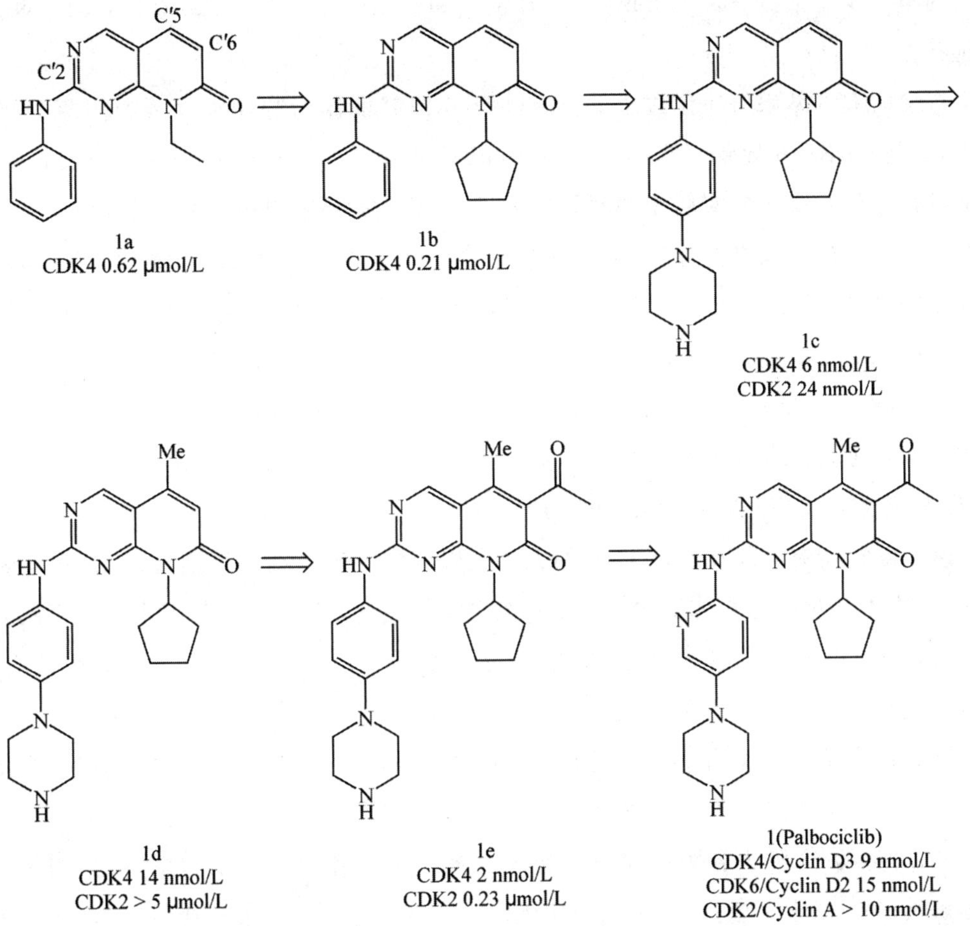

图 77　第一个选择性抑制剂 CDK4/6 抑制剂的发现

原载：Yuan K，et al. Acta Pharm Sin B. 2021；11(1)：30-54

种效应也与 KI-67 的显著减少有关。在 Colo-205 高敏感结肠癌的类似实验表明，在不同剂量之间完全抑制该生物标志物并不是产生肿瘤生长抑制的必要条件，但只有保持完全抑制才能实现肿瘤消退。比较使用高敏感的结肠肿瘤和中敏感的乳腺肿瘤的疗效实验结果，发现产生可比疗效所需的剂量有 7～8 倍的差异。药效学结果显示，在抑制 Rb Ser780 磷酸化所需的剂量上，两种肿瘤之间存在类似的差异，表明该生物标志物的调节与疗效密切相关。选择 4 个 E2F 调控的基因，包括编码 CDK1 的 CDC2、编码 Cyclin E2 的 CCNE2、编码胸苷激酶的 TK1 和编码拓扑异构酶 2A 的 TOP2A，检测其在 PD 0332991 处理的小鼠 Colo-205 肿瘤中的表达水平。所有四个基因均以剂量依赖性的方式下调，最大降幅为 13～87 倍。基因变化的程度与治疗反应的程度相一致，这进一步证明 PD 0332991 通过抑制 CDK4/6 发挥作用。

　　一系列研究结果表明，在某些肿瘤中，仅抑制 CDK4/6 就足以导致肿瘤消退和肿瘤负荷的净减少。根据 PD 0332991 的选择性谱和药动学谱,2004 年确定其为治疗癌症的候选药物。

这项研究的结果解决了过去关于 CDK4/6 抑制剂作为肿瘤治疗药物的两个问题,首先,抑制 CDK4/6 导致细胞抑制表型,可能只是暂时的肿瘤生长停滞。事实上,细胞停滞是在体外组织培养实验中观察到的表型,在体内,抑制 CDK4/6 不仅在许多人类肿瘤中产生强大的生长抑制作用,而且在某些肿瘤也能导致完全衰退。其次,基于体外培养模型的结果,有人提出,肿瘤可能通过激活或提高细胞周期下游的控制元素,如 CDK2/Cyclin E 活性或 c-myc,来规避 CDK4/6 抑制的抗增殖作用。本研究的结果不仅显示了 CDK4/6 抑制的强大和持续的治疗反应,而且还表明肿瘤并不容易发展出抗 CDK4/6 抑制引起的细胞周期阻滞的能力。用 PD 0332991 治疗 Colo-205 人异种肿瘤 14 天,停药数周复发后再次应用,并未产生耐药性,仍然对 Cdk4/6 抑制保持敏感。

基于既往研究:(1)15%～20%的人类乳腺癌中发现了细胞周期蛋白 D1 基因的扩增(究竟为不良预后意义或更惰性 ER 阳性表型相关尚不明确);(2)细胞周期蛋白 D 蛋白的过表达比例更高;(3)有研究表明,细胞周期蛋白 D 的扩增与三苯氧胺耐药有关;(4)已发现 Cyclin D1 通过直接激活 ER 而独立于 CDK4/6 来支持增殖;(5)20%～35%的乳腺癌报道了 pRb 功能丧失。芬恩(Finn RS)等假设人类乳腺癌可能存在一个依赖于 CDK4/6 功能的分子亚群,并且可能对这种药物有反应。为此,2009 年评估 PD 033299,对包括 44 种人乳腺癌细胞系和 3 个永生化的乳腺上皮细胞系,根据相关基因细胞角蛋白 8/细胞角蛋白 18 和细胞角蛋白 5/细胞角蛋白 17 表达比值,这些细胞系被归类于 luminal 或 basal 乳腺癌亚型。结果显示,ER 阳性亚型(包括 HER2 扩增的亚型)的细胞系对 PD 0332991 的生长抑制最敏感,而非 luminal/basal 亚型抗药。方差分析发现,在敏感细胞和抗药细胞之间有 450 个差异表达基因。在敏感细胞系,pRb 和 Cyclin D1 升高,CDKN2A(p16)降低。细胞周期分析显示敏感细胞株 G0/G1 阻滞,Western blot 结果显示,敏感细胞株 Rb 磷酸化受阻,而抗药细胞株 Rb 磷酸化未见阻滞。PD 0332991 分别与他莫昔芬和曲妥珠单抗在 ER＋和 HER2 扩增细胞系中具有协同作用。PD 0332991 增强了对他莫昔芬耐药细胞株 MCF7 对他莫昔芬的敏感性。研究对 CDK4/6 抑制剂靶向 ER 阳性乳腺癌的临床发展提供了强有力的理论基础。

6.3.2　CDK4/6 抑制剂在激素受体阳性乳腺癌临床应用

1. HR 阳性晚期乳腺癌上市前研究

第一个注册临床试验是 PD 0332991(哌柏西利)的Ⅰ期临床,clinicaltrials.gov 注册号为NCT00141297,有关PD 0332991第一阶段起始剂量的计算来源于3周大鼠和狗的毒理学研究:确定300mg/m²的剂量对10%的大鼠(STD10)产生严重毒性。大鼠STD10的1/10剂量(30mg/m²)对狗没有造成严重的、不可逆的毒性,对人相当于0.811mg/kg,即60kg的人相当于约50mg。毒理学数据表明,狗对PD 0332991暴露引起的睾丸退化和骨髓抑制比大鼠更敏感。鉴于PD 0332991的敏感性可能存在物种间的差异,25mg被确定为人类可接受的Ⅰ期起始剂量。

Ⅰ期研究采用两种给药方案:连用21天停一周(21/28)和连用2周停1周(14/21)。方案1剂量爬坡式为25mg、50mg、75mg、100mg、125mg、150mg,共41例,每天1次口服。方案2在150mg后,加200mg及225mg组,共33例,每天1次口服。重复治疗周期,直到出现疾病进展、不可耐受的毒性或研究者/参与者决定退出研究。入组18岁以上pRb阳性的晚期实体瘤(除外SCLC和视网膜母细胞瘤)或滤泡性弥漫大细胞非霍奇金淋巴瘤。研究始于2004年9月,2008年7月完成入组。Ⅰ期研究结果显示,在Rb阳性晚期实体瘤和非霍奇金淋巴瘤患者中,具有良好的临床疗效和耐受性。三周方案由MSK癌症中心施瓦茨(Schwartz GK)于2011年发表,33例患者中1例睾丸癌患者获得部分缓解,9例患者病情稳定。治疗相关的非血液学不良事件在第1周期发生29例(88%),之后为27例(82%);6例患者有剂量限制毒性(DLTs)(18%,4例为200mg/d,2例为225mg/d),最大耐受剂量(MTD)为200mg/d,推荐用于Ⅱ期研究。4周方案结果由宾夕法尼亚大学艾布拉姆森(Abramson)癌症中心弗莱厄蒂(Flaherty KT)等于2012年发表,第1周期后,分别有5例(12%)、3例(7%)和1例(2%)患者出现3级中性粒细胞减少、贫血和白细胞减少。最常见的非血液学不良事件包括疲劳、恶心和腹泻。中性粒细胞减少是唯一的剂量限制效应。推荐Ⅱ期剂量为125mg,每日1次。

随机开放Ⅱ期PALOMA-1/TRIO-18研究(ClinicalTrials. gov,注册号为NCT00721409)入组18岁以上,未接受任何系统性治疗的绝经后晚期HR+/HER2-乳腺癌。第一例入组时间为2009年12月22日,至2012年5月12日共165例随机进入哌柏西利(125mg qd,持续3周,停1周)和来曲唑(2.5mg qd)组,84例;来曲唑组81例。主要终点为意向人群无进展生存期,随访截至2013年11月29日。哌柏西利加曲唑组中位随访29.6个月,来曲唑组27.9个月,无进展生存事件发生41例和59例;中位PFS分别为:20.2个月和10.2个月(HR 0.488,p=0.0004)。哌柏西利联合来曲唑组83例患者中有45例(54%)出现3/4级中性粒细胞减少,来曲唑组77例中1例(1%);白细胞减少16例(19%)比0%;疲劳4例(4%)比1例(1%)。哌柏西利联合来曲唑组,发生严重不良事件为肺栓塞3例(4%)、背痛2例(2%)和腹泻2例(2%)。未发现发热性中性粒细胞减少或中性粒细胞减少相关感染。哌柏西利联合来曲唑组有

11 例(13％)患者和来曲唑组有 2 例(2％)患者因不良事件出组。哌柏西利于 2013 年 4 月获得美国 FDA 突破性疗法(Breakthrough Therapy)称号。2015 年 FDA 批准哌柏西利联合来曲唑治疗绝经后 HR＋/HER2-晚期转移性乳腺癌,成为第一个获批的 CDK4/6 抑制剂。截至 2016 年哌柏西利全球销售额达到 21.35 亿美元。

确认 PALOMA-1 结果的Ⅲ期临床 PALOMA-2 研究(ClinicalTrials.gov,注册号为 NCT01740427)入组时间从 2013 年 2 月至 2014 年 7 月,共有 17 个国家 186 家研究单位参与,666 例女性患者入组;以 2∶1 的比例随机分配至哌柏西利联合来曲唑组(444 例)或安慰剂联合来曲唑组(222 例)。所有患者中,48.6％存在内脏转移,62.8％既往接受过针对乳腺癌的全身治疗,37.2％为新诊断晚期乳腺癌,40.7％的无病间隔期≥12 个月,22.1％的无病间隔期＜12 个月。56.3％的患者此前接受过辅助内分泌治疗;22.7％仅存在骨转移。数据截至 2016 年 2 月 26 日,共出现 331 例次疾病进展或死亡事件。因疾病进展永久终止试验药物哌柏西利联合来曲唑组有 172 例(38.7％),安慰剂联合来曲唑组有 125 例(56.3％)。因不良事件而永久终止治疗分别为 43 例(9.7％)和 13 例(5.9％)。

在开发哌柏西利的同时,诺华公司(Novarti)和礼来公司(Eli lilly)平行开发了 CDK4/6 抑制剂 LEE011(2010 年,瑞波西利)和 LY 2835219(2009 年,阿贝西利)。与哌柏西利的核心结构相同,即 pyrrolo[2,3-d]嘧啶,经改构优化合成了 LEE011[①],并在 2010 年 2 月 25 日披露。

两药均为连续治疗 21 天,休息 7 天。从 2014 年 1 月 24 日至 2015 年 3 月 24 日, 668 例 HR＋/HER2-乳腺癌患者的临床试验(MONALESSA-2)中,LEE011 和来曲唑组的总有效率(ORR)与 PFS 分别为 52.7％和 63％,高于安慰剂和来曲唑组(37.1％和 42.2％)。两组中超过 10％患者出现 3/4 级不良事件包括:中性粒细胞减少(59.3％ vs 0.9％)和白细胞减少(21.0％ vs 0.6％);因不良事件而终止治疗的比率分别为 7.5％ 和 2.1％。2017 年成为 FDA 批准的第二个口服 CDK4/6 抑制剂。有关瑞波西利进一步探索治疗,包括骨髓纤维化(NCT02370706)、脂肪肉瘤(NCT03096912)、卵巢癌 (NCT03056833)、头颈部癌(NCT03179956)等多种疾病的临床研究正在进行。

与前两个不同,礼来公司开发的 CDK4/6 抑制剂-阿贝西利,分属 6-(Pyrimidin-4-yl)- 1H-benzo[d]imidazole 构架,通过虚拟筛选嘧啶-苯并咪唑支架(pyrimidine- benzimidazole scaffold)鉴定出的一种 CDK4/6 抑制剂[②],通过改构优化:从苯到吡啶的

---

① (7-cyclopentyl-N, N-dimethyl-2-[(5-piperazin-1-ylpyridin-2-yl) amino] pyrrolo [2, 3-d] pyrimidine-6- carboxamide)(分属 7H-Pyrrolo[2,3-d]pyrimidine scaffold)

② -LY2835219([5-(4-Ethyl-piperazin-1-ylmethyl)-pyridin-2-yl]-[5-fluoro-4-(7-fluoro-3-isopropyl-2-methyl-3H- benzoimidazol-5-yl)-pyrimidin-2-yl]-amine)

变化和哌嗪环的引入,降低了 CDK1 的抑制作用。吡啶和哌嗪之间的亚甲基连接和哌嗪环的异丙基取代进一步优化了 CDK1 的选择性,同时维持了 CDK4 的有效抑制。随后氟取代了嘧啶环和苯并咪唑环(见图 78),提高了特异性和药代动力学性质,得到选择性 CDK4/6 抑制剂阿贝西利。

3a
CDK4 4 nmol/L
CDK1 4 nmol/L

3b
CDK4 2 nmol/L
CDK1 222 nmol/L

3c
CDK4 2 nmol/L
CDK1 1010 nmol/L

3d
CDK4 2 nmol/L
CDK6 10 nmol/L
CDK1 1627 nmol/L

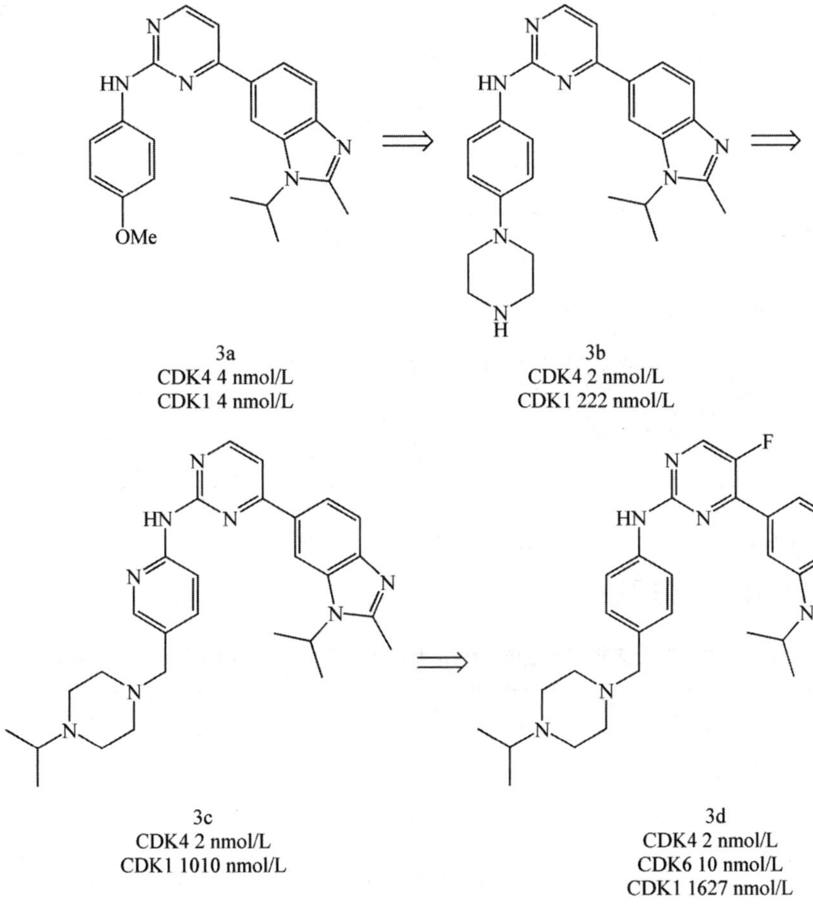

图 78 选择性抑制剂 CDK4/6 抑制剂阿贝西利的发现

原载:Yuan K,et al Acta Pharm Sin B. 2021;11(1):30-54

MONARCH-2 研究(2017 年):入组患者来自 19 个国家的 142 个中心,旨在评价内分泌耐药晚期 HR+乳腺癌患者使用阿贝西利联合氟维斯群与氟维斯群单药的疗效和安全性。内分泌耐药的定义为新辅助/辅助内分泌治疗期间或辅助内分泌治疗完成 1 年内疾病复发,或晚期一线内分泌治疗中进展。研究排除了针对晚期疾病进行过化疗的患者,主要终点是 PFS。2019 年 ESMO 结果,数据截至 2019 年 6 月 20 日,中位随访 47.7 个月,阿贝西利组 17% 的患者在分析时仍在接受治疗,安慰剂组为 4%。入组患者中 70% 曾接受过 AI 类药物。联合治疗组 PFS 达 16.9 个月,氟维斯群单药组为 9.3 个月,对于绝经前及围绝经期亚组,单药氟维斯群同样达到 10.5 个月的 PFS。总生存联合组较单药组获益 9.4 个月,分别为 46.7 个月和 37.3 个月。2017 年阿贝西利成为 FDA 批准的第三个口服 CDK4/6 抑制剂。

2. 激素受体阳性晚期乳腺癌

2021 年中国《CDK4/6 抑制剂治疗激素受体阳性人表皮生长因子受体 2 阴性晚期乳腺癌临床应用共识》汇总一线治疗Ⅲ期临床结果(见表 11)。

表 11   CDK4/6 抑制剂联合内分泌药物一线治疗 HR 阳性 HER2 阴性晚期乳腺癌Ⅲ期临床随机对照研究

研究	例数	治疗方法	mPFS(月)	HR	总生存率
PALOMA-2 研究	666	来曲唑＋哌柏西利;来曲唑	27.6±14.5	0.58	NR
MONALESSA2 研究	668	来曲唑＋瑞波西利;来曲唑	25.3±16.0	0.56	63.9m vs 51.4m;HR 0.76
MONARCH-3 研究	493	非甾体类 AI＋阿贝西利;非甾体类 AI	28.2±14.8	0.54	NR
MONAIPSSA-7 研究(绝经前和围绝经期)	672	内分泌治疗＋瑞波西利;内分泌治疗	23.8±13.0	0.55	随访 42 个月,OS 为 70.2% 和 46.0%,HR=0.71

CDK4/6 抑制剂与氟维斯群联合治疗 HR 阳性/HER2 阴性局部晚期和转移性乳腺癌的一线或二线疗效(见表 12)。

表 12   CDK4/6 抑制剂联合氟维斯群治疗 HR 阳性 HER2 阴性晚期乳腺癌Ⅲ期临床随机对照研究

研究	例教	治疗方法	mPPS(月)	PFS 风险比(HR)	中位 OS(月)	OS 风险比(HR)
PALOMA-3 研究	521	氟维斯群＋哌柏西利;氟维斯群	11.2±4.6	0.5	34.9±28.0	0.791
MONARCH-2 研究	669	氟维斯群＋阿贝西利;氟维斯群	16.4±9.3	0.55	46.7±37.3	0.757
MONAISSA-3 研究	726	氟维斯群＋瑞波西利;氟维斯群	20.5±12.8	0.59	NR±40.0	0.724

三项研究入组的患者大部分为接受二线及后线治疗的患者,MONARCH-2 和 MONALEESA-3 研究中 50% 以上为接受一线治疗的患者,MONALEESA-3 研究有 19% 为初治的患者。而 PALOMA-3 研究中 78% 为二线和后线治疗患者,约 30% 的患者接受过解救化疗。CDK4/6 抑制剂联合氟维斯群组疾病进展风险下降 40%～50%,HR 为 0.50～0.59;死亡风险下降 20%～30%,HR 为 0.72～0.79。

2019 年 4 月 4 日,基于真实世界研究(Wedam S,Clin. Cancer Res,2020)的证据,FDA 批准哌柏西利的适应症进一步扩大到男性乳腺癌患者。该数据出自 PALOMA-2/3 共计 28 例男性乳腺癌,并得到来自电子健康记录和保险索赔的真实数据的支持。

PARSIFAL(2019,ASCO)研究对比哌柏西利和氟维斯群或来曲唑治疗。入组 HR＋/HER2-,局部进展或 MBC,绝经后或绝经前使用卵巢功能抑制。中位随访 32 个月,氟维斯群联合哌柏西利 PFS(27.9 个月)未优于来曲唑联合哌柏西利(32.8 个月)(HR 1.13, $p=0.321$)。两组间的 3 年总生存无区别(79.4% vs 77.1%)(HR 1.00,$p=0.986$)。

3. 激素受体阳性早期乳腺癌

CDK4/6 抑制剂用于辅助治疗涉及四项研究:PALLAS 研究(哌柏西利)、PENELOPE-B 研究(哌柏西利)、Monarch E 研究(阿贝西利)和 NATALEE 研究(瑞波西利,研究进行中)。

Monarch E 研究:来自 38 个国家 600 多个中心随机入组 5637 例 HR+/HER2-高危早期乳腺癌患者。高危定义为:腋窝淋巴结(ALN)≥4 枚阳性或 1~3 枚 ALN 且至少符合以下 1 种情况:肿瘤大小≥5cm、组织学分级为 3 级、中央实验室检测 KI-67≥20%。分为 2 个队列,队列 1:ALN≥4 枚,或 ALN 1~3 枚且组织学 3 级和/或肿瘤≥5cm;队列 2:ALN 1~3 枚且 KI-67≥20%(非 G3、非≥5cm)。患者接受 2 年阿贝西利治疗(治疗期),或达停药标准。治疗期过后,所有患者将根据临床指征继续接受共 5~10 年的内分泌治疗。主要终点无侵袭性疾病生存期(IDFS),次要终点是 KI-67 高表达组 IDFS、无远处复发生存期(DRFS)、总生存期(OS)和安全性,根据患者既往是否接受过化疗、绝经等因素进行分层分析。中位随访 15.5 个月。阿贝西利的中位治疗时间为 14 个月。共观察到 323 例 IDFS 事件,阿贝西利 2 年 IDFS 绝对获益 3.5%(92.2% vs 88.7%;HR=0.75;$p=$ 0.01);阿贝西利联合内分泌治疗降低了 28% 的转移风险(HR:0.717),其中肝转移和骨转移的发生率降幅最大。阿贝西利最常见的不良反应为腹泻,28% 的患者早期停用了阿贝西利,其中 17% 因为不良反应停药,50% 的停药事件发生在治疗前 5 个月内。2021 年 10 月 13 日,美国 FDA 批准用于 HR+/HER2-,淋巴结转移,具有高复发风险早期乳腺癌患者的辅助治疗。

PALLAS 研究纳入 5600 例 Ⅱ-Ⅲ期 HR+/HER2-高危乳腺癌患者,随机分配至内分泌治疗组及哌柏西利＋内分泌联合治疗组持续 2 年,主要终点为 IDFS,次要终点为 DRFS、2 年 OS 率和安全性。随访期间观察到 351 例 IDFS 事件,两组 3 年 IDFS 率均为 88%(HR=0.93;$p=0.51$),所有的亚组分析未见哌柏西利表现出生存获益。

PENELOPE-B 研究评估新辅助化疗后残余侵袭性病灶的高复发风险 HR+/HER2-乳腺癌患者术后使用哌柏西利联合内分泌治疗的疗效和安全性。研究纳入 1250 例经肿瘤状态和肿瘤分级(CPS＋EG)评分为高复发风险(≥3 分)或 ALN 评分≥2 的 HR+/HER2-乳腺癌患者,手术后随机予以标准内分泌药物联合安慰剂或哌柏西利治疗,安慰剂和哌柏西利每 28 天为一个周期,共 13 个周期。入组患者的 60%CPS-EG 评分≥3分。中位随访43个月,IDFS、4年OS哌柏西利较安慰剂未现明显优势。

来自意大利的阿戈斯蒂尼(Agostinet)于2021年发表了基于此三项研究计12647例的系统综述及meta分析结果:增加CDK4/6抑制剂IDFS获益(HR 0.85,$p=0.071$);DRFS未观察到获益(HR 0.83,$p=0.311$)。结论认为HR＋/HER2-早期乳腺癌辅助CDK4/6抑制剂显示出IDFS获益趋势,但也增加了毒副作用和治疗中断风险。辅助CDK4/6抑制剂的作用仍然存在争议,在支持临床实践的直接改变之前,这些随机对照试验需要更长的随访时间。

4. 新辅助治疗

NeoPalAna研究,探索哌柏西利＋阿那曲唑在新辅助化疗中的疗效,结果发现15天的完全细胞周期阻滞率为87%,临床反应率为67%。FELINE研究比较瑞波西利联合来曲唑与来曲唑单药新辅助内分泌疗效,结果显示,瑞波西利组并未提高PEPI 0分患者的比例。NeoMONARCH-Ⅱ期研究纳入224例绝经后乳腺癌,随机分为阿贝西利单药,阿那曲唑单药和阿那曲唑＋阿贝西利三组,2016年中期分析显示阿那曲唑＋阿贝西利较单用阿贝西利能明显下降KI-67,且临床反应率最高。2020年结果显示含阿贝西利组有更多完全细胞周期阻滞(58%、68% vs 14%,$p<0.001$)。治疗结束时,46%ITT人群获得影像学应答,4%达到pCR。其他新辅助治疗的临床试验包括PALLET(L或P序贯L＋P)和CORALLEN研究(瑞波西利)等。

对于新辅助未达pCR的高危患者,根据2021年PENELOPE-B试验Ⅲ期研究结果,哌柏西利未提高患者的IDFS和OS(2、3、4年OS分别为96.3% vs 94.5%、93.6% vs 93.6%、90.4% vs 87.3%)。

5. 三种CDK4/6抑制剂的药代动力学、药理及不良事件差异

继哌柏西利PALOMA系列在晚期一/二线治疗获批适应症后,瑞波西利的蒙娜丽莎系列研究及阿贝西利国王系列研究也于2017年FDA获批适应症,其后的若干年,三个CDK4/6抑制剂研究集中在辅助和新辅助治疗,研究结果显示,药物毒副作用存在差异,其后的基础研究佐证了这种差异的可能机制。

三个CDK4/6抑制剂的临床选择或毒副作用差异比较,维度是多方面的。

(1) 从作用机制看,阿贝西利与激酶中保守的催化残基形成氢键;与ATP竞争结合的方式是在ATP结合袋后壁埋藏两个氟原子,而哌柏西利和瑞波西利则存在更大的取代基,瑞波西利为二甲基、哌柏西利为甲基酮和相邻的甲基,使之更难与其他激酶相容。这些差异造成了阿贝西利的激酶选择性更低(Chen P,Mol Cancer Ther,2016)。

图 79 显示三种选择性 CDK4/6 抑制剂的化学结构及对相关 CDK 复合物的半数最大抑制浓度(IC_{50})值。

CDK4 在乳腺癌中是一个显著的致癌驱动因子,而 CDK6 在造血干细胞分化中发挥着关键作用。三种激酶抑制剂在激酶选择性上表现出微妙的差异,其对 CDK4 和 CDK6 的半数最大抑制浓度(IC_{50})。阿贝西利是最有效的 CDK4/6 抑制剂,其对 CDK4 的抑制力约为 CDK6 的 5 倍,因此阿贝西利的血液毒性较小。而其对 CDK9 的抑制作用可能会改变糖原合成酶激酶 3(GSK3)介导的阿贝西利级联效应,最终导致特异性肠道毒性。

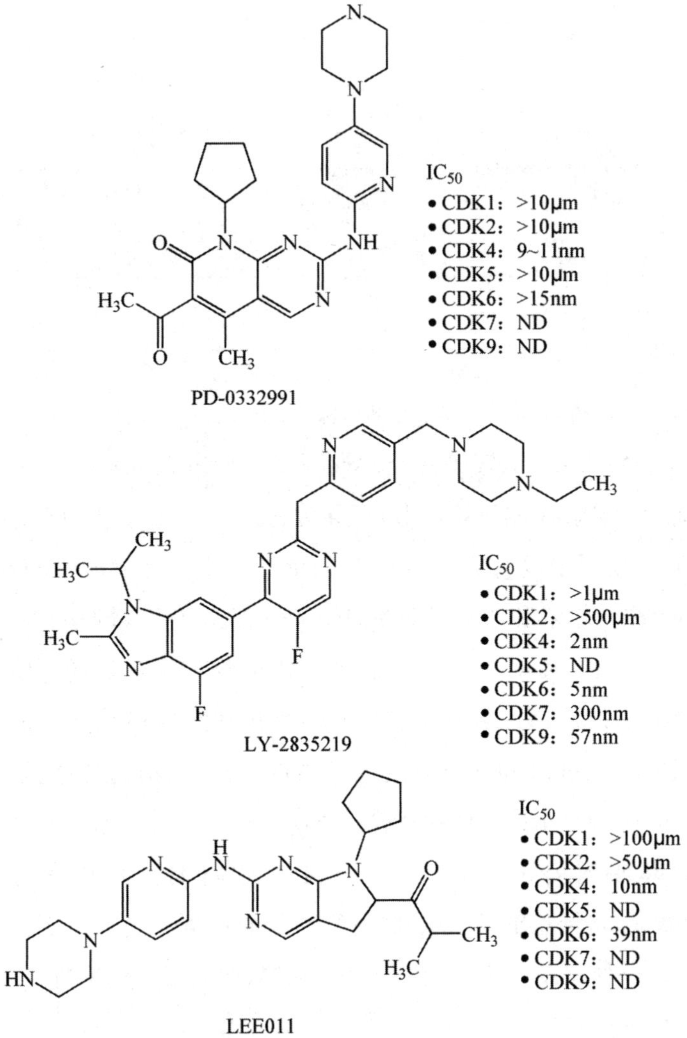

IC_{50}
- CDK1:>10μm
- CDK2:>10μm
- CDK4:9~11nm
- CDK5:>10μm
- CDK6:>15nm
- CDK7:ND
- CDK9:ND

PD-0332991

IC_{50}
- CDK1:>1μm
- CDK2:>500μm
- CDK4:2nm
- CDK5:ND
- CDK6:5nm
- CDK7:300nm
- CDK9:57nm

LY-2835219

IC_{50}
- CDK1:>100μm
- CDK2:>50μm
- CDK4:10nm
- CDK5:ND
- CDK6:39nm
- CDK7:ND
- CDK9:ND

LEE011

图 79　选择性 CDK4/6 抑制剂的化学结构及对 CDK 复合物 IC_{50} 值,ND 为不确定。

原载:Asghar U,et al. Nat Rev Drag Discov. 2015;14(2):130-146

（2）表 13 三个 CDK4/6 抑制剂的药理特征、毒副作用、作用靶点。

表 13

商品名	Palbocilib(IbanccR) PD 0332991	Ribociclib(KisqalhR) LEE011	Abemaciclib(VereceniosR) LY2835219
分子量(g/mol)	447.54	434.55	506.59
cLogP	2.7	2.3	5.5
半衰期(h)	24～34	30～55	17～38
代谢酶	CYP3A4＋SULT2A1	CYP3A4	CYP3A4
排泄途径(%)	粪便：74 尿：18	粪便：69 尿：23	粪便：81 尿：3
代谢的主要部位	肝脏	肝脏	肝脏
药物剂量降低(%)	36	54	43
停药率(%)	67	76	56
永久停药率(%)	7.4	7.50	20
细胞周期停滞	G1 期	G1 期	G1,G2 期
靶向激酶	CDK4,CDK6	CDK4,CDK6	CDK1, CDK2, CDK4, CDK5, CDK6,CDK9,CDK14,CDKs16-18
CDK4,IC50	9～11nM	10nM	2nM
CDK6,IC50	15nM	39nM	9.9nM
CDK9,ICS0	NR	NR	57nM

（3）三种抑制剂的药代动力学特征相似。经过快速吸收分布后，代谢主要发生在肝脏，体内外研究表明主要由 CYP3A4 介导。同时使用 CDK4/6 抑制剂和强 CYP3A4 抑制剂（即伊曲康唑、酮康唑和利托那韦）可导致血液中 CDK4/6 抑制剂暴露增加，增加毒性的机会。Yu 等模拟中度 CYP3A4 抑制剂维拉帕米和地尔硫卓对哌柏西利药代动力学的影响。估计维拉帕米和地尔硫卓的 Cmax 和 AUC 分别增加 22%～23% 和 38%～42%。认为哌柏西利与中度 CYP3A4 抑制剂合用药物相互作用的风险相对较小，无须调整剂量。除 CYP3A4 介导外，哌柏西利也被磺基转移酶（sulfotransferase,SULT2A1）代谢。SULT2A1 在小肠、肝脏和肾上腺皮质中高度表达，并通过硫酸盐偶联作用代谢口服药物。CYP3A4 和 SULT2A1 药物代谢变异可部分解释遗传多态性，但是否适用所有三种 CDK4/6 抑制剂尚不清楚。对 CDK4/6 抑制剂治疗患者进行 CYP3A4 和 SULT2A1 基因测序，可能会识别出需要调整剂量的亚群。与非亚洲患者相比，亚洲人群发生中性粒细胞减少症及 3 级以上中性粒细胞减少症更高，亚洲和非亚洲人群药代动力学差异原因尚不清楚。

（4）临床前模型表明阿贝西利能有效地穿过血脑屏障，而哌柏西利和瑞波西利穿透能力较差。综合有关文献可能与以下原因有关：①阿贝西利有较高的亲油性（lipophilicity,相关指标 cLog P＝5.5）。②与阿贝西利相比，哌柏西利从中枢神经系统中流出更明显。阿贝西利脑脊液浓度为 2.2～14.7 nmol/L,超过 CDK4/Cyclin D1 组合的解离常数,接近未结合血浆浓度。阻止血脑屏障药物渗透的一个常见机制是通过 ATP 结合盒(cassette)外排转运,这些转运蛋白包括 p 糖蛋白(P-gp)和乳腺癌抵抗蛋白(Breast Cancer Resistance Protein,BCRP),体外实验表明哌柏西利是 P-gp 和 BCRP 的底物,而瑞波西利是 P-gp 的底物,这限制了它们穿透血脑屏障的能力。而阿贝西利既是底物,也是 P-gp 和 BRCP 底物的抑制剂,因此,流出率比哌柏西利要低。

托拉尼(Tolaney)等报道一项Ⅱ期非随机临床试验,评估阿贝西利在 HR＋乳腺癌脑或软脑膜转移(Tolaney SM,Clin Cancer Res,2020)。研究显示,HR＋/HER2-患者队列,单药颅内临床获益率为 24%,软脑膜转移患者的中位无进展生存期 5.9 个月。阿贝西利在脑转移组织中达到的治疗浓度,远超过抑制 CDK4/CDK6 所需的浓度。本研究首次证实阿贝西利及其活性代谢物在转移性乳腺癌脑转移灶和脑脊液中的药理学相关浓度,是首个显示阿贝西利治疗中枢神经系统转移有益的研究。相关前瞻性试验正在进行,以评估哌柏西利(NCT02774681)、瑞波西利(NCT02933736)和阿贝西利(NCT02308020)在脑转移治疗中的脑穿透性和疗效。

(5) CDK4/6 抑制剂单药还是联合? 选择性 CDK4/6 抑制剂单药治疗晚期癌症疗效有限。首先,CDK4/6 抑制剂本身带来的细胞周期调节因有其他途径代偿而不会完成;其次,对 CDK4/6 抑制剂的过早适应可能会终止药物的有效性。再次,乳腺癌细胞株和动物模型的研究显示雌激素受体的活性可导致 Cyclin D1 表达的上调,而雌激素受体也被 Cyclin D1 激活,且不依赖于雌激素的结合。将哌柏西利与激素疗法联合,用于 ER 阳性乳腺癌细胞株,根据模型不同,观察到效果从相加到协同作用。最后,内分泌治疗产生抵抗与 CDK4/6 RB-E2F 轴调控的增殖相关基因的失调相关,这与 CDK4/6 抑制剂可对 ER 拮抗剂产生耐药性的多种 ER 阳性乳腺癌模型中显示出活性一致。

阿贝西利是唯一支持单药治疗的 CDK4/6 抑制剂。2017 年报道的 MONARCH 1 研究为Ⅱ期单臂开放研究,对 HR＋/HER2- 既往内分泌治疗期间或之后进展的 MBC,包括针对转移的 1～2 线化疗。阿贝西利 200mg bid,直到疾病进展或不可接受的毒性。132 例既往中位为 3(1～8)线全身治疗患者,90.2% 有内脏疾病,50.8% 有 3 个转移部位。经 12 个月的最终分析,客观缓解率为 19.7%;临床获益率(CR＋PR＋SD 大于 6 个月)42.4%,中位 PFS 为 6.0 个月,中位 OS 17.7 个月。最常见 AEs 为腹泻、疲劳和恶心;因不良事件停药 7.6%。研究显示,对难治性 HR＋/HER2 转移性乳腺癌,持续单药阿贝西利具有良好的耐受性和临床获益。

2018 年的一项Ⅱ期、多中心 TREnd 研究,检测哌柏西利单药与内分泌联合对 HR＋/

HER2-绝经后既往接受过 1 或 2 线内分泌治疗晚期乳腺癌。2012 年 10 月至 2016 年
7 月,共随机 115 例患者。联合治疗 CBR 为 54%,单药治疗 CBR 为 60%。联合治疗的
中位 PFS 为 10.8 个月,单药 PFS 为 6.5 个月(HR 0.69,$p=0.12$)。探索性分析显示联
合治疗的 PFS 优势出现在既往接受内分泌治疗大于 6 个月的亚组(HR 0.53,$p=0.02$),
但在小于 6 个月亚组未见这种优势。结论认为哌柏西利可逆转既往对内分泌有反应的
患者内分泌耐药。

(6) 不良事件:与哌柏西利和瑞波西利(均为 7.5%)相比,阿贝西利(20%)永久停
药的报道更多。剂量调整最常见的原因是哌柏西利和瑞波西利导致的骨髓抑制及阿贝
西利导致的腹泻。

8 项临床试验的总结表明,三种 CDK4/6 抑制剂最常见的 3/4 级副作用是中性粒细
胞减少、白细胞减少和腹泻。与化疗诱导的中性粒细胞减少不同,CDK4/6 抑制剂引发
的中性粒细胞减少是可逆的。嗜中性粒细胞减少通常在使用第一个周期中出现,从首
次给药到 3 级中性粒细胞减少首次发作的中位时间为 28(12~854)天,中位持续时间为
7 天。

与哌柏西利和瑞波西利相比,阿贝西利导致更高的腹泻和疲劳率。尤其在治疗的
第一个月腹泻最严重。MONARCH 2 和 3 研究中,腹泻中位发病时间约为 7 天,2~3 级
腹泻的中位持续时间为 6~11 天。腹泻可能需要停药和/或减少用药剂量。腹泻率在
第一个周期最高,随后下降。洛哌丁胺等止泻剂应在出现稀便时服用,一些临床研究已
使用预防性洛哌丁胺。阿贝西利 3 级腹泻(每天 7 次或更多),中位发病时间为 6 天,中
位持续时间为 6~8 天。

瑞波西利导致的肝毒性,丙氨酸氨基转移酶升高(15.6% vs 3.9%)、天冬氨酸氨基
转移酶升高(15.0% vs 3.6%),需要在基线和治疗期间监测肝功能。与来曲唑或氟维
斯群联合使用时,发生 3 级肝毒性的中位时间为 85 天,缓解至 2 级的中位时间为 22 天。
肝毒性可能需要中断、减少或停用药物。阿贝西利也与肝毒性有关,在 MONARCH 3
中,发生 3 级肝毒性中位时间约为 60 天,缓解至<3 级的中位时间大约 14 天。

此外,在 MONARCH 2 和 3 研究中,与安慰剂相比,使用阿贝西利的患者出现静脉
血栓栓塞事件(VTE)的比例更高(分别为 5% vs 0.9% 和 5% vs 0.6%)。

瑞波西利与可逆的、浓度依赖的 QT 间期延长有关,这似乎是瑞波西利独有的,说
明这不是 CDK4/6 抑制剂的效应。QTc 延长主要发生在瑞波西利联合内分泌治疗的第
一个周期,平均为 22.9 ms。在 MONALEESA-2 试验中,与来曲唑联合用药 11 名患者
(3.3%)被诊断为 QTc 延长至>480ms。在 MONALEESA-7 试验中,QTc 延长(较基
线延长>60 ms)的发生率较高(瑞波西利联合他莫昔芬患者 16%,联合非甾体芳香化

酶抑制剂为 7%)。汇总 MONALEESA 2、3 和 7 的安全性分析,治疗组 69 例($n=$ 1065)QT 间期延长,而安慰剂组 13 例($n=818$)。弗里德西亚校正 QT 间期(QTcF)> 480ms 治疗组 5%,安慰剂组只有 1%。鉴于 QTc 延长的风险,瑞波西利仅推荐用于 QTcF<450ms 患者,并建议患者在基线、第 1 周期第 14 天和第 2 周期第 1 天进行基线心电图检查,并避免与已知有可能延长 QTc 的药物同时使用。目前,已知有延长 QT 间期潜力的药物,如抗心律失常药物(如胺碘酮、二异丙胺、普鲁卡因胺、奎尼丁和索他洛尔)和已知可延长 QT 间期的药物(如氯喹、氟芳汀、克拉霉素、氟哌啶醇、美沙酮、莫西沙星、贝普利、匹莫西特和恩丹西酮)应予以避免。

2018 年基什报道一例 74 岁乳腺癌女性在接受新辅助阿贝西利和阿那曲唑联合放疗后发生辐射诱导局限性硬皮病。

第三代选择性 CDK4/6 抑制剂为激素受体阳性乳腺癌内分泌治疗提供了新的思路,PALOMA、MONALEESA 和 MONARCH 系列研究,在取得优异结果的同时,也带来一些有争议的话题,如:(1)CDK4/6 抑制剂治疗的最佳位置? 一线还是二线? 目前正在进行随机Ⅲ期 SONIA 试验(ClinicalTrials. gov identifier NCT03425838)将回答这一问题。(2)选择 CDK4/6 抑制剂生物标志物,以预测或优化治疗反应? 反映肿瘤细胞中 CDK-RB1-E2F 通路活性增加的生物标志物可以帮助识别对 CDK4/6 抑制剂治疗敏感的患者。然而,在 PALOMA-1 试验中,与所有 ER+/HER2-患者相比,使用 CCND1 扩增或 p16 缺失作为生物标志物并没有改善 PFS。(3)内分泌耐药,包括 CDK4/6 耐药,目前已知的 8 种潜在耐药机制,包括 RB1 缺失、AKT1、RAS、AURKA、CCNE2、ERBB2 和 FGFR2 的激活改变以及 ESR1 表达的缺失,但这 8 种机制仅可解释观察到的 66%的耐药。(4)三个 CDK4/6 抑制剂在药理特征和临床结果的不一致,是药物本身还是实验原因,尚需头对头比较研究。

6.3.3　CDK4/6 抑制剂在 HER2 阳性或三阴性乳腺癌的应用

1. HER2 阳性乳腺癌

一些早期研究已经表明,CDK4/6 抑制是 HER2 阳性肿瘤的潜在治疗方法。对哌柏西利活性的首次研究中,芬恩(Finn)等证明,三阳性乳腺癌,对哌柏西利明显比基底型细胞更敏感。哌柏西利联合曲妥珠单抗或 T-DM1 在体外 HER2 扩增的乳腺癌细胞中活性增强。此外,cyclin D1 缺失或使用哌柏西利抑制 CDK4/6 激酶活性可阻断 HER2 驱动的小鼠乳腺癌的进展。在停药或曲妥珠单抗治疗后复发的肿瘤,细胞核过度表达 Cyclin D1 和 CDK4 蛋白,极可能是与 MAPK 通路过度激活相关的突变的结果。

推测 Cyclin D1 过表达可能介导了 HER2 靶向治疗的耐药性。HER2 靶向耐受的肿瘤依赖于 Cyclin D1/CDK4 复合物,CDK4/6 抑制剂阿贝西利可以抑制它们的生长。重要的是,在拉帕替尼/曲妥珠单抗耐药的 HER2 阳性乳腺癌细胞中,联合靶向 HER2 和 CDK4/6 可协同抑制体外细胞生长。2016 年发表的一项包括 11 例 HER2 阳性晚期乳腺癌阿贝西利 I 期研究:4 例(36%)达到部分缓解,7 例(64%)病情稳定(2 例持续至少 24 周)。总体缓解率为 36%,临床获益率(CR+PR+SD 24 周)55%。中位无进展生存期 7.2 个月。表明 CDK4/6 抑制剂 HER2 阳性亚型中具有实质性作用。monarcHER Ⅱ 期随机试验(NCT02675231)旨在比较阿贝西利加曲妥珠单抗联合或不联合氟维斯群与医生选择的标准化疗加曲妥珠单抗治疗晚期乳腺癌的疗效。来自 14 个国家 75 家医疗中心,年龄 18 岁以上、HR 阳性、HER2 阳性、不能切除的局部晚期或复发转移性晚期乳腺癌患者,既往接受过至少两种抗 HER2 靶向治疗。患者被随机分配为阿贝西利＋曲妥珠＋氟维斯群(A 组),阿贝西利＋曲妥珠单抗(B 组)和标准化疗＋曲妥珠单抗(C 组)。每 21 天为一个周期。2016 年 5 月 31 日至 2018 年 2 月 28 日,共筛查 325 例患者,237 例符合条件的患者纳入研究,A 组($n=79$)、B 组($n=79$)和 C 组($n=79$)。中位随访 19.0 个月(14.7~25.1 个月)。中位 PFS,A 组 8.3 个月、C 组 5.7 个月,HR 0.67,$p=0.051$。B 组 5.7 个月与 C 组中位 PFS 无差异(HR 0.94,$p=0.77$)。与标准化疗加曲妥珠单抗相比,阿贝西利＋氟维斯群＋曲妥珠单抗联合显著提高无进展生存期,且耐受性更好。

一些针对新辅助治疗(如 NA-PHER2、PALTAN 研究)和转移性乳腺癌(如 PATRICIA 研究、PATINA 研究)的 Ⅱ-Ⅲ 期探索性研究正在实施,部分显示一定效果。

2. TNBC

TNBC 由于缺乏功能性 Rb 蛋白,靶向细胞周期蛋白 D-CDK4/6 通路曾被认为是一个没有希望的肿瘤亚群。近年发现 TNBC 的雄激素受体(AR)和/或 RB 阳性亚型显示潜在治疗意义,已开始临床探索。托拉尼(Tolaney)等一项临床试验,评估阿贝西利在 Rb 阳性 TNBC 患者中的作用,该试验自 2017 年 5 月开始招募,将提供关于 CDK 4/6 抑制剂在 Rb 阳性 TNBC 中的潜在作用。两项 Ⅰ/Ⅱ 期临床研究集中于 TNBC 的 AR 阳性亚型。研究抗雄激素(比卡鲁胺)和 CDK4/6 抑制哌柏西利(NCT02605486)或瑞波西利(NCT03090165)联合。Liu 等的一项研究评估了哌柏西利联合抗雄激素恩杂鲁胺(enzalutamide)在 TNBC 细胞中的作用(Liu CY,PLoS ONE,2017)。有关雄激素阻断作为 TNBC 患者潜在有效的治疗选择将逐渐明朗,但哪些患者从中受益以及哪种药物组合最佳仍未明确。

6.3.4 CDK4/6 抑制剂联合其他靶向治疗

CDK4/6 抑制剂与其他靶向治疗联合具有很好的临床前活性。维拉（Vora）等通过对 42 种 CDK4/6 抑制剂的筛选证明，它们能够使带有 PI3KCA 突变的乳腺癌细胞系对 PI3K 抑制剂（BYL719 和 GDC-0941）敏感。临床前研究表明 CDK4/6 和 PI3K 抑制剂联合可在体外和 PDX 小鼠中触发癌细胞凋亡。哌柏西利＋塔西利司或瑞波西利＋阿培利司比单独用药更有效。抑制 PI3K 信号通路增加了癌细胞对哌柏西利的敏感性，机制可能归因于有丝分裂后 CDK2 活性的抑制及肿瘤免疫原性和 T 细胞活化的增强。基于这些令人鼓舞的数据，目前已开展了瑞波西利、氟维斯群和 PI3K 抑制剂（BKM120 或 BYL719）的联合（NCT02088684），但临床耐受性尚不清楚。

应用 Rb 核染色水平预测对 CDK4/6 抑制剂的反应也是一个悬而未决的问题。

另有数据表明，哌柏西利和雷帕霉素激酶抑制剂 MLN0128 对 ER 阴性 Rb 阳性乳腺癌模型中具有协同活性。以及在 MT4-MMP、EGFR 和 Rb 高表达的 TNBC 亚群中使用厄洛替尼靶向 EGFR。

6.3.5 CDK4/6 抑制剂联合化疗

哌柏西利和瑞波西利由于血液学剂量限制毒性采用间歇给药方案，其连续给药方案的疗效与间歇给药的疗效尚不清楚；同时也限制了与化疗的联合。CDK4/6 抑制剂和化疗靶向细胞周期的不同阶段，CDK4/6 抑制剂诱导细胞周期阻滞在 G0、G1 期，阻止细胞进入随后的细胞周期阶段。这拮抗了经典化疗的作用。一些乳腺癌的临床前研究探讨了 CDK4/6 抑制剂治疗后化疗的效果，单药治疗优于联合治疗。在 HR 阳性和 TNBC 模型中，CDK4/6 抑制剂联合紫杉醇可促进细胞凋亡，而哌柏西利联合卡铂的抗肿瘤活性仅在 Rb 阳性小鼠中较卡铂单药获益。对 TNBC 细胞系中，哌柏西利与阿霉素或紫杉醇联合使用，同样显示联合使用在 Rb 依赖细胞中引起细胞周期阻滞但未引起细胞死亡，提示哌柏西利诱导的细胞抑制可能会干扰化疗药物的细胞毒性作用。故此，应考虑 CDK4/6 抑制剂与细胞毒药物治疗顺序的可能性（Johnson N，Cell Cycle，2012）。哌柏西利联合紫杉醇对 Rb 阳性 TNBC 细胞模型似乎具有拮抗作用，而序贯治疗比单药治疗更能有效抑制细胞增殖，增加细胞死亡。但 CDK4/6 抑制剂曲拉西利在 CDK4/6 依赖的异种移植物和 PDX 模型中，并不会降低化疗疗效。一项胰腺癌的临床前研究表明,化疗后通过给予 CDK4/6 抑制剂逆转治疗顺序,可以通过抑制同源重组①蛋白来增加化疗的效果。基于这些研究,治疗的顺序和时间似乎至关重要,以达到最佳的抗肿瘤效果。

6.3.6　CDK4/6 抑制剂联合免疫治疗

CDK4/6 抑制剂不仅在肿瘤细胞中诱导细胞周期阻滞,而且还能引发抗肿瘤免疫反应。一项 Ib 期临床试验初步显示阳性结果,在 ER 阳性 HER2 阴性 MBC 中,阿贝西利与帕博利珠联合使用是安全的,16 周中期分析显示,ORR 为 14.3%。目前需要研究 CDK4/6 抑制和免疫检查点抑制剂作用的随机安慰剂对照临床试验,以及更好的生物标志物来预测治疗效果,以更好地选择对免疫检查点抑制剂反应最好的患者。

6.4　基于 PROTACs-CDK 降解剂

PROTAC 概念首现于 2001 年 Crews 实验室,其报道的首个双功能分子化合物,通过微注射将 β-trcp 基的 PROTAC 注入 HEK293 细胞成功触发 MetAP-2 泛素化。2008 年,第一个全小分子 PROTAC,针对 HeLa 细胞中的 AR。至 2015 年,产生了几乎完全降解雌激素相关受体 α 的 PROTAC 以及纳米级活性的 RIPK2(受体相互作用丝氨酸/苏氨酸激酶-2(Receptor interacting serine/threonine kinase 2)。

1954 年,沙利度胺被德国制药公司开发为一种镇静催眠药物。特别对恶心、呕吐等早孕反应有明显的抑制作用。1957 年,沙利度胺以商品名"反应停"(Contergan)作为镇静催眠类非处方药在德国上市,截至 1960 年,反应停在除中国大陆和美国外全球 46 个国家上市,被广泛用于抑制妊娠妇女的早孕反应。20 世纪 60 年代早期,麦克布莱德(McBride)和伦茨(Lenz)独立报道了沙利度胺具有高度致畸性(见图 80)。当孕妇服用沙利度胺时,新生儿会出现严重的发育缺陷:海豹肢症。1961 年 11 月起,"反应停"在世界各国被强制撤回,研发的德国公司也在支付 1.1 亿西德马克的赔偿后被迫倒闭。

1965 年,以色列医生雅各布·谢斯基(Jacob Sheski)将沙利度胺当作安眠药来治疗 6 例伴有长期失眠的麻风结节性红斑患者,意外发现沙利度胺可以有效改善患者的皮损。1969 年和 1971 年,两项随机试验证实对麻风性结节性红斑的疗效;随后的 32 项研究涉及 1600 多名患者使用沙利度胺成功治疗中度至重度麻风性结节性红斑的皮肤症状。美国赛尔基因公司(Celegene)对沙利度胺及其衍生物研究显示与地塞米松联合

---

　　① 同源重组(Homologous Recombination):发生在非姐妹染色单体之间或同一染色体上含有同源序列的 DNA 分子之间或分子之内的重新组合。同源重组可以双向交换 DNA 分子或单向转移 DNA 分子。

THALIDOMIDE AND CONGENITAL ABNORMALITIES

SIR,—Congenital abnormalities are present in approximately 1·5% of babies. In recent months I have observed that the incidence of multiple severe abnormalities in babies delivered of women who were given the drug thalidomide ('Distaval') during pregnancy, as an anti-emetic or as a sedative, to be almost 20%.

These abnormalities are present in structures developed from mesenchyme—i.e., the bones and musculature of the gut. Bony development seems to be affected in a very striking manner, resulting in polydactyly, syndactyly, and failure of development of long bones (abnormally short femora and radii).

Have any of your readers seen similar abnormalities in babies delivered of women who have taken this drug during pregnancy?

Hurstville, New South Wales. W. G. McBRIDE.

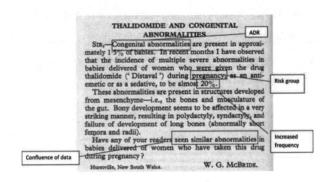

图 80 麦克布莱德给 *Nature* 关于沙利度胺安全性报告的来信

原载：Fornasier G，et al. Int J Clin Pharm. 2018；40(4)：744-747

对多发性骨髓瘤有较好疗效。2006 年 FDA 批准这一新适应证。2006 年和 2013 年，FDA 又批准了来那度胺和泊马度胺上市，适应症均为多发性骨髓瘤。沙利度胺作为免疫调节药物成功逆袭。

2010 年东京医科大学化学生物学系的伊藤(Takumi ITO)和南达(Hiroshi HANDA)团队确定 Cereblon(CRBN)是沙利度胺致畸作用的唯一直接靶点，后续研究显示，CRBN 是反应停的抗癌活性和致残性的主要直接靶点。CRBN 与损伤特异性 DNA 结合蛋白 1(DDB1)、Cullin 4(Cul4)和 cullin1 调控因子(Roc1)形成一个泛素连接酶(E3)复合物，当沙利度胺或其衍生物与 CRBN 结合时，CRBN 作为一个底物识别构件，催化泛素结合到特异底物蛋白，并进行随后的泛素化和蛋白降解。底物的选择性依赖于 CRBN 结合化合物的结构。因此，利用 CRBN 开发的蛋白质水解靶向嵌合体技术引起研究人员和制药行业的关注。

研究沙利度胺与 CRBN 结合，导致更多类药物的 E3 连接酶结合物被鉴定。CRBN 的 C 端结构域命名为 CULT，被定义为细胞配体和沙利度胺的结合位点。目前已经建立了与沙利度胺、来那度胺(lenalidomide)和波马度胺(pomalidomide)(见图 81)，结合的 DDB1-CRBN 复合物的晶体结构，为致畸性提供了分子基础。CRBN 在组织中普遍表达，CRBN 调控因子可能发挥组织特异性作用。ARV-825 是克鲁斯实验室生产的第一种基于 CRBN 的 PROTAC，以剂量依赖的方式介导癌蛋白 BRD4 的降解。

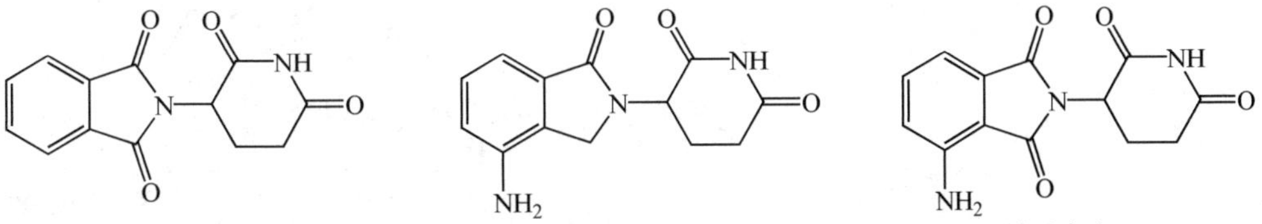

沙利度胺(51) 来那度胺(52) 波马度胺(53)

图 81 沙利度胺(51)、来那度胺(52)和波马度胺(53)化学结构式

原载：WangY，et al. Aca Pharm Sin B 2020；10(2)：207-238

2017 年内布拉斯加州医疗中心罗伯 C. M(Robb C. M)等报告了一种选择性 CDK9 降解剂 THAL-SNS-032,这是由 SNS-032 配体和沙利度胺衍生物组成。THAL-SNS-032 导致 CDK9 的快速降解,而不影响其他 SNS-032 靶点,从而开启了靶向 CDK 蛋白降解之路。

耐药降低了 CDK4/6 抑制剂治疗癌症的疗效,通过 PROTACs 诱导 CDK4/6 降解已成为癌症治疗一个有前途的选择。作为一种蛋白质降解剂,PROTACs 可以诱导细胞中的泛素-蛋白酶体系统寻找、降解和破坏疾病相关蛋白。一个 PROTAC 分子由两个功能分子片段和它们之间的连接物组成。PROTAC 分子的一个片段与需要降解的靶蛋白,如 CDK6,相互作用,而另一个片段与 E3 泛素连接酶连接。在 PROTAC 的帮助下,CDK6 和 E3 泛素连接酶与 PROTAC 形成三元复合物。随后,该复合物启动 CDK6 的泛素化,CDK6 被蛋白酶降解。

3 个 CDK4/6 抑制剂与 CDK6 的共晶结构表明,CDK4/6 抑制剂的氨基嘧啶部分与 CDK6 形成 3 个氢键,对 CDK4/6 的亲和力至关重要。江(Jiang)等在 2019 年保留了氨基嘧啶部分,在哌嗪部分附加了连接子,产生了 CDK4/6 降解器 42(BSJ-02-162)和 43(BSJ-03-204),赵(Zhao)等(2019)报道了 44(见图 82)。布莱德(Brand)等在 2019 年报道 45(BCJ-03-123),由哌柏西利和波马度胺组成的 PROTAC,能选择性地降解 CDK6 而不影响 CDK4。拉娜(Rana)等在 2019 年报道了化合物 46,与 CDK6 结合的哌柏西利,X 射线晶体结构表明,哌柏西利的氨基嘧啶核中的氮原子与 CDK6 的铰链区残基相互作用,可选择性地诱导 CDK6 的降解,而对 CDK4 没有影响。Su 等(2019)报道了 47(CP-10),同样是一种 CDK6 降解剂,对 CDK1/2/5/9、MEK1 和 EGFR 也没有影响,显著降低了其脱靶效应(见图 82)。PROTAC 技术为解决耐药问题提供了一种很有前景的方法。新的小分子 PROTAC 技术大大提高了渗透性,正逐步解决 PROTACs 难以通过细胞膜的问题。通过 PROTAC 技术发现的雄激素受体蛋白降解剂 ARV-110 和 ER 蛋白降解剂 ARV-471 已于 2019 年进入临床试验,初步结果振奋人心,未来将有越来越多的候选药物进入临床试验,值得进一步关注。

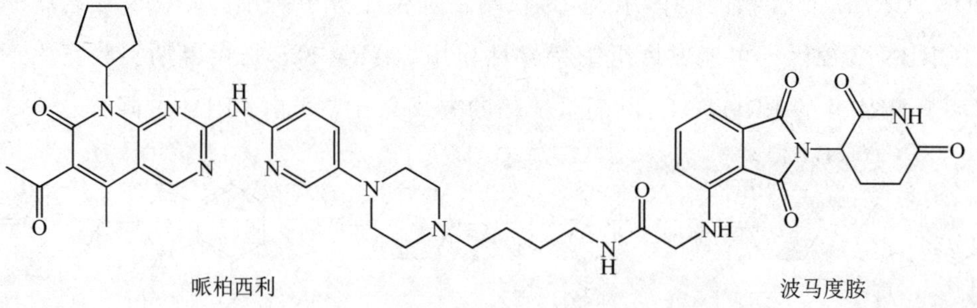

哌柏西利　　　　　　　　　　　　　　　　波马度胺

42

图 82　代表性的 CDK4/6 降解示意图

原载:Yusn K,et al. Acta Phurm Sin B. 2021;11(1):30-54

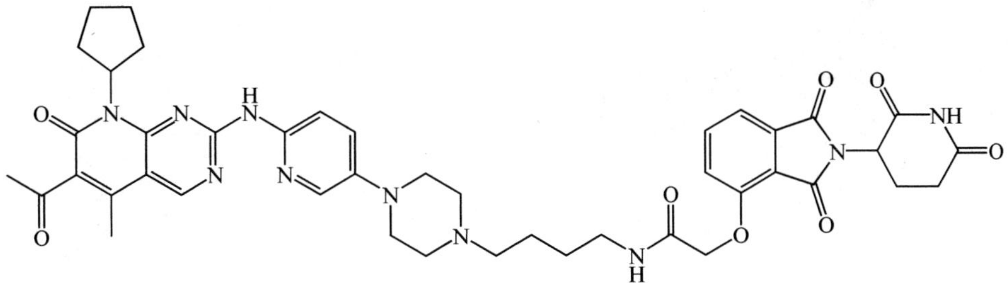

43

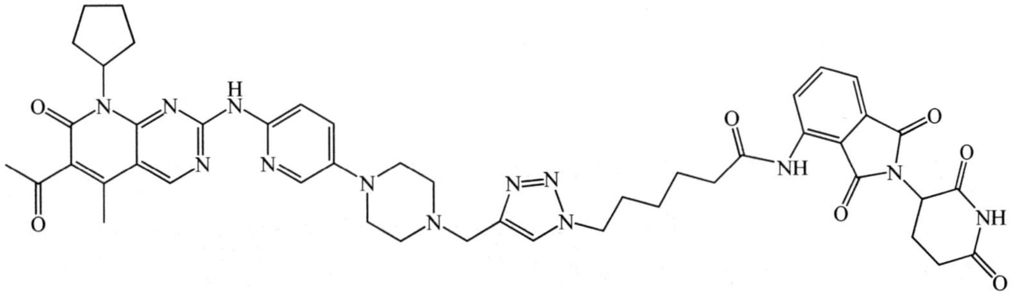

44

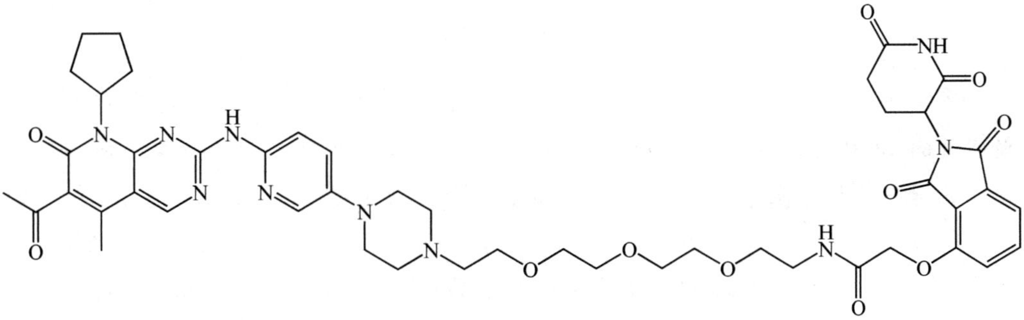

45

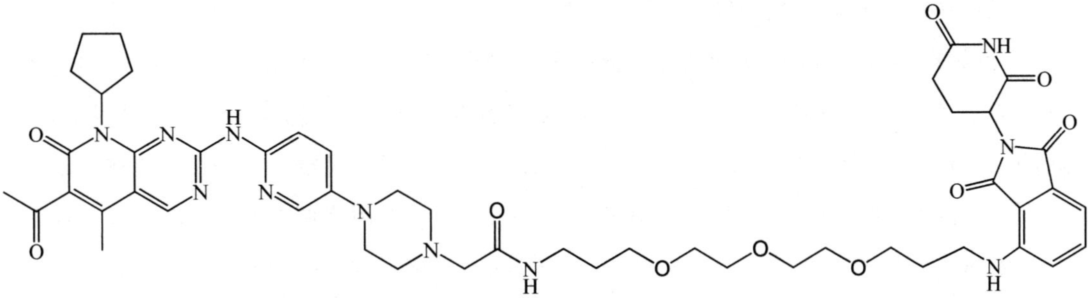

46

图82（续）

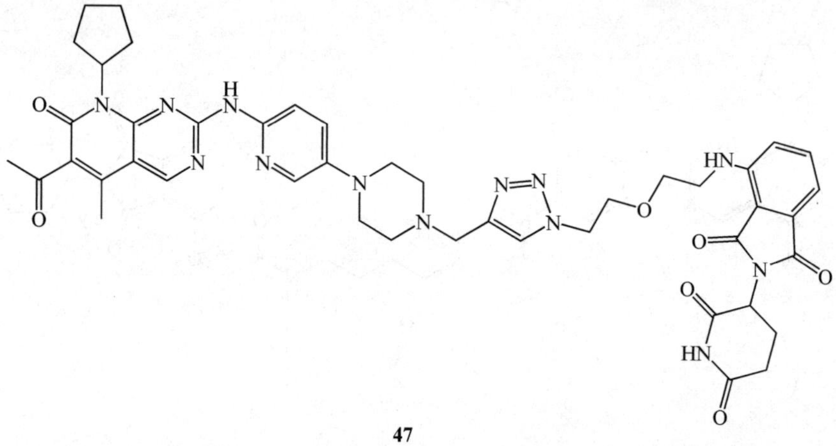

47

图 82(续)

值得一提的是,来自中国天津的团队,2021 年报道了第一个含有 CRBN 配体,基于瑞波西利衍生物的口服 PROTAC,作为具有生物活性的前药,体内选择性诱导恶性黑色素瘤细胞 CDK2/4/6 降解,从而导致细胞周期的阻滞和凋亡。

保罗小传

获取保罗·纳斯(Paul Nurse)的生活轨迹尤其是他的家庭生活似乎很难。笔者能得到的,也就是几篇保罗的演讲、记者的访谈,这其中也都是他的研究经历。他的工作轨迹是作者根据 1973 年以来保罗发表论文作者单位信息,做的一些梳理①。

保罗于 1949 年 1 月 25 日出生在英格兰东部靠近北海的诺里奇(Norwich),出生数月后,就到了伦敦。

保罗从 9 岁开始,对自然和天文学产生浓厚的兴趣。每天上学的路上,看着季节的流逝,植物在春天发芽,夏天开花,最后在秋天枯萎凋零;各异的动物、昆虫、鸟类随着季节的变化而出现和消失。心里思考这些多样性是如何产生的,个体有机体是如何发展的,生命是如何运作的? 他也常用家里的双筒望远镜观察星空。1958 年,他在报纸上读到"斯普特尼克 2 号"人造卫星将在夜晚经过伦敦,可以用肉眼看到,而且卫星上还有一只名叫莱卡的狗。那夜,他穿着睡衣在自家花园前瑟瑟发抖地等待。当卫星出现的时候,他追着跑到街上,对着任何一个愿意听的人大喊:那儿有只狗。

得益于生物老师基思·尼尔(Keith Neal)的启发和帮助,保罗在课余时间做实验,研究了鱼卵的发育和果蝇眼睛色素的形成。实验过程还遵循了《科学美国人》的相关协议。

---

① 如果哪位读者对保罗的生活有兴趣,可以循着这个网址: http://nobelprize.org 看看他的自传。

保罗对外语似乎先天无感,连续 6 次在规定的法语考试中不及格,这也让他失去了上大学的机会,因为在当时,一门外语是所有学生进入英国大学的强制性要求。17 岁的时候,保罗成了一名初级技术人员,在伦敦吉尼斯啤酒厂实验室,做免疫荧光识别细菌病原体的研究。后来,得益于伯明翰大学金克斯教授的先见之明,在没有外语成绩的情况下为他开了特例,进入伯明翰大学学习生物学。大学期间,保罗从最初对进化和生态学的兴趣转向了细胞和发育生物学,重点研究植物。

博士三年他是在诺里奇的东安格利亚大学完成的,导师托尼·西姆斯(Tony Sims)是一位研究氨基酸代谢的植物学家。博士期间他学会了一些重要的东西:如何进行受控和可重复的优秀实验。并把解决一个重大的、会产生深远影响的研究问题作为未来研究方向。而细胞周期作为生长和繁殖的基础,是所有生物的核心特征。显然,细胞周期是如何工作的似乎是一个值得研究的重要问题。

当时在美国西雅图工作的李·哈特韦尔(Lee Hartwell)采用遗传学方法,从芽殖酵母中分离出对温度敏感的突变体,这些突变体能阻断细胞分裂,从而确认细胞分裂周期(cell division cycle,CDC)基因。当时在爱丁堡大学工作的默多克·米奇森(Murdoch Mitchison)教授是世界上研究裂殖酵母细胞周期的专家。他的专著《细胞周期生物学》,给保罗留下了深刻的印象。他写信给默多克,并在一个寒冷冬日,跋涉400 英里从诺里奇来到苏格兰。他们聊了一整天,决定在读博士后前先在瑞士伯尔尼世界上最杰出的裂殖酵母遗传学家乌尔斯·鲁波尔德(Urs Leupold)教授那里学习半年遗传学。1975 年,保

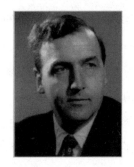

图 83　默多克·米奇森
原载:Nars,P. Nat Cell Baol 13,520(2011)

罗(25 岁)回到爱丁堡,做博士后研究。2011 年米奇森教授逝世,保罗在 *NATURE CELL BIOLOGY* 杂志上撰文,以怀念这位老师。

看保罗的工作轨迹,不断学习与培训似乎贯穿了他的工作,博士期间在瑞士完成了遗传学学习;在他发现 CDC2 时,已是苏塞克斯大学的独立研究员,依然在欧洲分子生物学实验室(EMBL)参加了欧洲分子生物学组织(EMBO)的克隆课程。

酵母作为单细胞生物,除了分裂,几乎没有其他功能。在英国,最好的细胞周期研究是默多克·米奇森的实验室,而他研究的是裂殖酵母;另外,裂殖酵母通过中间分离进行分裂,这比芽殖酵母的发芽更直观。

"我做的第一件事就是开始在杆状裂殖酵母中分离 CDC 突变体,这种酵母在细胞末端通过延伸生长。这是一项艰苦而乏味的工作,首先需要分离对温度敏感的突变体,然后目视筛选含有伸长细胞的菌落""只有大约万分之一的原始突变细胞产生 CDC 突

变体"。第一年仅定义了 30 个 CDC 基因,就在想要放弃的时候,在显微镜下发现了一些意想不到的东西,一个由小细胞组成的微菌落,比正常的杆状野生型裂殖酵母细胞短。这是第一个突变体。保罗将他命名为:"wee1"。保罗后来通过改变温度可以确定细胞在细胞周期中何时进入下一阶段,表明 wee1 作用于 G2 向有丝分裂过渡。而当时的大多数研究人员认为,限制速率的细胞周期控制是在 G1 细胞周期的开始阶段。保罗决定寻找更多的微小突变体来定义细胞周期的限速步骤,目标是找到 50 个微小的突变体进行分析。第二年的大部分时间共收集了 47 个突变体,检查都是 wee1 的等位基因。"令人沮丧的任务接近尾声时,我发现了一个微小的突变体,但不幸的是,它在一个覆盖着丝状真菌的盘子里。很难从污染真菌中净化酵母菌株。""那是苏格兰 11 月的一个寒冷多雨的星期五,傍晚时分。周末的时候我很累了,我确信这个突变体是又一个 wee1。我把它扔进了垃圾堆,然后回家了。""我感到内疚。如果这个突变体很特别呢?也许它定义了一些新的和不同的东西,而不是 wee1 的另一个等位基因。我吃完晚饭,骑上自行车(天很黑,还在下雨),回到实验室,在垃圾堆里找出培养皿,开始了漫长的传代培养过程,使酵母远离不断入侵的真菌。"最终,我获得了一种新的 wee 突变体的纯培养,与我的 wee1 等位基因杂交,发现它是一个与 wee1 无关的新基因。我叫它"wee2"。wee2 突变体与 CDC 基因杂交发现 wee2 与 CDC2 紧密相连,又过了一年,通过构建 CDC2 的精细结构图,最终证明 wee2 等位基因确实在 CDC2 基因中存在。

在爱丁堡大学做的最后一个实验是测试 CDC2 的突变体,研究发现这一突变体在 G2 期被阻断,但仍可以结合,但效率 20%～25%。重复实验再次得到 25%。他左右为难,试验停了一个月,思考这 25%错在哪里?

保罗热爱滑翔伞运动,在爱丁堡滑行中思考,突然间,灵光乍现,这个数据如果是正确的如何? 如果 CDC2 在 G2 细胞周期中需要两次有丝分裂,在 G1 中也需要两次,那么这个值可能是 25%。为了测试这种可能性,他在 G1 期捕获细胞,并将它们释放到 CDC2 中。结果令人鼓舞。CDC2 在细胞周期中有两个作用,都是控制。第一个作用于 G1 的开始控制,第二个作用于 G2 决定有丝分裂开始的限速控制。保罗从中学到重要的一课,"我一直坚信自己知道正确答案,所以当错误答案出现时,我就假定实验结果是错误的""永远要认真对待结果,永远不要掩盖不舒服的结果"。

但这个理解非常抽象,第一,它缺乏任何分子机制,第二,它仅适用于裂殖酵母。而这两个问题都可以通过分子遗传学来解决。

1980 年,保罗已是两个孩子的父亲,完成博士后工作搬到了布莱顿的苏塞克斯大学,在那里作为独立研究员建立了一个小实验室。他决定暂时放弃细胞周期研究,转而克隆 CDC2 基因。

当时哈特维尔(Lee Hartwell)通过对芽殖酵母CDC突变体的研究定义了一组名为"start"的G1期控制启动基因,其中一个被称为CDC28。他采用发育生物学家的方法解释细胞周期在什么时候,细胞开始致力于细胞周期,也就是说,细胞周期的其他发育途径不再可能。在苏塞克斯大学的同事戴维·比吉(David Beach)的帮助下,保罗克隆了CDC2基因,证明了裂殖酵母CDC2基因与芽殖酵母CDC28基因相同。此后又先后证明wee1是一种蛋白激酶(1986,1987)。CDC2在ATP结合位点的酪氨酸上被磷酸化,当细胞进入有丝分裂时,酪氨酸被去磷酸化,可能是受wee1和CDC25的调节(1989)。

芽殖酵母和裂殖酵母关系并不密切。如果这些酵母之间有保守性,也许在人类中也有CDC2。进一步说:人类细胞的细胞周期控制是否也同于酵母。如果考虑到酵母和人类之间的最后一个共同祖先可能是在15亿年前,这种保存相当漫长。

1985年,保罗离开了工作5年的苏塞克斯大学,担任帝国癌症研究基金总干事,他的工人阶级背景被认为可能有助于他与来自各行各业的人交流,其与人亲近的风格和作为科学明星的巨大影响力,后被昵称为"科学界的贝克汉姆"("David Beckham of science")。他将该基金与癌症研究运动合并,创建了英国癌症研究中心[①]。同时在牛津大学细胞周期实验室工作。

又一位优秀的博士后梅勒妮·李(Melanie Lee)来到保罗的实验室,冈山平里(Hirota Okayama)和保罗·伯格(Paul Berg)慷慨地提供了一个良好的人类cDNA文库,该文库碰巧能在裂变酵母中表达。当时2kb测序需要花费数月时间。通过比较酵母和人类基因编码的蛋白质序列中氨基酸身份和相似性匹配,以及人类基因可以在功能上替代酵母CDC2基因的事实,意味着这些基因是相同的。在所有真核生物中,从简陋的酵母细胞一直到人类细胞,极有可能CDKs通过相同的机制控制细胞繁殖,在酵母细胞中得出的细胞周期控制的基本原理同样适合于人类。

后来,保罗被封为爵士,1998年获得拉斯克奖,2001年正值诺贝尔奖100周年,保罗获得诺贝尔生理学或医学奖。2003年后成为美国洛克菲勒大学校长,兼酵母遗传和细胞生物学实验室主任。2013年和2015年短期在MSK和弗朗西斯·克里克研究所工作。

年轻时的保罗,他的长发和胡子,让我想起披头士和列侬;如果看到1999年保罗和老师在爱丁堡会议上的合影,你会更加诧异。后来的照

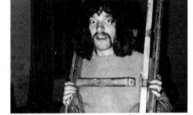

图84 年轻时的保罗·纳斯

原载:Nurse P. Cell 2016;165(6):1301-1306

---

① 英国帝国癌症运动(British Empire Cancer Campaign,BECC);帝国癌症研究基金(Imperial Cancer Research Fund,RCIF)。后合并为英国癌症研究中心(Cancer Research Center UK,CRC)。

片逐渐"正常"起来。尤其在获诺奖之后的照片,可以说完全人畜无害的样子。"我可以假装是一个裂变酵母,我可以做得很好。"他说:好奇心加上对科学问题提出好的解释是他研究的动力。"我不想做这样的研究:如果我能在 10 月发表论文,我就赢了,而如果有人在 11 月发表,他们就输了。我对此不感兴趣。你偶尔会遇到这种情况,但这不是我的动力。我有足够的竞争力,我想成功地做一些有趣的项目,但我不会被比别人早一个月发布的想法所驱使。"

偶然的点击,发现诺贝尔网站有获奖者的演讲和作者简介。从而对保罗有了准确的了解。但大体前文是准确的。

2008 年保罗对其简历做了补充,读之让人心酸。保罗 57 岁的时候,因为美国签证官拒签长期绿卡,原因是出生证明细节不充分。后来调出了出生证明,才发现生母写的是当时 18 岁的姐姐的名字。找到租住他们祖居的远房亲戚,被告知严守秘密,才知道。18 岁的母亲生下他,祖母来到姑姑家,把他当儿子领回了家。而他的"哥哥",后来的叔叔,都不知道真相,可见隐藏之深。当时他的祖父母和母亲都已去世了。一张旧照片,姐姐出嫁,牵着称为弟弟的儿子保罗的手。

保罗和他的祖父母都是私生子,一起继承着"NURSE"这个姓氏。

内分泌治疗为抑制而非杀灭肿瘤细胞,最终所有的转移性乳腺癌将发展为内分泌耐药。近十余年来,有关内分泌耐药分子机制及相关分子通路抑制药物研究均取一些进展。

第7章

内分泌耐药概述

长风破浪会有时,直挂云帆济沧海。——李白

　　尽管内分泌疗法在雌激素受体阳性型乳腺癌治疗中有效,但几乎所有转移性乳腺癌和大约 25％ 的早期患者将会出现原发或获得性耐药,导致不良结局。2018 年有关内分泌耐药机制研究,显示耐药原因除 ESR1 突变、MAPK 通路和转录相关外,60％ 的患者机制不明;2019 年总结的乳腺癌耐药分子机制可归纳为 10 类;2020 年经 CDK4/6 抑制剂治疗后 65.9％ 耐药患者能够发现潜在耐药机制。本章还概述了基于耐药通路分子机制相关靶点与药物临床研究的最新进展。

　　自 2004 年以来,浸润性乳腺癌发病率持续上升,2018 年全球报告 200 多万新发病例,2021 年更成为全球发病第一的恶性肿瘤。根据分子分型,约 80％ 的乳腺癌为 ER 阳性型,5 年总生存率约为 90％。尽管内分泌疗法在这类乳腺癌治疗中有效,但几乎所有转移性乳腺癌和大约 25％ 的早期患者将会出现原发或获得性耐药,导致不良结局。

7.1　耐药机制研究

2018年,纽约纪念斯隆-凯特林医院的拉扎维(Razavi P)等对1756例乳腺癌共1918个肿瘤进行前瞻性靶向测序,队列共包括1501例HR＋/HER2-乳腺癌,809例未经激素治疗,692例激素经治后肿瘤。耐药原因可归为四类:(1)ESR1突变,占18％;(2)MAPK通路功能病变,占13％,其中RTK(EGFR 1.7％,ERBB2 5.5％,ERBB3 5.7％)、RAS 1.0％,NF1 4.6％、RAF 0.6％、MEK 0.3％;(3)转录相关,MYC/TF 9％;(4)机制不明60％。其中ESR1突变与ERBB2或NF1突变间的相互排他性,提示可能存在多个非重叠的基因组改变,共同导致治疗耐药分子表型。

2019年,伦敦威斯敏斯特大学生命科学学院的拉尼(Rani A),等综述了乳腺癌耐药分子机制,归纳为10类:

(1) 雌激素受体和信号通路,包括ERα丢失或突变;

(2) 孕激素受体和信号通路;

(3) 受体酪氨酸激酶(RTK):主要包括EGFR、IGF-IR、HGFR、VEGFR、PDGFR、FGFR、SYK、ALK、ROS1和RYK。其激活的主要通路是MAPK、JAK/STAT和PI3K/AKT;

(4) 细胞周期调节因子;

(5) 其他转录因子:PI3K/AKT/mTOR、PARP、MAPK/ERK、c-SRC/Kinase、STATs、NF-κB、LMTK3;

(6) 缺氧诱导因子;

(7) 干细胞群及转录因子:NOTCH、Hedgehog(Hh)信号通路;

(8) 其他因子和蛋白质:如氧化应激、药物代谢(不同的CYPs、UGT和SULT的基因型);

(9) 免疫系统;

(10) miRNA和细胞外囊泡:

2021年,来自中国台湾地区的钱蔡驹将激素阳性乳腺癌内分泌耐药归类为7种机制(见图85)。

A. ER下调(如CYP2D6变异,ERα表达丢失);

B. DNA甲基化或miRNA调控;

C. ESR1突变;

D. ER和其他信号通路间的Cross-talk;

E. 细胞周期调节因子（c-myc、细胞周期蛋白 D1/E、CDK4/6 等）；

F. 干细胞；

G. 肿瘤微环境。

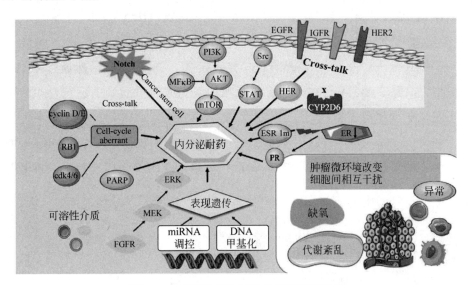

图 85　激素阳性乳腺癌的内分泌耐药机制

原载：Chien TJ et al. Am J Cancer Res. 2021；11(8)：3813-3831

总体而言，雌激素通过核途径和非核途径与 ER 结合。所谓经典核途径为雌激素-ER 复合物通过配体结合，与调控蛋白和雌激素反应元件的特定 DNA 序列相互作用，促进广泛的基因转录，参与细胞周期、DNA 复制、细胞分化、凋亡和血管生成的调节。非核途径起源于细胞质，触发共调节生长因子和 G 蛋白耦合信号，非核途径中的协同调节因子包括受体（如 IFGR1、FGFR、HER2）和激酶（如 MAPK、RTK、PI3K、AKT、mTOR、Src 和 CDK）。

临床常用至少有 6 种不同的内分泌治疗方式，即 SERMs、SERDs、AIs、mTOR 抑制剂与 AIs 联合以及 CDK4/6 抑制剂联合 AIs 或 SERDs。来自 PALOMA、MONALEESA 和 MONARCH 临床试验数据表明，约 20％的 CDK4/6 抑制剂初始耐药，而所有患者最终将疾病进展。PALOMA-3 试验 ctDNA 分析显示，RB1 突变仅出现在 4.7％患者。而随着 CDK4/6 抑制剂的应用增多，相关 CDK 耐药机制及耐药后续治疗方向是临床现实问题。

2020 年，万德（Wander）等对激素受体阳性转移性乳腺癌经 CDK4/6 抑制剂（CDK4/6i）治疗后患者进行基因组研究。该组患者中 94.8％（55 例）接受过芳香化酶抑制剂或氟维斯群和 CDK4/6 抑制剂联合治疗。84.5％为哌柏西利为基础的方案，其中 48.3％接受芳香化酶抑制剂，34.5％接受氟维斯群。平均治疗时间为 316 天（43～

1052)。患者平均接受 1.5(0～7)线治疗。结果显示：65.9％的 CDK4/6i 耐药患者存在 8 种潜在耐药机制中至少一种；36.6％(15 例)具有一种，12 例(29.3％)具有两种或更多。而 18 例治疗敏感患者中仅 3 例(18％)。这些基因组改变为：RB1 双等位基因破坏(9.8％)、激活 AKT1 突变和/或扩增(12.2％)、KRAS/HRAS/NRAS 突变(9.8％)、FGFR2 突变/扩增(7.3％)、ERBB2 突变(12.2％)、CCNE2 扩增(14.6％)、AURKA 扩增(26.8％)、ER 缺失(7.3％)。虽然 TP53 突变存在于 58.5％患者，然通过 CRISPR 在 MCF7 细胞中敲除 TP53 不会在体外引发对哌柏西利或阿贝西利的耐药性，表明 TP53 本身并不足以驱动耐药表型。

艾卡西姆(Al-Qasem)(2021 年)将 ER＋/HER2-晚期乳腺癌联合 CDK4/6 抑制剂和内分泌治疗的关键耐药机制和潜在的新治疗策略汇总为细胞周期特异性和致癌的通路激活(见图 86)。

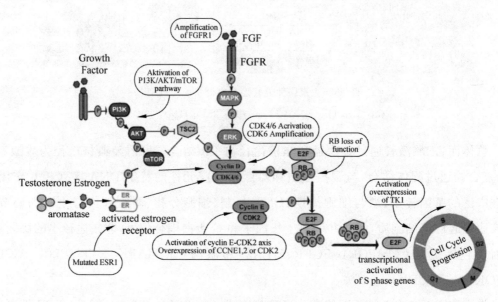

图 86　CDK4/6 抑制剂＋内分泌治疗耐药关键机制

原载：Al-Qasem AJ,et al. Cancers(BaseI)2021；13(21)：5397

7.2　耐药相关通路临床研究

1. ESR1(estrogen receptor 1)

突变仅在 1％～2％的原发肿瘤中发现，而在复发转移性肿瘤中发生率 25％～30％。SoFEA 研究中更高达 39.1％(63/161)。ESR1 突变主要发生在 ER(D538G，Y537C，Y537N 和 Y537S)的配体结合域(LBD)内。SoFEA 研究入组于 2004 年 3 月

26 日至 2010 年 8 月 6 日,共 723 名患者随机,论文发表于 2013 年《柳叶刀肿瘤学》杂志。根据 2020 年 SoFEA 和 EFECT 联合分析,ESR1 突变率 30%(151/383)。非甾体AIs 进展 HR 阳性转移性乳腺癌,比较氟维斯群 250mg 和依西美坦,中位 PFS 3.9m 比2.4m,HR 0.59,$p=0.01$;1 年 OS 80% vs 62%,$p=0.04$。而 ESR1 野生型两药无差别(PFS 4.1m vs 4.8m,1 年 OS 81% vs 79%)。氟维斯群 2017 年被 FDA 批准为晚期ER+乳腺癌的一线单药治疗,基于既往研究,对于 ESR1 突变的晚期患者,氟维司特若给予更高剂量,可能获益更明显。

2. PI3K/AKT/mTOR 抑制剂

磷脂酰肌醇 3-激酶(PI3K)蛋白激酶 B(AKT)哺乳动物雷帕霉素靶蛋白(mTOR)信号通路与乳腺癌发生发展及内分泌耐药密切相关。PAM 信号通路在细胞代谢、生长、增殖、凋亡和血管生成等细胞活动中发挥重要作用。PI3K[phosphatidylinositol(3,4,5)-trisphosphate kinase]分为 PI3Ks Ⅰ-Ⅲ类,其中 PI3Ks Ⅰ类又分为 PI3Ks IA、IB 和 IC。Ⅱ类 PI3Ks 有 3 种异构体,PI3KC2α 和 PI3KC2β 在大多数组织和器官中表达,而PI3KC2γ 仅表达于肝脏中。Ⅲ类 PI3Ks 只有一个成员:VPS34,与吞噬、胞饮作用、核内体分选和自噬的调节有关。PIK3CA 是编码人类肿瘤 PI3K 通路 p110α 催化亚基的突变基因,在头颈部、宫颈癌、胃癌、肺癌和乳腺癌中均有扩增。2008 年,斯特姆克·墨尔(Stemke Hale)等对 547 个乳腺肿瘤样本和 41 个细胞株,检测 PI3KCA、AKT 和 PTEN 的突变。与基底样肿瘤(8.3%)相比,最常见的 PIK3CA 突变见于激素受体阳性(34.5%)和HER2 阳性(22.7%)。在激素受体阳性肿瘤中,AKT1 突变占 1.4%,PTEN 突变占2.3%。使用乳腺肿瘤组织/ctDNA 对 PIK3CA 突变进行检测,结果报告了 11 个PIK3CA 热点突变,主要位于外显子 9 和 20。其中 9 号外显子为:E542K、E545A、E545D、E545G、E545K、Q546E 和 Q546R;20 号外显子:H1047L、H1047R 和 H1047Y。另一项来自 6338 例肿瘤研究的结果显示,2261 例患者存在 PIK3CA 突变(35.7%)。5 个主要 PIK3CA 突变占 73%:H1047R(35%)、E545K(17%)、E542K(11%)、N345K(6%)和H1047L(4%)。三阴性乳腺癌 PIK3CA 突变率(16%)较 HR+/HER2-(42%)和HER2+(31%)更低。晚期 HR+/HER2-乳腺癌,ctDNA 检测发现 28% 的 PIK3CA突变。PI3K/Akt/mTOR 的上调,被认为是获得性内分泌耐药的一个非常重要的机制。这种突变在 ER 阳性转移性乳腺癌中发生率为 30%~40%。

目前 FDA 在 HR 阳性转移性乳腺癌治疗方面仅批准了两种 PAM 途径抑制剂:依维莫司和阿培利司。

PI3K 抑制剂主要有 pan-PI3K 抑制剂:匹替利司(GDC0941)、布帕利斯(BKM120);

选择性 PI3Kα 抑制剂：阿培利司（BYL719）和塔西利司（GDC0032）。

BELLE 系列研究为泛 PI3K 抑制剂布帕利斯。BELLE-2 试验Ⅲ期随机结果显示氟维斯群加布帕利斯较氟维斯群单药治疗晚期激素受体阳性乳腺癌，PFS 轻微改善（mPFS 6.9 个月 vs 5.0 个月，HR 0.78，$p=0.00021$）。BELLE-3 研究显示布帕利斯联合氟维斯群对内分泌治疗进展晚期乳腺癌。尽管 PFS 显著改善，但不良反应严重，如高血糖、呼吸困难或胸腔积液。BELLE-4 临床试验结果布帕利斯联合紫杉醇未改善 HER2 阴性晚期乳腺患者 PFS，故后续未对 HR＋乳腺癌做进一步研究。

FERG 临床试验，Ⅱ期随机、双盲，匹替利司联合氟维斯群不能改善 AI 耐药的 luminal A 型晚期患者 PFS，且匹替利司剂量增加会出现严重不良反应。Ⅱ期 PEGGY 研究：匹替利司对 PI3K 突变 HER2 阴性乳腺癌未见获益。

特异性抑制剂靶向 PI3K p110α、p110β、p110δ 和 p110γ 亚型。其中 PI3K p110α 是乳腺癌中最常见的突变亚型。阿培利司是 FDA 批准的首个 PI3K p110α 亚型抑制剂。

SOLAR-1 研究（2018,2019 ESMO）设计及入组标准（见图 87）。AI 耐药，同时合并 PI3KCA 突变。氟维斯群联合 PI3K 抑制剂 Alpelisib 可显著延长 PFS 5 个月（11.0 个月 vs 5.7 个月，HR 0.65；95％Cl 0.50～0.85；$p<0.001$）。

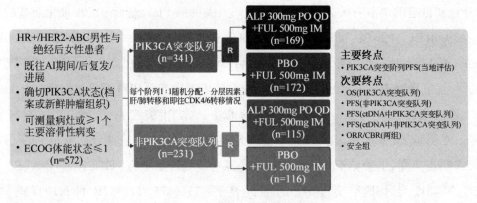

图 87　SOLAR-1 研究实验设计

2019 年 ESMO 更新，随访 34 个月。341 例 PIK3CA 突变患者，193（56.6％）例有内脏转移，肺转移和肝转移分别为 125（36.7％）例和 103（30.2％）例，77（22.6％）例患者仅发生骨转移。内脏转移患者（$n=193$）中，阿培利司组对比安慰剂，中位 PFS 分别为 7.4 和 3.7 个月（HR 0.65,95％CI：0.47～0.91）；无内脏转移患者 148 例，包括仅骨转移 77 例，阿培利司对比安慰剂，中位 PFS 分别为 14.6 vs 10.2 个月（HR 0.69；95％CI：0.45～1.06）。尽管统计学获益不显著，但肺转移亚组和仅发生骨转移的患者中观察到 PFS 获益。在有肺和/或肝转移的患者中，Alpelisib 组中位 PFS 9.0 个月，安慰剂组 3.7 个月（HR 0.62,95％CI：0.44～0.89）；仅骨转移患者两组 PFS 分别为 19.1 个月和 13.0 个月（HR：0.62，95％CI：0.33～1.18）。阿培利司组，内脏转移患者总缓解率 35.5％（95％CI 25.8～46.1），无内脏转移为 15.8％（95％CI 8.4～26.0）；阿培利司＋氟维斯群治疗内脏转移，2 个月、6 个月和 12 个月时的缓解率分别为 23.44％、36.46％和 38.85％，安慰剂＋氟维斯群分别为 6.06％、11.11％和 14.21％。

BYLieve 研究（2020 年 ASCO）：Ⅱ期、开放标签、三队列，非对照试验（NCT03056755）（见图 88）。研究显示，对 PIK3CA 突变 HR＋/HER2-晚期乳腺癌 CDKi＋AI 治疗进展后使用 Alpelisib＋氟维斯群具有临床意义且副作用可控。6 个月时无疾病进展存活 50.4％，中位 PFS 7.3 个月。BYLieve 比较 SOLAR-1 研究：总体 AE 相关停药率 20.5％ vs 25％、高血糖症导致的停药率 1.6％ vs 6.3％。研究支持对 HR＋/HER2-CDK 抑制剂治疗后进展的晚期乳腺癌患者使用阿培利司＋氟维斯群。

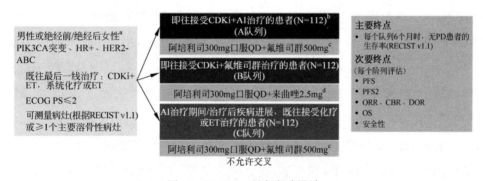

图 88　BYLieve 研究实验设计

塔西利司靶向 PI3K p110α、p110γ 和 p110δ 亚型。巴塞尔加等 2018 年报告的Ⅲ期随机 SANDPIPER 研究，塔西利司＋氟维斯群显著改善 PFS（7.4 个月 vs 5.4 个月，HR 0.70；$p<0.01$）。然严重不良事件高发，包括腹泻、高血糖和结肠炎，临床试验被终止。

3. AKT 抑制剂

AKT 有 3 种异构体：AKT1 在大多数组织中表达；AKT2 主要在对胰岛素敏感的肝脏、胰腺、肌肉组织中表达；AKT3 在大脑和睾丸中表达。活化的 AKT 介导细胞周期、生长、增殖和能量代谢的调节。AKT 有 100 多种底物，包括转录因子、细胞周期抑制剂、蛋白激酶、GTPase 活化蛋白和凋亡诱导因子。

AKT 抑制剂靶向 AKT 1，2 和 3 异构体，是迄今 PI3K/AKT/mTOR 通路中唯一一组没有被批准的药物。目前研究的主要物质为帕他色替和卡匹色替。

FAKTION 研究（2019 年 ASCO）：AI 耐药患者，氟维斯群联合 AKT 抑制剂卡匹色替（AZD5363）对比氟维斯群单药，旨在确定卡匹色替的剂量、疗效、安全性及与 PI3K/AKT/PTEN 通路是否激活的相关性。对既往未行氟维斯群或 PI3K/AKT/

mTOR 抑制剂的 1～3 线绝经后 HR＋/HER2-转移性乳腺癌,对比氟维斯群单药,氟维斯群联合卡匹色替可使 PFS 翻倍(中位 PFS,10.3 个月 vs 4.8 个月;HR 0.58,$p=$ 0.004);氟维斯群中添加卡匹色替可显著提高 ORR,并有明显改善 OS 的趋势(中位 OS,20.0 个月 vs 26.0 个月;HR,0.59);约 1/3 患者因出现腹泻和皮疹需要减少剂量;PI3K/AKT/PTEN 通路的激活(定义为 PIK3CA 外显子 9/20 热点突变或经 IHC 检测 PTEN 为零)并不影响 Capivasertib 的敏感性。

帕他色替用于三阴性乳腺癌和前列腺癌,目前处于 Ⅲ 期研究。

4. mTOR(mammalian Target of Rapamycin)抑制剂

TOR 是一种被称为雷帕霉素的细菌毒素灭活的蛋白激酶,也被称为雷帕霉素靶蛋白。其在酵母中被发现,后发现也存在于哺乳动物细胞中,故被命名为 mTOR(哺乳动物雷帕霉素靶蛋白,mammalian Target of Rapamycin)。细胞中以两种不同的多蛋白复合物形式存在:mTORC1 和 mTORC2。mTORC1 包含 mTOR、蛋白 Raptor 和 mLST8(哺乳动物致命与 SEC13 蛋白 8)。mTORC2 通过磷酸化促进 AKT 的激活。

依维莫司是雷帕霉素的一种类似物,可阻断 s6k1 依赖 mTORC1 的磷酸化。2011 年巴塞尔加等报告 BOLERO-2 期Ⅲ期随机临床试验入组 724 名绝经后女性,对比依西美坦±依维莫司。该组病例中,80％曾接受他莫昔芬(48％)、氟维斯群(17％)或化疗(26％)。最终分析显示依维莫司＋依西美坦组 PFS 显著高于依西美坦单药(7.8 个月 vs 3.2 个月;HR 0.45),OS 绝对获益 4.4 个月(31.0 月 vs 26.6 月,HR＝0.89)。2012 年 TAMRAD Ⅱ期随机开放标签研究比较他莫昔芬是否加依维莫司对 AI 耐药 luminl A 型乳腺癌疗效。结果显示,依维莫司联合他莫昔芬 6 个月 CBR 61％ vs 42％;TTP 8.6 vs 4.5 个月;死亡风险降低 55％。据此,美国 FDA 批准依维莫司与依西美坦联合治疗用于非甾体 AIs 治疗失败后 HR＋/HER2-晚期绝经后乳腺癌。59％的患者发生口腔炎,是依维莫司最常见的不良反应。其他副作用包括皮疹、疲劳、腹泻、恶心和食欲下降。然单独使用依维莫司,患者主要出现恶心和疲劳。

PrECOG 0102 Ⅱ期随机临床试验表明,在氟维斯群中添加依维莫司可将 AI 耐药乳腺癌患者中位 PFS 从 5.1 个月提高到 10.3 个月(HR＝0.61;$p=$0.02)。

BOLERO-3 研究评估了依维莫司对 HER2 阳性、曲妥珠单抗耐药乳腺癌的作用。

第二代 mTOR 抑制剂能够同时抑制 mTORC1 和 mTORC2 的激酶活性,与依维莫司相比,在体外和体内均表现出更完全的生长抑制和细胞死亡。维妥色替(AZD2014)是一种 mTORC1 和 mTORC2 的双重抑制剂,临床前模型显示可诱导肿瘤快速消退。Ⅱ 期随机临床 MANTA 试验包括 333 名既往接受芳香化酶抑制剂治疗乳腺癌患者。

根据前期治疗,参与者被分为4组:氟维斯群组67例、氟维斯群＋维妥色替103例、间歇接受氟维斯群和维妥色替联合98例氟维斯群＋依维莫司65例。该研究在9个国家开展,结果表明依维莫司联合氟维斯群可显著提高无进展生存期。

5. 极光激酶(Aurora kinase A)

极光激酶是一种丝氨酸/苏氨酸激酶,调节从G2到有丝分裂的转变,其本身受促增殖细胞周期转录因子调控,乳腺癌中AURKA过表达与ER低或基底样表型相关。研究发现,AURKA扩增在原发性HR＋乳腺癌样本中较低;在CDK4/6抑制剂耐药样本中发生的频率高于敏感样本(0% vs 26.8%,$p=0.0081$);CDK4/6抑制剂诱导的HR＋细胞可下调RB1或增加AURKA的表达,这两种表达都与LY3295668的敏感性增加有关。

阿立塞替(MLN8237)是一种口服的ATP竞争和可逆的AURKA抑制剂。研究显示,在细胞培养模型中,阿立塞替可抑制p-糖蛋白介导的紫杉醇外排。2021年桑纳斯等报告一项Ⅱ期研究。2015年2月至2018年2月,共入组174名女性,其中TNBC35例。随机分配到紫杉醇单药或紫杉醇＋阿立塞替。139例HR＋/HER2-患者,70名紫杉醇化疗,69名接受紫杉醇加阿立塞替。42例(30.2%)接受过转移性疾病化疗,57例(41.0%)接受过新辅或辅助紫杉烷治疗,75例(54.0%)无病间隔5年以上。126例(90.6%)曾接受芳香化酶抑制剂,40例(28.8%)接受氟维斯群,44例(31.7%)曾接受他莫昔芬,19例(13.7%)曾接受依维莫司,28例(20.1%)曾接受哌柏西利治疗。主要转移部位为骨和肝脏。中位随访22($10.6\sim25.1$)个月,联合组中位PFS 10.2($3.8\sim15.7$)个月,单药组7.1($3.8\sim10.6$)个月,HR 0.56,$p=0.005$;中位OS 26.3($12.4\sim37.2$)个月比25.1($11.0\sim31.4$)个月。3/4级不良事件:56例(84.8%)比34例(48.6%)。主要为中性粒细胞减少(59.5% vs 16.4%)、贫血(9.5% vs 1.2%)、腹泻(10.7% vs 0%)和(或)口腔黏膜炎(15.5% vs 0%)。1例接受紫杉醇联合Alisertib治疗,死于败血症。结论认为,口服阿立塞替与紫杉醇联合相比,显著改善PFS,毒性作用可控。支持对ER阳性、ERBB2阴性MBC患者做进一步评估。

6. 细胞周期调节因子

Cyclin D1/CDK4/6通路失调是乳腺肿瘤发生的早期和重要途径。即使在缺乏雌激素的情况下,Cyclin D1的表达和RB基因的持续磷酸化仍会导致细胞周期持续、不间断地进展和细胞增殖。Cyclin D1基因(CCND1)扩增见于29%的luminal A、58%luminal B和38%的HER2扩增亚型;CDK4过表达分别见于这些亚型的14%、25%

和 24%。

尽管已证明 CDK4/6 抑制剂的有效性,但仍有 10%~20%患者不敏感,而敏感患者中 70%~80%将在治疗 12~36 个月后转为耐药。联合抑制 PI3K 和 CDK4/6 通路,通过下调 Cyclin D1 和阻断细胞周期进展,克服 CDK4/6 抑制剂单药引起的耐药性,已被FDA 广泛接受和批准。三联抑制剂试验(ClinicalT rials. gov Identifier:NCT02088684):瑞波西利、氟维斯群和布帕利司(BKM 120)或阿培利司(BYL719)治疗 HR+/HER2-晚期乳腺癌试验正在进行,以确定克服 ER 阳性乳腺癌内分泌耐药的最佳策略。

7. HDAC 抑制剂

表观遗传是指基因表达的改变并不伴随相应 DNA 序列的改变。是乳腺癌内分泌耐药的一种常见现象。在使用他莫昔芬患者中,约 20% ESR1 启动子超甲基化从而导致 ERα 表达缺失。组蛋白去乙酰化酶(Histone deacetylase,HDAC)抑制剂—恩替诺特(Entinostat)联合来曲唑可恢复 ERα 和芳香化酶在 ER 阴性乳腺癌细胞株中的表达,导致生长抑制。说明表观遗传干预可诱导内分泌治疗敏感性。目前,FDA 共批准 9 种药物,包括 EZH2、IDH、组蛋白去乙酰化酶(HDACis)和 DNA 甲基转移酶(DNMTs)抑制剂。多种药物正在进行实体肿瘤(NCT01928576,NCT03179943)和血液肿瘤(NCT03164057,NCT02717884)的临床试验。

ENCORE 301 为随机 Ⅱ 期试验,评估恩替诺特+依西美坦与单独依西美坦在既往非甾体 AI 治疗进展的绝经后转移性乳腺癌患者疗效。2013 年雅德莉报告恩替诺特显著改善 PFS(中位 PFS 4.3 个月 vs 2.3 个月,HR 0.73,$p=0.055$)、中位 OS(28.1 个月 vs 19.8 个月,HR 0.59)。3/4 级不良事件包括低中性粒细胞或血小板计数、低磷血症、贫血、疲劳和腹泻。然而,2015 年报告 Ⅲ 期 E2112 验证性试验未能证实恩替诺特联合依西美坦的益处。mPFS 3.3 个月 vs 3.1 个月,HR 0.87;中位 OS 23.4 个月 vs 21.7 个月,HR 0.99。

ACE 研究是一项随机、双盲、安慰剂对照、Ⅲ 期临床试验,探讨西达本胺(tucidinostat,Chidamide)+依西美坦在绝经后 HR+/HER2-既往他莫昔芬和/或非甾体 AIs 进展晚期乳腺癌。该研究是 HDAC 抑制剂在既往内分泌治疗失败患者中的首个 Ⅲ 期临床试验。365 名患者随机,中位随访 13.9 个月,西达本胺+依西美坦 mPFS 7.4 个月(依西美坦组 3.8 个月,HR 0.75,$p=0.033$)。两组总有效率分别为 18.4% vs 9.1%,临床获益率 46.7% vs 35.5%。

8. PARP 抑制剂

BRCA 是双链 DNA 断裂同源重组修复过程中的关键蛋白,胚系(Germline)BRCA

突变约占乳腺癌患者 5%~10%。在 gBRCA 突变患者 BRCA 功能缺失,双链 DNA 断裂的同源重组修复受损,PARP 抑制剂将诱导合成致死(synthetic lethality)。

FDA 已批准两种 PARP 抑制剂:奥拉帕利(olaparib)和他拉唑帕利。

2017 年罗布森(Robsoh M)报告 OlympiAD 试验(ClinicalTrials. gov Identifier: NCT02000622)研究具有 gBRCA 突变的 MBC,奥拉帕利明显延长 PFS(7.0 个月 vs 4.2 个月)、ORR 59.9% vs 28.8%;然而 OS 无统计学差异。EMBRACA 研究(ClinicalTrials. gov Identifier:NCT01945775)(Litton JK,2018)入组 BRCA 突变的局部晚期和/或 MBC,与医生选择相比,他拉唑帕利组 PFS 获益(8.6 个月 vs 5.6 个月)。

因此,奥拉帕利或他拉唑帕利是具有胚系 BRCA 突变的 HR+MBC 患者的一种治疗选择。

9. 受体酪氨酸激酶(Receptor Tyrosine Kinases,RTK)

RTK 在多种细胞过程中发挥作用。包括生长、运动、分化和代谢。信号失调会导致各种疾病,包括癌症。

ERBB2:10%复发性 HR 阳性 MBC 中发现 HER2 基因扩增,导致内分泌耐药。

TAnDEM 研究是内分泌+曲妥珠单抗治疗 HR+/HER2+转移性乳腺癌的首个 Ⅲ期研究。曲妥珠单抗联合阿那曲唑(103 例)治疗较阿那曲唑单药(104 例)中位 PFS 显著改善(mPFS 4.8 个月 vs 2.4 个月,HR 0.63,$p=0.0016$)。EGF 30008 试验评价来曲唑联合拉帕替尼一线治疗 HR+/HER2+ MBC,219 名绝经后患者,拉帕替尼+来曲唑 mPFS 8.2 个月 vs 3.0 个月,显著降低 29%疾病进展风险(HR=0.71,$p=0.019$)。PERTAIN 研究为帕妥珠单抗联合曲妥珠单抗+AI 作为 HER2+/HR+转移或局部晚期乳腺癌一线治疗。258 例患者随机,146 例患者接受化疗,112 例未接受化疗。双靶组 mPFS 18.89 个月,曲妥珠组 15.8 个月,HR 0.65,$p=0.007$。monarcHER 研究比较曲妥珠单抗联合阿贝西利+氟维斯群对比曲妥珠单抗联合化疗治疗 HER2+/HR+ MBC,2019 年 ESMO 会议报告 mPFS 为 8.32 个月 vs 5.69 个月、ORR 32.9% vs 13.9%。

血管内皮生长因子(Vascular Endo thelial Growth Fator,VEGF)2011 年 11 月,美国 FDA 撤销了贝伐单抗(bevacizumab)的转移性乳腺癌适应症。

CALGB 40503 研究(Ⅲ期):研究一线来曲唑治疗,中位随访 39 个月,加入贝伐珠单抗,mPFS 从来曲唑组 15.6 个月延长至来曲唑+贝伐珠单抗组的 20.2 个月(HR 0.75,$p=0.016$)。两组 OS 为 43.9 个月和 47.2 个月(HR 0.87;$p=0.188$)。LEA 研究(Ⅲ期,Martín M,2015),来曲唑/氟维斯群 mPFS 14.4 个月,来曲唑/氟维斯群加贝伐单抗 PFS 19.3 个月，HR 0.83，$p = 0.126$）。ORR 和 CBR 为 22% vs 41%（$p < 0.001$）和 67% 比 77%（$p = 0.041$）。法国 III 期 AMBRE 研究，比较化疗与阿贝西利联合内分泌在内脏转移和高负荷疾病患者中的疗效（NCT04158362）；RIBBIT 研究为瑞波西利＋AI 或氟维斯群＋卡培他滨＋贝伐珠单抗或紫杉醇±贝伐珠单抗用于晚期伴内脏转移乳腺癌患者（NCT03462251）。

FGFR（fibroblast growth factor receptor）过表达激活 MAPK 和 PI3K-Akt 通路，且通常与 CCND1 共同扩增，导致对内分泌耐药。FGFR1 扩增发生在 10% 的乳腺癌和 27% 的 luminal B 亚型中，可能导致 PR 表达的抑制。多韦替尼是一种 FGFR 抑制剂。对于 FGF 通路扩增亚组（$n = 31$），多韦替尼＋氟维斯群与安慰剂＋氟维斯群 mPFS 分别为 10.9 个月和 5.5 个月，HR 0.64。德立替尼（E-3810）是一种抑制 FGFR 1 型和 2 型、VEGFR 1 型、2 型和 3 型以及 PGFRα 和 β 型抑制剂。一项 I / IIa 期研究，血管生成敏感组的 ORR 为 26%（7/27），PFS 25 周。在可评估的 FGF 异常 MBC 患者，50%（6/12）获得部分缓解，中位 PFS 为 40.4 周。

加尼妥单抗是 IGF-1R（insulin-like growth factor 1 receptor）的抑制剂。对经治 HR 阳性局部晚期或 MBC 患者 II 期研究，在依西美坦或氟维斯群治疗中添加加尼妥单抗并不能改善预后。

CDK4/6 抑制剂加氟维斯群改善晚期多线耐药患者中的疗效，然最终仍将导致耐药的发生。研究 CDK4/6 抑制剂后耐药，已显示在 66% 的耐药患者集中在 7 种机制、四个节点/通路：AURKA、MAPK、AKT/MTOR 和 CCNE/CHEK1。将内分泌治疗和 CDK4/6 抑制剂及针对 MAPK 的药物（如 MEK 抑制剂、ERK 抑制剂和/或 SHP2 抑制剂）多通路联合抑制，形成一种统一的策略，或许能克服或防止由多种基因突变引起的耐药。

复发转移导致肿瘤治疗失败。如何从源头上预防肿瘤发生，是一个世纪话题。20 世纪初开始的一百多年，有关乳腺癌高危因素、遗传背景、致病因素均有广泛研究。基于改变生活方式，预防性手术，尤其在乳腺癌化学预防均进行了有益的探索。

第8章

化学预防

2018 年，费希尔博士就他关于他莫昔芬的研究在 *Pitt Med* 杂志上发表评论："我们 1998 年的报告首次表明，他莫昔芬可以预防乳腺癌，这可能是我职业生涯的顶峰。当然，在 1958 年，当我开始这一研究时，使用药物来预防乳腺癌的想法简直就是……科幻小说。"

1936 年，法国拉卡萨涅首次提出乳腺癌预防。1976 年斯波恩等引入"chemoprevention"用来描述阻断癌变侵犯周围组织，或阻止致病暴露。除改善生活方式和外科干预外，针对雌激素的乳腺癌化学预防是唯一见诸临床实践的策略，研究包括 GnRH 激动剂、SERMS、芳香化酶抑制剂和雄激素加芳香化酶抑制剂等，但也仅有他莫昔芬、雷洛昔芬和第三代芳香化酶抑制剂进行过大规模临床研究。鉴于健康人群化学预防对药物安全性有更高要求，目前尚缺乏最佳药物，近年来，低剂量他莫昔芬的化学预防探索在欧洲开展，初期结果令人鼓舞。

1966 年李·瓦滕伯格（Lee Wattenberg）首创"chemoprophylaxis"一词，用以表示化合物抑制动物的化学致癌作用。1976 年斯波恩（Sporn）等引入"chemoprevention"，用来描述一种新的预防癌症的方法，即在癌变侵犯周围组织之前阻止、减缓或逆转，或通过避免或阻止致病暴露。美国副总统癌症计划，也称"Moonshot"，将预防纳入其中，说明预防作为癌症管理的重要性。

1936 年，法国拉卡萨涅（Antoine Lacassagne，1884—1971）教授在《美国癌症杂志》上撰文，提出应该找到一种拮抗剂来防止雌激素在乳房内充血，从而预防乳腺癌。

拉卡萨涅的观点是基于动物实验观察，在乳腺癌高发的小鼠中，卵巢切除预防或雌激素替代增加肿瘤的发生。显然，化学预防无法开展是缺乏合适的药物，因为第一批抗雌激素药物直到 20 世纪 50 年代末才被报道出来。

8.1　GnRH 激动剂用于化学预防

早期自然绝经或双侧卵巢切除极大降低了女性患乳腺癌的终生风险,在 30 岁时行双侧卵巢切除预估将使乳腺癌终生风险降低 80%。但双侧卵巢切除术的有害影响,特别是冠心病和骨质疏松的风险增加,加之手术并发症风险使之注定不能成为一种常规操作。应用 GnRHa 可逆的"双侧卵巢切除",似乎是种可替代的方法。应用 GnRH 激动剂戈舍瑞林辅助治疗的大型多中心试验,报告了对侧乳腺新发肿瘤发生率的大幅降低。但绝经前女性使用 GnRH 可预见的低雌激素症状,包括潮热、阴道干燥、睡眠障碍及骨密度丢失在转移性乳腺癌和早期乳腺癌的辅助治疗中是可以接受的,但这种影响对那些只存在乳腺癌风险的可能不可接受。1989 年匹克(Pike MC)提出了一种选项,以 GnRHa 替代卵巢切除,通过补充"低剂量"雌激素替代疗法(ERT)来消除卵巢抑制所带来的有害影响。模型预测可使雌激素暴露减少 60%,孕激素暴露减少 75%;使用 5 年,终生患乳腺癌的风险预计可降低近 1/3,使用 10 年,则可降低 50% 以上。一项研究纳入 21 名患者,绝经前女性,年龄 25～40 岁,具有原位小叶癌,母亲和姐妹患有乳腺癌(至少一个绝经前),或母亲和姐妹患有双侧绝经前乳腺癌危险因素之一总体耐受性良好。后续未见大规模临床研究。

8.2　他莫昔芬用于化学预防

8.2.1　他莫昔芬化学预防早期研究

1985 年库齐克(Cuzick J)和鲍姆(Baum M)发现他莫昔芬辅助治疗降低对侧乳腺癌的发生是启动他莫昔芬作为预防乳腺癌临床试验的最有说服力的依据(Cuzick J,Lancet,1985)。后期 NSABP-B14(1989 年)和 Stockholm 研究(1991 年)显示他莫昔芬辅助治疗 5 年,对侧乳腺癌(CBC)发病率降低 50%。

拉卡萨涅提出乳腺癌化学预防之后 40 年,关于他莫昔芬的药物动力学、代谢和实验动物研究结果为乳腺癌化学预防提供了支持。乔丹利用乳腺癌 DMBA 模型,在 DMBA 诱导同时给予他莫昔芬 5mg/d×2 天,120 天后,乳腺癌发生数目不到对照组的 10%,氚标记雌激素在子宫、阴道、乳腺肿瘤中也明显低于对照组。即仅注射两次抗雌激素几乎可以完全防止大鼠乳腺的癌变。这种应用成功的关键是持续作用时间及其在治疗停止后很长时间内仍能产生抗肿瘤作用的能力。后续的动物模型提供证据表明,在致癌物质诱导后,只要在肿瘤出现之前给予他莫昔芬,就可以防止可触及肿瘤的发生,即他莫昔芬可以阻止肿瘤的起始。如果这些动物模型结果适用于人类乳腺癌,似乎就有充分的理由考虑他莫昔芬作为一种可能的预防剂。

尽管他莫昔芬对乳腺癌临床治疗中副作用可控,但如果他莫昔芬作为一种抗雌激素来预防乳腺癌的发生,就必须解决长期的毒理学问题。前期他莫昔芬在绝经后乳腺癌增强骨密度和降低大鼠循环胆固醇,这些数据转化为他莫昔芬预防策略的一种优势。1986年鲍尔斯(Powles)率先对200例家族至少一位一级亲属患乳腺癌的高危妇女进行毒理学研究。

先导实验于1985年6月策划,1986年10月通过伦理并入组,其中因ICI报告在鼠模型高剂量他莫昔芬出现肝肿瘤而中断8个月。研究采用双盲安慰剂对照研究,200例高危女性,根据年龄、月经状况及家族史随机分为他莫昔芬及安慰剂组。分别检测乳腺(临床、超声、穿刺细胞学)、雌二醇、凝血功能、血脂、性激素结合球蛋白。12个月总体依从性83% vs 85%;他莫昔芬急性毒性仅有潮红发生较高(27% vs 11%),治疗与显著降低胆固醇有关,未发现加速骨丢失证据。

20世纪90年代开始,全球开展了多项预防研究,他莫昔芬有四项:

(1) NSABP-P1(Fisher,1998):1992年6月开始招募,入组条件为:(1)年龄60岁以上;(2)年龄35～59岁,Gail模型预测[①]5年乳腺癌风险1.66%以上;(3)既往小叶原位癌病史。1993年9月共13388例被随机接受安慰剂($n=6707$)或他莫昔芬20mg/d×5年($n=6681$)。经69个月随访他莫昔芬降低了49%的侵袭性乳腺癌风险($p<0.00001$);安慰剂组和他莫昔芬组的累积发生率分别为43.4/1000和22.0/1000。最大获益在有小叶原位癌史(56%)或不典型增生史(86%),其中大多数是绝经前女性。他莫昔芬使非浸润性乳腺癌(50%)和ER阳性肿瘤(69%)风险降低更明显,但ER阴性肿瘤发生没有差异。他莫昔芬没有改变缺血性心脏病年发病率,但观察到髋部、桡骨骨折和脊柱骨折的减少。他莫昔芬组子宫内膜癌发生率升高(风险比=2.53;95%CI 1.35～4.97),这种增加主要发生在50岁以上的女性,且所有子宫内膜癌均为Ⅰ期,未发生子宫内膜癌死亡。未发现肝癌或结肠、直肠、卵巢或其他肿瘤的增加。他莫昔芬组中风、肺栓塞和深静脉血栓形成发生率升高,这些事件多发生在≥50岁女性。

2005年报告7年随访结果,累积浸润性乳腺癌安慰剂组42.5/1000,他莫昔芬组24.8/1000,减少43%风险、非浸润性乳腺癌风险下降37%。他莫昔芬减少32%的骨质

---

① Gail模型是Gail等1989年基于乳腺癌检测示范项目(breast cancer detection demonstration project,BCDDP)收集的284780例白人妇女流行病学资料统计分析得到的风险评估模型。并经2852例乳腺癌和3146例对照验证。Gail模型最终纳入包括年龄、种族、初潮年龄、初产年龄、个人乳腺疾病史、乳腺癌家族史和乳腺活检次数7个风险评估因子。评估个体5年内乳腺癌发病风险,如受试者5年内发病风险≥1.67%,则被认为是高危个体。

疏松性骨折；肺栓塞风险比原始报告低11%，子宫内膜癌风险高约29%，但这些差异没有统计学意义。

(2) 皇家马斯登实验(ROYAL MARSDEN TRIAL，RMH TRIAL，Powles，1998)：1986年10月至1996年4月，年龄30～70岁有乳腺癌家族史的健康女性。随机2494例(合格2471例，他莫昔芬1238例，安慰剂1233例)健康女性，他莫昔芬20mg/d或安慰剂，为期8年。中位随访70个月，两组乳腺癌总体发生率相同(RR 1.06，$p = 0.8$)。但进入研究时已使用HRT者患乳腺癌风险更高。

2007年报告20年结果。186例发展为侵袭性乳腺癌，他莫昔芬组82/1238，安慰剂组104/1233；HR 0.78，95%CI 0.58～1.04，$p = 0.1$。139例ER阳性乳腺癌，他莫昔芬组53例，安慰剂86例，HR 0.61，$p = 0.005$。他莫昔芬组在8年的治疗期间ER阳性乳腺癌风险未见降低(HR 0.77，$p = 0.3$)，但停药后观察到他莫昔芬的预防效果(HR 0.48，$p = 0.04$)。他莫昔芬显著降低ER阳性乳腺癌发生率，且主要发生在停药后随访期间，提示他莫昔芬可长期预防雌激素依赖性乳腺癌。2017年报告25年随访结果，同样显示对ER阳性乳腺癌的长期预防效果。

(3) 意大利国家实验(ITALIAN NATIONAL TRIAL，INT，Veronesi，1998)：1992年10月开始，经子宫切除术的女性(74%同时进行了双侧卵巢切除)，年龄35～70岁，随机双盲、安慰剂对照试验，观察组为他莫昔芬20mg/d×5年。截至1997年7月11日，5408名女性被随机，中位随访46个月。新发乳腺癌41例，安慰剂22例和他莫昔芬组19例，乳腺癌发生率无差异。试验期间接受他莫昔芬同时使用激素替代疗法的女性，乳腺癌发生率显著降低(390例安慰剂，8例乳腺癌；362名他莫昔芬组只有1例乳腺癌)。与安慰剂组相比，他莫昔芬组发生血管事件和高甘油三酯血症的风险显著增加。研究未见女性死于乳腺癌。

2007年经11年随访，136名妇女(74名安慰剂，62名他莫昔芬)发生了乳腺癌(RR = 0.84，95%，CI 0.60～1.17，年比率2.48/1000和2.07/1000)。他莫昔芬仅在高危女性乳腺癌发病率降低(6.26/1000和1.50/1000，RR 0.24)。他莫昔芬治疗期间有更多的潮热(RR 1.78)、阴道分泌物(RR 3.44)和尿路症状(RR 1.52)；以及更少的头痛(RR 0.68)。高甘油三酯血症(RR 4.33)、血栓事件(RR 1.63)、心律失常或心房纤颤(RR 1.73)他莫昔芬组更常见。

结论认为：选择ER阳性高危女性可能提高他莫昔芬干预的风险-效益比。

(4) 第一国际乳腺癌干预研究(the first International Breast Cancer Intervention Study，IBIS-Ⅰ)(Cuzick，2007)：从1992年4月至2001年3月，共7154名年龄35岁到70岁入组。随机双盲接受他莫昔芬(20mg/d)或安慰剂5年。高危因素较为复杂：年

龄 45～70 岁,至少两倍相对风险;40～44 岁,至少 4 倍风险;35～39 岁,至少 10 倍风险。特殊情况为:

≥45 岁,(1)如果母亲或姐妹在 50 岁之前被诊断患有乳腺癌;(2)两个一级或二级亲属患有乳腺癌;(3)一个一级亲属患乳腺癌,并有未生育或以前良性增生性病变之一。

≥40 岁,(1)不典型导管或小叶增生;(2)一级亲属患双侧乳腺癌;(3)两个一级或二级亲属患乳腺癌,其中一个在 50 岁前被诊断。

≥35 岁,存在两者之一,(1)小叶原位癌;(2)两名一级亲属患乳腺癌,且均在 50 岁前诊断。

根据模型,任何估计 10 年风险为 5% 以上的女性,中位随访 96 个月,3579 例他莫昔芬组诊断出 142 例乳腺癌,3575 例安慰剂组 195 例乳腺癌(4.97/1000 和 6.82/1000,RR=0.73,95%CI 0.58～0.91,$p=0.004$)。他莫昔芬的预防作用在随访期间及随机后 10 年持续获益。

他莫昔芬的副作用仅在治疗期间,停药后明显降低。如深静脉血栓和肺栓塞在他莫昔芬用药期间高于安慰剂组(52 例和 23 例,RR 2.26);但停药后为 16 例和 14 例,RR 1.14。他莫昔芬未能降低 ER 阴性浸润性肿瘤发生(均 35 例,RR 1.00)。但降低了 34% ER 阳性浸润性癌风险(87 与 132 例,RR 0.66)。他莫昔芬降低风险的效果至少持续 10 年,而大多数毒副作用仅在 5 年治疗期。他莫昔芬组有更高的血栓栓塞事件(117 例 vs 68 例,RR 1.72),包括深静脉血栓、肺栓塞,或视网膜静脉血栓形成,但栓塞事件仅发生在治疗阶段。心脑血管事件在治疗期间或停药后,均无统计学差异。

2013 年库齐克对 83399 名妇女 SERMs 的数据荟萃分析,中位随访 65 个月。乳腺癌发生率降低 38%(HR 0.62);下降幅度在随访前 5 年(HR 0.58,$p=0.000$),较第 5～10 年(HR 0.75,$p=0.007$)更明显。所有 SERMs 组的血栓事件均显著增加(HR 1.73,$p=0.001$)、椎体骨折显著减少(HR 0.66);ER 阳性乳腺癌的发生率在治疗期间和结束后至少 5 年内都有降低。

2019 年 USPSTF 纳入 46 项研究,包括 82 篇文献,大于 500 万参与者分析:他莫昔芬降低浸润性乳腺癌 31% 风险;雷洛昔芬降低 56%。雷洛昔芬与椎体骨折的低风险相关(RR 0.61);他莫昔芬与较低的非椎体骨折风险相关(RR 0.66)。他莫昔芬和雷洛昔芬与血栓栓塞事件增加相关,他莫昔芬比雷洛昔芬更明显。他莫昔芬与更高的子宫内膜癌和白内障风险相关。雷洛昔芬子宫内膜癌发病率没有增加。

STAR 试验对比他莫昔芬与雷洛昔芬:他莫昔芬预防浸润性乳腺癌的效果略好(RR 1.24)。他莫昔芬组子宫浸润癌及血栓栓塞事件风险高于雷洛昔芬组。此外,他莫昔芬还会增加白内障和子宫内膜癌的风险,特别是对≥50 岁的女性。

针对健康女性的化学预防，药物毒性限制了其广泛应用。如何定义乳腺癌高危人群、建立更佳的预测模型、大众乳腺癌风险的沟通与认知及伦理学等诸方面均需要更多的重视。

他莫昔芬作为一种典型的设计药物，与特定的分子靶点 ER 结合，其早期临床开发遵循饱和动力学，即寻找最大耐受剂量，而非最佳生物剂。

自 21 世纪开始，基于低剂量他莫昔芬的临床应用，特别是化学预防及乳腺癌高危人群筛选，进行了有益尝试。

8.2.2　低剂量他莫昔芬的探索

尽管自 1998 年相继报告强有力的证据证明乳腺癌预防的有效性，化学预防并未见大规模临床开展。2018 年欧洲一项调查显示，造成不推荐他莫昔芬预防的主要原因之一在于健康人群对预防药物毒副作用有更多考量，包括静脉血栓栓塞事件和子宫内膜癌，及更年期症状。几种潜在的策略可以解决这些副作用。其一是研究在乳腺和子宫内膜细胞中具有比他莫昔芬更少的雌激素样特性的药物；其二是基于 ER 的分子结构设计一种全新的分子；其三是降低辅助治疗中常用药物剂量，或采用间歇给药方式。

他莫昔芬作为非细胞毒药物，通过与雌激素受体竞争性结合，使其活性平台高于受体饱和浓度来发挥其抗肿瘤作用。在乳腺癌辅助治疗临床试验中观察到，他莫昔芬 20mg（美国）和更高剂量［20～40mg/d（英国）、30mg/d（加拿大、丹麦）］之间缺乏疗效差异。而 1、2、5 年辅助治疗，对侧乳腺癌发生比例分别下降 13%、26%、47%（EBCTCG 1998）。与抗肿瘤作用相反，他莫昔芬对敏感靶组织的致癌作用似乎遵循剂量反应关系。在大鼠中，他莫昔芬诱导的肝癌以剂量依赖的方式与 DNA 加合物[①]的形成直接相关（Li D,Cancer Res,1997）。在人类子宫内膜，临床试验中观察到的剂量反应效应可能是他莫昔芬的遗传毒性与雌激素激动效应相互作用的结果。斯德哥尔摩（Stockholm）研究他莫昔芬 40mg/d×2 年，子宫内膜癌发生增加 6 倍；而 NSABP-P1 研究，20mg/d×5 年，子宫内膜癌增加 2 倍。这些结果支持减少他莫昔芬剂量作为一种合理的尝试，在减少毒性的同时保持其活性。

1998 年，意大利米兰欧洲肿瘤研究所在前期他莫昔芬 20mg 治疗中动态检测血药浓度及生物标志物基础上，探索更低剂量他莫昔芬在外周血、肿瘤组织他莫昔芬及代谢

---

① DNA 加合物（DNA adduct formation）：化学毒物经生物系统代谢并活化后的亲电活性产物与 DNA 分子特异位点结合形成的共价结合物）。

物浓度；减少乳腺密度；降低肿瘤 KI-67 水平；减少同侧肿瘤复发及高危乳腺癌人群化学预防进行了广泛探索。

1. 低剂量他莫昔芬对血药浓度、生物标志物的影响

(1) 1998 年至 1999 年，分别对健康子宫切除妇女、健康女性和乳腺癌患者，探讨不同剂量他莫昔芬（安慰剂、20mg/d、10mg/d 或 10mg/隔天）对生物标志物和血药浓度的影响。结果显示常规剂量 20mg/d 他莫昔芬减少 75％后不会影响药物对生物标记物，尤其是心血管疾病的替代标记物的活性；血液浓度降低 80％不会影响他莫昔芬在心血管或乳腺癌风险生物标志物的活性，且可能更具安全性。

(2) 1999 年 JCO 同期发表了 Jordan VC 评论文章，文中提出：他莫昔芬在雌激素受体中是一种竞争性抑制剂，其保护作用远远超过了治疗期。"more is not better for response rates"，但是"how low can we go?""how long is long enough?"显然剂量和持续时间问题的可靠答案只能来自保证志愿者安全的随机临床试验。最后他认为低剂量他莫昔芬不能保证对乳房有化学预防作用。

(3) 1999 年 9 月至 2001 年 8 月，120 名乳腺癌患者被随机分配到每天 20mg、5mg 或 1mg 他莫昔芬。治疗 28 天后，分别测量他莫昔芬及其三种代谢物血清和组织浓度，以及基线和治疗后 SHBG 和 KI-67 水平的变化。结果显示组织血清浓度变化与他莫昔芬剂量相关，对 SHBG 的雌激素激动作用随着剂量的降低而降低，而对 KI-67 表达的影响没有改变。这表明他莫昔芬治疗可以通过给予低剂量和治疗药物监测来改善。

2. 低剂量他莫昔芬对乳腺密度的影响

文献报告致密性乳腺有更高的乳腺癌发生率；激素替代治疗（HRT）可以增加乳腺密度，降低乳腺 X 线筛查敏感性；而筛查间期癌较筛查确定乳腺癌具有更高的侵袭性。

(1) 210 名 HRT 使用者随机分配四组：他莫昔芬 1mg/d 和安慰剂/周，安慰剂/天和他莫昔芬 10mg/w，他莫昔芬 5mg/d 和安慰剂/周或两者均安慰剂共 12 个月。他莫昔芬 12 个月后中位乳腺密度平均降低 0.8％（安慰剂）、3.7％（1mg/d）、2.4％（10mg/w）和 15.4％（5mg/d），其中 5mg/d 剂量组最明显。他莫昔芬增加了子宫内膜厚度，但不增加 KI-67 的表达，在三种剂量中，5mg/d 的 KI-67 表达较低。结论：5mg/d 他莫昔芬可很好地调节 HRT 使用者乳腺癌发生和心血管风险的生物标志物，而不会增加子宫内膜增生和更年期症状。

(2) KARISMA 2 研究（瑞典，Eriksson M，2021）：2021 年来自瑞典乳腺 X 线筛查计划的埃里克森（Eriksson）报告一组多中心随机、双盲、安慰剂对照非劣效二期临床研究,对比小剂量与标准剂量他莫昔芬降低乳腺 X 线密度和减少副作用症状的效果。入组时间从 2016 年 10 月 1 日至 2019 年 9 月 30 日。乳腺 X 线筛查年龄 40～74 岁。共1439 例(绝经前 566 例、绝经后 873 例)随机分为 6 组:他莫昔芬每天 0mg 242 例、1mg239 例、2.5mg 235 例、5mg 240 例、10mg 242 例、20mg 241 例,连续用药 6 个月。在服用 2.5～5mg 和 10mg 他莫昔芬后,参与者的乳腺 X 线密度明显下降,20mg 组的平均密度下降 10.1%,这一下降仅限于绝经前妇女(见图 89)。

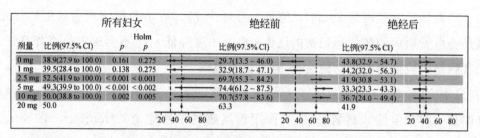

剂量	所有妇女				绝经前		绝经后	
	比例(97.5% CI)	p	Holm p		比例(97.5% CI)		比例(97.5% CI)	
0 mg	38.9(27.9 to 100.0)	0.161	0.275		29.7(13.5 ~ 46.0)		43.8(32.9 ~ 54.7)	
1 mg	39.5(28.4 to 100.0)	0.138	0.275		32.9(18.7 ~ 47.1)		44.2(32.0 ~ 56.3)	
2.5 mg	52.5(41.9 to 100.0)	< 0.001	< 0.001		69.7(55.3 ~ 84.2)		41.9(30.8 ~ 53.1)	
5 mg	49.3(39.9 to 100.0)	< 0.001	< 0.002		74.4(61.2 ~ 87.5)		33.3(23.3 ~ 43.3)	
10 mg	50.0(38.8 to 100.0)	0.002	0.005		70.7(57.8 ~ 83.6)		36.7(24.0 ~ 49.4)	
20 mg	50.0				63.3		41.9	
	20 40 60 80				20 40 60 80		20 40 60 80	

图 89　KARISMA 2 研究不同剂量他莫昔芬治疗 6 个月,乳腺 X 线密度变化

原载:Eriksson M et al. JCO. 2021;39(17);1899-1908

研究发现他莫昔芬 2.5mg、5mg、10mg 与 20mg 相比,严重血管症状(潮热、冷汗、盗汗)减少约 50%。绝经前女性他莫昔芬 2.5mg 与标准剂量 20mg 相比,乳腺钼靶密度降低效果并不逊色,而副作用更少,提示未来的研究应测试 2.5mg 他莫昔芬是否能降低原发性乳腺癌的风险。

517 例绝经前女性,287 例(56%)筛查发现,230 例(44%)间期癌。对 BI-RADS 密度为 A、B、C 和 D 类的筛查敏感性分别为 76%、69%、53% 和 46%。2.5mg 他莫昔芬6 个月后,模型筛选敏感性估计增加了 0%($p=0.35$)、2%($p<0.01$)、5%($p<0.01$)和5%($p<0.01$);经测算乳腺密度下降 15.4%,预测乳腺 X 线筛查敏感性将增加 4%;相对密度下降 20%,敏感度将增加 7%,间期癌将减少 24%,筛查确定的 20mm 以上肿瘤将减少 4%。KARISMA 试验中 2.5mg 他莫昔芬有可能增加乳房 X 线摄影筛查的敏感性,从而减少间期癌和较大肿瘤发现比例。

3. 低剂量他莫昔芬对肿瘤增殖的影响

1998 年马克里斯(Makris)研究显示 KI-67 水平与他莫昔芬治疗反应有关,在 ER阳性乳腺癌,KI-67 的下降提示他莫昔芬有效。

(1)伯纳德对 43 名诊断为乳腺纤维腺瘤的绝经前妇女进行随机双盲研究。患者于月经周期第一天开始口服 TAM 10mg/d($n=15$)、TAM 20mg/d($n=13$)或安慰剂($n=15$),治疗第 22 天进行肿瘤切除术。免疫组化检测增殖细胞核抗原(PCNA),安慰剂组(50.3%)表达 PCNA 细胞比例明显高于 TAM 10mg 组(24.1%)和 20mg 组

（23.2%）（$p < 0.001$）。他莫昔芬组间差异无统计学意义。提示低剂量 TAM 可显著降低正常人乳腺组织的增殖活性。

（2）随机双盲研究对 56 名诊断为乳腺纤维腺瘤的绝经前妇女分别给予他莫昔芬 0mg（$n=11$）、5mg（$n=16$）、10mg（$n=14$）、20mg（$n=15$），治疗第 50 天进行肿瘤切除活检。与安慰剂组相比，接受他莫昔芬 5mg/d、10mg/d、20mg/d 共 50 天，乳腺组织 ERa 和 PR 表达显著降低。

（3）德森西等比较 1999 年 9 月到 2001 年 8 月，共 120 名 ER 阳性乳腺癌术前随机分别予他莫昔芬 1mg/d、5mg/d、20mg/d，持续 4 周。与两个非随机乳腺癌对照（34 名 ER 阴性、29 名 ER 阳性）进行比较。结果：三组他莫昔芬 KI-67 表达率均有所降低，但各组间降低幅度无差异（$p=0.81$）。结果显示，尽管生物标志物受影响变化，但低剂量他莫昔芬对 KI-67 表达的影响与标准剂量相当。

4. 低剂量他莫昔芬的预防疗效

（1）1996 年至 2008 年入组导管原位癌（DCIS）经保乳手术后，根据临床判断和患者偏好，接受放疗和/或低剂量他莫昔芬（隔天 10mg 或每周 20mg）。1091 名 DCIS 患者中位年龄 53 岁（46～62 岁），544 名（49.9%）接受放疗。在 833 名 ER 阳性 DCIS 中，467 名（56.1%）接受了低剂量的他莫昔芬。中位随访 7.7 年，低剂量他莫昔芬显著降低任何乳腺事件（31.%降至 24.0%，HR 0.70）、同侧 DCIS 复发（11.5%降至 6.9%，HR 0.53），但没有降低同侧浸润性复发或对侧肿瘤。他莫昔芬对 50 岁以上女性的所有乳房事件疗效优于 50 岁以下（HR 0.51 vs HR 0.84，$p=0.03$）。使用他莫昔芬未见子宫内膜癌的增加，并有更少的死亡（$p=0.015$）。低剂量他莫昔芬对减少 50 岁以上女性 ER 阳性 DCIS 的同侧复发似乎安全有效。

（2）TAM-01 实验（Decensi A，2019）：多中心 Ⅲ 期试验，在 ER 或 PR≥1%或状态未知的乳腺上皮内瘤变（包括 ADH 和 LCIS 或 DCIS）患者，术后给予他莫昔芬 5mg/d 或安慰剂 3 年。主要终点为浸润性乳腺癌或导管原位癌的发生率。2008 年 11 月 1 日至 2015 年 3 月 31 日，有 1160 名女性接受筛查，在 500 名女性（年龄≤75 岁）中随机。中位随访 5.1 年，他莫昔芬组肿瘤事件低于安慰剂组（11.6 vs 23.9 /1000 人/年，HR 0.48，$p=0.024$）。他莫昔芬减少 75%对侧乳房事件（3 vs 12，HR 0.25，$p=0.018$）。除他莫昔芬每日潮热频率略有增加（$p=0.02$）外，患者报告结果两组无差异。他莫昔芬组有 12 例严重不良事件，包括 1 例深静脉血栓形成和 1 例I期子宫内膜癌；安慰剂组 16 例，包括 1 例肺栓塞。

低剂量他莫昔芬经过 20 余年的临床研究，5mg/d，服用 3 年具有 20mg/d 服用 5 年相似的效果,为"有效、短程、低毒"的预防模式开启了一扇新的大门。但两者尚缺乏头对头的临床研究。再者,他莫昔芬是一种雌激素受体竞争性抑制剂,低剂量常表现出更多的雌激素样特性和更少的抗雌激素特性,并能部分刺激培养中的乳腺癌细胞的复制。他莫昔芬在治疗前 4 周积累缓慢,肿瘤也将暴露于低浓度结合配体,当浓度达到一定高度时,抗雌激素作用将成为主导。另外,早期预防研究目标人群挑选似乎过于宽泛,大多数老年女性 5 年患癌风险会大于 1.66%。GAIL 模型是否存在种族差异?哪些才是真正"值得预防"的女性?因此,他莫昔芬的最低有效剂量以及最佳应用时长,还需更多研究。

8.3　芳香化酶抑制剂用于化学预防

MAP.3 试验 4560 名绝经后高危乳腺癌妇女(以下任一个:Gail 5 年风险评分大于 1.66%、既往不典型导管或小叶增生或原位小叶癌、导管原位癌乳房切除)。中位年龄为 62.5 岁,Gail 风险中位评分 2.3% 的女性随机分配服用依西美坦或安慰剂。中位随访 35 个月,乳腺癌发病率显著降低 53%,浸润性乳腺癌的发病率降低 65%。

IBIS-Ⅱ是一项国际、随机、双盲、安慰剂对照试验。比较阿那曲唑与安慰剂在预防乳腺癌(浸润性和导管原位癌)的疗效。2003 年 2 月 2 日至 2012 年 1 月 31 日,共招募了 3864 名女性。1920 名女性被随机分配服用阿那曲唑 5 年,1944 例服用安慰剂。中位随访 131 个月,阿那曲唑降低了 49% 的乳腺癌(85 例 vs 165 例,HR=0.51,p=0.0001)。前 5 年下降幅度较大(35 例 vs 89 例,HR 0.39,p=0.0001),但 5 年后仍有显著性下降(50 例 vs 76 例,HR=0.64,p=0.014),与前 5 年无显著性差异(p=0.087)。激素受体阳性侵润性雌乳腺癌降低了 54%(HR=0.46,p=0.0001),导管原位癌减少 59%(HR 0.41,p=0.0081)。没有观察到过多的骨折或心血管疾病。

目前,尚无直接比较 AI 与 SERMs 用于乳腺癌的化学预防。Cochrane 数据库 meta 分析仅为低质量的试验间分析而不是头对头比较研究。

8.4　雄激素加芳香化酶抑制剂的化学预防

抗雌激素用于乳腺癌预防造成卵巢衰竭或雌激素消耗的负面影响是人群所不选的原因之一。选择雄激素替代,早在 1945 年海曼即证明,预防性注射丙酸睾酮和孕酮,可将小鼠乳腺癌发病率从预期的 54% 降到 6.25%。他建议"对于有癌症家族史的女性,注射丙酸睾酮和孕酮作为预防措施"。细胞培养和动物实验研究表明,睾酮对雄激素受体(AR)的直接作用是抗增殖、促凋亡、抑制 ER 活性和乳腺癌细胞生长,AR 阳性提示预后更好。

21 世纪初,一项来自南澳大利亚回顾性观察研究,随访了 508 名接受睾酮和常规激素治疗的绝经后妇女。开始随访时平均年龄 56.4 岁,中位随访 5.8 年。使用睾酮(T)人群出现 7 例浸润性乳腺癌,发病率为 238 例/10 万女性年,明显低于妇女健康倡议研究的 380 例/10 万女性年或"百万女性"研究的 521 例/10 万女性年中仅接受雌激素/孕激素治疗的女性。使用睾酮乳腺癌发病率与未使用激素治疗的患者相近。

但睾酮通过芳构化转为雌二醇,AR 遍布全身,包括乳腺,从而有潜在增加乳腺癌的风险。

21 世纪开始有研究探索芳香化酶抑制剂联合雄激素用于预防乳腺癌发生,其机制在于雄激素的抗肿瘤作用及芳香化酶抑制剂抑制雄激素芳构化。2013 年格拉泽(Glaser)报告一项前瞻性观察研究在绝经前/后使用 T 或 T 联合阿那曲唑(T+A)皮下植入治疗激素缺乏症状的妇女乳腺癌的发生率。在这项研究中,95% 以上的女性没有同时接受雌激素治疗,连续 T 能够充分缓解这些患者的症状。中期 82 个月分析,与年龄匹配的 SEER 发病率(297 例/10 万)相比,坚持 T 或 T+A 治疗的女性乳腺癌发病率(76 例/10 万)降低,风险降低 74%。另一项新辅助治疗中,T(60mg)+A(4mg)联合植入癌周乳腺组织,显示良好的治疗反应。局部连续、同时释放 T 和 A 直接作用到肿瘤部位,使 T 经 AR 的有益作用而不致芳构化 E2 产生。

虽然早期研究显示身心安全性与耐受性良好,但目前尚缺乏大规模临床试验的结果。

"上医治未病",经过 40 余年的探索,乳腺癌的化学预防依然未见曙光。我们对乳腺癌的病因依然缺乏认识,我们对于高危人群的界定依然不够完善,我们至今依然没有一个完美的预防药物。但预防直至治愈乳腺癌的目标却从未改变。

拉卡萨涅小传

安东尼·拉卡萨涅于 1884 年 8 月 29 日出生在卢瓦尔维勒尔斯特。他的父亲曾是一名军医,并在里昂大学医学和药学院担任法律医学教授。在完成里昂医院医学博士和实习生学业后,1908 年拉卡萨涅教授进入组织学实验室,师从克劳迪亚斯·雷戈(Claudius Regaud)。他的第一项科学工作主题是"X 射线对卵巢的组织学和生理学影响"。1909 年雷戈博士被巴斯德研究所所长埃米尔·鲁克斯(Emile Roux)召回巴黎,负责新建成的放射生理学实验室,即镭研究所的巴斯德实验室。

1913年,雷戈邀请拉卡萨涅加入镭研究所,最初进行氡放射生物学研究。1914年,"一战"爆发,拉卡萨涅被派往希腊和罗马尼亚前线担任了四年的医疗辅助人员。1919年,他回到镭研究所,此后再也没有离开。1923年,拉卡萨涅任巴斯德实验室助理主任。1937年,雷戈退休,拉卡萨涅接替他成为巴斯德研究所服务主任和镭研究所的生物学部门主任;同年,成为居里基金会主任,直到1954年10月退休。

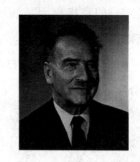

图90 安东尼·拉卡萨涅

1941年,拉卡萨涅当选法兰西学院放射生物学和癌症学教授;同年,当选科学院院士。1957年,他成为法国国家法语联盟主席,并一直担任该职位直到去世。1950年,拉卡萨涅担任在索邦大学举行的第五届国际癌症大会(UICC)主席,这是在法国举行的第一次国际癌症大会。拉卡萨涅拥有许多大学的荣誉博士,也是荣誉军团指挥官和国家荣誉勋章的高级军官。

拉卡萨涅教授最初是一名病理学家,从事实验放射病理学和内分泌癌研究。"一战"结束后,与雷戈合作镭治疗技术的应用。居里夫人给他提供样品,拉卡萨涅研究了辐射对正常组织和胚胎的影响,展示了辐射对肿瘤破坏的组织病理学证据及异常流产(1922);全身照射引起的紫癜综合征和循环血细胞的相对辐射抗性(1923);并详细描述了注入循环的放射性内脏分布(1925)。这些研究,迅速促成了用X射线、镭和放射性同位素来治疗人类癌症的方案,并在放射自显影术的发展中发挥了最重要的作用。1929年,拉卡萨涅与文森特等合作开展了对感染病灶辐射后的致癌性反应研究;1932年,第一个报告了雌激素对雄性老鼠的乳腺有致癌作用。这一观察极大地促进了内分泌癌的认识,并开创了雌激素治疗前列腺癌的成功先例;他展示了缺氧在动物抵抗全身照射中的作用,间接展示了氧在辐射敏感性中的作用;1944年研究了中子和多种药物,包括碳氢化合物(1947)的致癌效应;全身辐射导致死亡的机制(1957);辐射和致癌药物对大鼠肝脏的联合作用(1961);肾上腺皮质在实验性肝脏肿瘤发生中的作用(1962);最后一项研究孕烯醇酮在实验性睾丸间质细胞肿瘤产生中的作用(1971)。

拉卡萨涅出版多部著作,其中1941年的《辐射对组织的作用》(*Action of radiation on organization*)是无数放射治疗师的启蒙读物。

1971年12月16日在巴黎逝世,享年78岁。

阅读参考文献

1. ABDERRAHMAN B,JORDAN VC. Angela M. Hartley Brodie (1934-2017)[J]. *Nature*. 2017; 548 (7665): 32.

2. ADAIR FE,HERRMANN JB. The Use of Testosterone Propionate in the Treatment of Advanced Carcinoma of the Breast[J]. *Ann Surg*. 1946; 123(6): 1023-1035.

3. AL-QASEM AJ,ALVES CL,DITZEL HJ. Resistance Mechanisms to Combined CDK4/6 Inhibitors and Endocrine Therapy in ER＋/HER2- Advanced Breast Cancer: Biomarkers and Potential Novel Treatment Strategies[J]. *Cancers (Basel)*. 2021; 13(21): 5397.

4. ANDRAHENNADI S,SAMI A,MANNA M,et al. Current Landscape of Targeted Therapy in Hormone Receptor-Positive and HER2-Negative Breast Cancer[J]. *Curr Oncol*. 2021; 28(3): 1803-1822.

5. ASGHAR U,WITKIEWICZ AK,TURNER NC,et al. The history and future of targeting cyclin-dependent kinases in cancer therapy[J]. *Nat Rev Drug Discov*. 2015; 14(2): 130-146.

6. BAI J,LI Y,ZHANG G. Cell cycle regulation and anticancer drug discovery[J]. *Cancer Biol Med*. 2017; 14(4): 348-362.

7. BAUM M,HACKSHAW A,HOUGHTON J,et al. Adjuvant goserelin in pre-menopausal patients with early breast cancer: Results from the ZIPP study[J]. *Eur J Cancer*. 2006; 42(7): 895-904.

8. BAY NS,BAY BH. Greek anatomist herophilus: the father of anatomy[J]. *Anat Cell Biol*. 2010; 43(4): 280-283.

9. BELLET M,GRAY KP,FRANCIS PA,et al. Twelve-Month Estrogen Levels in Premenopausal Women With Hormone Receptor-Positive Breast Cancer Receiving Adjuvant Triptorelin Plus Exemestane or Tamoxifen in the Suppression of Ovarian Function Trial (SOFT): The SOFT-EST Substudy[J]. *J Clin Oncol*. 2016; 34(14): 1584-1593.

10. BEATSON GT. On the Treatment of Inoperable Cases of Carcinoma of the Mamma: Suggestions for a New Method of Treatment, with Illustrative Cases[J]. *Trans Med Chir Soc Edinb*. 1896; 15: 153-179.

11. BESE NS,IRIBAS A,DIRICAN A,et al. Ovarian ablation by radiation therapy: is it still an option for the ablation of ovarian function in endocrine responsive premenopausal breast cancer patients? [J]. *Breast*. 2009; 18(5): 304-308.

12. Bhatnagar AS. The discovery and mechanism of action of letrozole[J]. *Breast Cancer Res Treat*. 2007; 105 Suppl 1(Suppl 1): 7-17.

13. BIAN L,XU FR,JIANG ZF. Endocrine therapy combined with targeted therapy in hormone receptor-positive metastatic breast cancer[J]. *Chin Med J (Engl)*. 2020; 133(19): 2338-2345.

14. BLAKEMORE J,NAFTOLIN F. Aromatase: Contributions to Physiology and Disease in Women and Men[J]. *Physiology (Bethesda)*. 2016; 31(4): 258-269.

15. BOCCARDO F,RUBAGOTTI A,PERROTTA A,et al. Ovarian ablation versus goserelin with or without tamoxifen in pre-perimenopausal patients with advanced breast cancer: results of a multicentric Italian study[J]. *Ann Oncol*. 1994; 5(4): 337-342.

16. BONDESSON M,HAO R,LIN CY,et al. Estrogen receptor signaling during vertebrate development[J]. *Biochim Biophys Acta*. 2015; 1849(2): 142-151.

17. BORGQUIST S,HALL P,LIPKUS I,et al. Towards Prevention of Breast Cancer: What Are the Clinical Challenges[J]? *Cancer Prev Res (Phila)*. 2018; 11(5): 255-264.

18. BRAAL CL,JONGBLOED EM,WILTING SM,et al. Inhibiting CDK4/6 in Breast Cancer with

Palbociclib,Ribociclib,and Abemaciclib: Similarities and Differences[J]. *Drugs*. 2021; 81(3): 317-331.

19. BROSTER LR. The surgery of the adrenal glands[J]. *Postgrad Med J*. 1950; 26(298): 425-435.

20. BUI KT,WILLSON ML,GOEL S,et al. Ovarian suppression for adjuvant treatment of hormone receptor-positive early breast cancer[J]. *Cochrane Database Syst Rev*. 2020; 3(3): CD013538.

21. BURGUIN A,DIORIO C,DUROCHER F. Breast Cancer Treatments: Updates and New Challenges[J]. *J Pers Med*. 2021; 11(8): 808.

22. BUZDAR AU,JONAT W,HOWELL A,et al. Anastrozole versus megestrol acetate in the treatment of postmenopausal women with advanced breast carcinoma: results of a survival update based on a combined analysis of data from two mature phase III trials. Arimidex Study Group[J]. *Cancer*. 1998; 83(6): 1142-1152.

23. BUZDAR A,DOUMA J,DAVIDSON N,et al. Phase III,multicenter,double-blind,randomized study of letrozole,an aromatase inhibitor,for advanced breast cancer versus megestrol acetate[J]. *J Clin Oncol*. 2001; 19(14): 3357-3366.

24. CADE S. Adrenalectomy for breast cancer[J]. *Br Med J*. 1955; 1(4904): 1-4.

25. CASTIGLIONE-GERTSCH M, JOHNSEN C, GOLDHIRSCH A, et al. The International (Ludwig) Breast Cancer Study Group Trials I-IV: 15 years follow-up[J]. *Ann Oncol*. 1994; 5(8): 717-724.

26. CAVALLI F, GOLDHIRSCH A,JUNGI F,et al. Randomized trial of low- versus high-dose medroxyprogesterone acetate in the induction treatment of postmenopausal patients with advanced breast cancer[J]. *J Clin Oncol*. 1984; 2(5): 414-419.

27. CHANCHAN G,XIANGYU S,FANGFANG S,et al. The efficacy and safety of targeted therapy plus fulvestrant in postmenopausal women with hormone-receptor positive advanced breast cancer: A meta-analysis of randomized-control trials[J]. *PLoS One*. 2018; 13(9): e0204202.

28. Chen S. Aromatase and breast cancer[J]. *Front Biosci*. 1998; 3: d922-933.

29. Chien TJ. A review of the endocrine resistance in hormone-positive breast cancer[J]. *Am J Cancer Res*. 2021; 11(8): 3813-3831.

30. CHONG QY,KOK ZH,BUI NL,et al. A unique CDK4/6 inhibitor: current and future therapeutic strategies of abemaciclib[J]. *Pharmacol Res*. 2020; 156: 104686.

31. CLARKE MJ. Ovarian ablation in breast cancer,1896 to 1998: milestones along hierarchy of evidence from case report to Cochrane review[J]. *BMJ*. 1998; 317(7167): 1246-1248.

32. COATES AS,KESHAVIAH A,THüRLIMANN B,et al. Five years of letrozole compared with tamoxifen as initial adjuvant therapy for postmenopausal women with endocrine-responsive early breast cancer: update of study BIG 1-98[J]. *J Clin Oncol*. 2007; 25(5): 486-492.

33. COLE MP,JONES CT,TODD ID. A new anti-oestrogenic agent in late breast cancer. An early clinical appraisal of ICI46474[J]. *Br J Cancer*. 1971; 25(2): 270-275.

34. Collins WF. Hypophysectomy: historical and personal perspective[J]. *Clin Neurosurg*. 1974; 21: 68-78.

35. CORNER GW SR. The early history of progesterone[J]. *Gynecol Invest*. 1974; 5(2): 106-112.

36. COOMBES RC, GOSS P, DOWSETT M, et al. 4-Hydroxyandrostenedione in treatment of postmenopausal patients with advanced breast cancer[J]. *Lancet*. 1984; 2(8414): 1237-1239.

37. COOMBES RC,HALL E,GIBSON LJ,et al. A randomized trial of exemestane after two to three years of tamoxifen therapy in postmenopausal women with primary breast cancer[J]. *N Engl J Med*. 2004; 350(11): 1081-1092.

38. CRITCHLEY HOD, CHODANKAR RR. 90 YEARS OF PROGESTERONE: Selective progesterone receptor modulators in gynaecological therapies [J]. *J Mol Endocrinol*. 2020; 65 (1): T15-T33.

39. CROWLEY LG. Current status of the management of patients with endocrine-sensitive tumors. I. Introduction and carcinoma of the breast[J]. *Calif Med*. 1969; 110(1): 43-60.

40. CUI J, SHEN Y, LI R. Estrogen synthesis and signaling pathways during aging: from periphery to brain[J]. *Trends Mol Med*. 2013; 19(3): 197-209.

41. CUZICK J, BAUM M. Tamoxifen and contralateral breast cancer[J]. *Lancet*. 1985; 2(8449): 282.

42. CUZICK J, FORBES JF, SESTAK I, et al. Long-term results of tamoxifen prophylaxis for breast cancer--96-month follow-up of the randomized IBIS-I trial[J]. *J Natl Cancer Inst*. 2007; 99(4): 272-282.

43. CUZICK J, SESTAK I, BONANNI B, et al. Selective oestrogen receptor modulators in prevention of breast cancer: an updated meta-analysis of individual participant data[J]. *Lancet*. 2013; 381(9880): 1827-1834.

44. CUZICK J, SESTAK I, FORBES JF, et al. Use of anastrozole for breast cancer prevention (IBIS-II): long-term results of a randomised controlled trial[J]. *Lancet*. 2020; 395(10218): 117-122.

45. DAO TL, TAN E, BROOKS V. A comparative evaluation of adrenalectomy and cortisone in the treatment of advanced mammary carcinoma[J]. *Cancer*. 1961; 14: 1259-1265.

46. DAVIES C, PAN H, GODWIN J, et al. Long-term effects of continuing adjuvant tamoxifen to 10 years versus stopping at 5 years after diagnosis of oestrogen receptor-positive breast cancer: ATLAS, a randomised trial[J]. *Lancet*. 2013; 381(9869): 805-816.

47. DECENSI A, FONTANA V, BRUNO S, et al. Effect of tamoxifen on endometrial proliferation[J]. *J Clin Oncol* 1996; 14: 434-440.

48. DECENSI A, BONANNI B, GUERRIERI-GONZAGA A, et al. Biologic activity of tamoxifen at low doses in healthy women[J]. *J Natl Cancer Inst*. 1998; 90(19): 1461-1467.

49. DECENSI A, GANDINI S, GUERRIERI-GONZAGA A, et al. Effect of blood tamoxifen concentrations on surrogate biomarkers in a trial of dose reduction in healthy women[J]. *J Clin Oncol*. 1999; 17(9): 2633-2638.

50. DECENSI A, ROBERTSON C, VIALE G, et al. A randomized trial of low-dose tamoxifen on breast cancer proliferation and blood estrogenic biomarkers[J]. *J Natl Cancer Inst*. 2003; 95(11): 779-790.

51. DECENSI A, GANDINI S, SERRANO D, et al. Randomized dose-ranging trial of tamoxifen at low doses in hormone replacement therapy users[J]. *J Clin Oncol*. 2007; 25(27): 4201-4209.

52. DECENSI A, PUNTONI M, GUERRIERI-GONZAGA A, et al. Randomized Placebo Controlled Trial of Low-Dose Tamoxifen to Prevent Local and Contralateral Recurrence in Breast Intraepithelial Neoplasia[J]. *J Clin Oncol*. 2019; 37(19): 1629-1637.

53. DEFRIEND DJ, HOWELL A, NICHOLSON RI, et al. Investigation of a new pure antiestrogen (ICI 182780) in women with primary breast cancer[J]. *Cancer Res*. 1994; 54(2): 408-414.

54. DE HERDER WW. Heroes in endocrinology: Nobel Prizes[J]. *Endocr Connect*. 2014; 3(3): R94-R104.

55. DE HERDER WW. The History of Acromegaly[J]. *Neuroendocrinology*. 2016; 103(1): 7-17.

56. DE LIMA GR, FACINA G, SHIDA JY, et al. Effects of low dose tamoxifen on normal breast tissue from premenopausal women[J]. *Eur J Cancer*. 2003; 39(7): 891-898.

57. DEL REGATO JA. Antoine Lacassagne, M. D. 1884-1971[J]. *Am J Roentgenol Radium Ther Nucl Med*. 1972; 115(4): 845-847.

58. DETRE SI, ASHLEY S, MOHAMMED K, et al. Immunohistochemical Phenotype of Breast Cancer during 25-Year Follow-up of the Royal Marsden Tamoxifen Prevention Trial[J]. *Cancer Prev Res (Phila)*. 2017; 10(3): 171-176.

59. DIMITRAKAKIS C, JONES RA, LIU A, et al. Breast cancer incidence in postmenopausal women

using testosterone in addition to usual hormone therapy[J]. *Menopause*. 2004；11(5)：531-535.

60. DORAIRAJAN N，PRADEEP PV. Vignette thyroid surgery：a glimpse into its history[J]. *Int Surg*. 2013；98(1)：70-75.

61. EARLY BREAST CANCER TRIALISTS' COLLABORATIVE G. Relevance of breast cancer hormone receptors and other factors to the efficacy of adjuvant tamoxifen：patient-level metaanalysis of randomised trials[J]. *Lancet*. 2011；378(9793)：771-784.

62. EDGAR ALLEN：Curriculum Vitae and Bibliography[J]. *Yale J Biol Med*. 1944；17(1)：1. b1-12.

63. EISELSBERG FV. I. Operations upon the Hypophysis[J]. *Ann Surg*. 1910；52(1)：1-14.

64. ELLIS PA，SACCANI-JOTTI G，CLARKE R，et al. Induction of apoptosis by tamoxifen and ICI 182780 in primary breast cancer[J]. *Int J Cancer*. 1997；72(4)：608-613.

65. ELLIS MJ，LLOMBART-CUSSAC A，FELTL D，et al. Fulvestrant 500 mg Versus Anastrozole 1 mg for the First-Line Treatment of Advanced Breast Cancer：Overall Survival Analysis From the Phase II FIRST Study[J]. *J Clin Oncol*. 2015；33(32)：3781-3787.

66. ERIKSSON M，CZENE K，CONANT EF，et al. Use of Low-Dose Tamoxifen to Increase Mammographic Screening Sensitivity in Premenopausal Women[J]. *Cancers (Basel)*. 2021；13(2)：302.

67. ERIKSSON M，EKLUND M，BORGQUIST S，et al. Low-Dose Tamoxifen for Mammographic Density Reduction：A Randomized Controlled Trial[J]. *J Clin Oncol*. 2021；39(17)：1899-1908.

68. ETTL T，SCHULZ D，BAUER RJ. The Renaissance of Cyclin Dependent Kinase Inhibitors[J]. *Cancers (Basel)*. 2022；14(2)：293.

69. EVANS T，ROSENTHAL ET，YOUNGBLOM J，et al. Cyclin：a protein specified by maternal mRNA in sea urchin eggs that is destroyed at each cleavage division[J]. *Cell*. 1983；33(2)：389-396.

70. SIMPSON ER，DAVIS SR. Minireview：aromatase and the regulation of estrogen biosynthesis—some new perspectives[J]. *Endocrinology*. 2001；142(11)：4589-4594.

71. FINK G. 60 YEARS OF NEUROENDOCRINOLOGY：MEMOIR：Harris' neuroendocrine revolution：of portal vessels and self-priming[J]. *J Endocrinol*. 2015；226(2)：T13-24.

72. FINN RS，DERING J，CONKLIN D，et al. PD 0332991，a selective cyclin D kinase 4/6 inhibitor，preferentially inhibits proliferation of luminal estrogen receptor-positive human breast cancer cell lines in vitro[J]. *Breast Cancer Res*. 2009；11(5)：R77.

73. FINN RS，CROWN JP，LANG I，et al. The cyclin-dependent kinase 4/6 inhibitor palbociclib in combination with letrozole versus letrozole alone as first-line treatment of oestrogen receptor-positive，HER2-negative，advanced breast cancer (PALOMA-1/TRIO-18)：a randomised phase 2 study[J]. *Lancet Oncol*. 2015；16(1)：25-35.

74. FISHER B，REDMOND C，BROWN A，et al. Treatment of primary breast cancer with chemotherapy and tamoxifen[J]. *N Engl J Med*. 1981；305(1)：1-6.

75. FISHER B，COSTANTINO JP，WICKERHAM DL，et al. Tamoxifen for prevention of breast cancer：report of the National Surgical Adjuvant Breast and Bowel Project P-1 Study[J]. *J Natl Cancer Inst*. 1998；90(18)：1371-1388.

76. FISHER B，DIGNAM J，BRYANT J，et al. Five versus more than five years of tamoxifen for lymph node-negative breast cancer：updated findings from the National Surgical Adjuvant Breast and Bowel Project B-14 randomized trial[J]. *J Natl Cancer Inst*. 2001；93(9)：684-690.

77. FISHER B，COSTANTINO JP，WICKERHAM DL，et al. Tamoxifen for the prevention of breast cancer：current status of the National Surgical Adjuvant Breast and Bowel Project P-1 study[J]. *J Natl Cancer Inst*. 2005；97(22)：1652-1662.

78. FOCAN C，BEAUDUIN M，SALAMON E，et al. Adjuvant Breast Cancer Project Belgium.

Adjuvant high-dose medroxyprogesterone acetate for early breast cancer: 13 years update in a multicentre randomized trial[J]. *Br J Cancer*. 2001 6; 85(1): 1-8.

79. FOCAN C,BEAUDUIN M,MAJOIS F,et al. Adjuvant Breast Cancer Project,Belgium. High-dose oral medroxyprogesterone acetate or tamoxifen as adjuvant hormone therapy for node-negative early-stage breast cancer: randomized trial with 7-year update[J]. *Clin Breast Cancer*. 2004; 5(2): 136-41.

80. FORNASIER G, FRANCESCON S, LEONE R, et al. An historical overview over Pharmacovigilance[J]. *Int J Clin Pharm*. 2018; 40(4): 744-747.

81. FRY DW,HARVEY PJ,KELLER PR,et al. Specific inhibition of cyclin-dependent kinase 4/6 by PD 0332991 and associated antitumor activity in human tumor xenografts[J]. *Mol Cancer Ther*. 2004; 3(11): 1427-1438.

82. FUENTES N,SILVEYRA P. Estrogen receptor signaling mechanisms[J]. *Adv Protein Chem Struct Biol*. 2019; 116: 135-170.

83. GELBERT LM, CAI S, LIN X, et al. Preclinical characterization of the CDK4/6 inhibitor LY2835219: in-vivo cell cycle-dependent/independent anti-tumor activities alone/in combination with gemcitabine[J]. *Investig New Drugs*. 2014; 32(5): 825-837.

84. GLASER RL, DIMITRAKAKIS C. Reduced breast cancer incidence in women treated with subcutaneous testosterone, or testosterone with anastrozole: a prospective, observational study [J]. *Maturitas*. 2013; 76(4): 342-349.

85. GLASER R,DIMITRAKAKIS C. Testosterone and breast cancer prevention[J]. *Maturitas*. 2015; 82(3): 291-295.

86. GLICK S. Rosalyn Sussman Yalow (1921-2011)[J]. *Nature*. 2011; 474(7353): 580.

87. GLUCKSMANN A, HOWARD A, PELC SR. The uptake of radioactive sulphate by cells, fibres and ground-substance of mature and developing connective tissue in the adult mouse[J]. *J Anat*. 1956; 90(4): 478-485.

88. GOSS PE, INGLE JN, ALéS-MARTíNEZ JE, et al. Exemestane for breast-cancer prevention in postmenopausal women[J]. *N Engl J Med*. 2011; 364(25): 2381-2391.

89. GREENE GL. In memoriam: Elwood Jensen (1920-2012)[J]. *Endocrinology*. 2013; 154(10): 3489-3491.

90. GUERRIERI-GONZAGA A,SESTAK I,LAZZERONI M,et al. Benefit of low-dose tamoxifen in a large observational cohort of high risk ER positive breast DCIS[J]. *Int J Cancer*. 2016; 139(9): 2127-2134.

91. GUPTA S. Profile of V. Craig Jordan [J]. *Proc Natl Acad Sci U S A*. 2011; 108(47): 18876-18878.

92. HADDOW A,WATKINSON JM,PATERSON E,et al. Influence of Synthetic Oestrogens on Advanced Malignant Disease[J]. *Br Med J*. 1944; 2(4368): 393-398.

93. HERNANDO C,ORTEGA-MORILLO B,TAPIA M,et al. Oral Selective Estrogen Receptor Degraders (SERDs) as a Novel Breast Cancer Therapy: Present and Future from a Clinical Perspective[J]. *Int J Mol Sci*. 2021; 22(15): 7812.

94. HARRIS GW. The induction of pseudo-pregnancy in the rat by electrical stimulation through the head[J]. *J Physiol*. 1936; 88(3): 361-367.

95. HARTWELL LH. Twenty-five years of cell cycle genetics[J]. *Genetics*. 1991; 129(4): 975-980.

96. HORWITZ KB, SARTORIUS CA. 90 YEARS OF PROGESTERONE: Progesterone and progesterone receptors in breast cancer: past, present, future [J]. *J Mol Endocrinol*. 2020; 65(1): T49-T63.

97. HOWELL A,DEFRIEND DJ,ROBERTSON JF,et al. Pharmacokinetics, pharmacological and

anti-tumour effects of the specific anti-oestrogen ICI 182780 in women with advanced breast cancer[J]. *Br J Cancer*. 1996; 74(2): 300-308.

98. HUGGINS C, DAO TL. Adrenalectomy for mammary cancer; surgical technic of bilateral one-stage adrenalectomy in man[J]. *Ann Surg*. 1952; 136(4): 595-603.

99. HUGGINS C, SOMMER JL. Quantitative studies of prostatic secretion. III. Simultaneous measurement of size and secretion of the canine prostate and the interaction of androgenic and estrogenic substances thereon[J]. *J Exp Med*. 1953; 97(5): 663-680.

100. HUGHSS SW, BURLEY DM. Aminoglutethimide: a "side-effect" turned to therapeutic advantage[J]. *Postgrad Med J*. 1970; 46(537): 409-416.

101. Hunt T. Pursuing the impossible: an interview with Tim Hunt[J]. *BMC Biol*. 2015; 13: 64.

102. Hunt T. The discovery of cyclin (I)[J]. *Cell*. 2004; 116(2 Suppl): S63-S64.

103. HUNT T, NASMYTH K, NOVáK B. The cell cycle[J]. *Philos Trans R Soc Lond B Biol Sci*. 2011; 366(1584): 3494-3497.

104. IWAMOTO H. The 3D structure of fibrous material is fully restorable from its X-ray diffraction pattern[J]. *IUCrJ*. 2021; 8(Pt 4): 544-548.

105. ISRAELS ED, ISRAELS LG. The cell cycle[J]. *Oncologist*. 2000; 5(6): 510-513.

106. JENSEN EV, JORDAN VC. The estrogen receptor: a model for molecular medicine[J]. *Clin Cancer Res*. 2003; 9(6): 1980-1989.

107. JOHNSTON SR, KILBURN LS, ELLIS P, et al. Fulvestrant plus anastrozole or placebo versus exemestane alone after progression on non-steroidal aromatase inhibitors in postmenopausal patients with hormone-receptor-positive locally advanced or metastatic breast cancer (SoFEA): a composite, multicentre, phase 3 randomised trial[J]. *Lancet Oncol*. 2013; 14(10): 989-998.

108. JONAT W. Goserelin (Zoladex)--its role in early breast cancer in pre- and perimenopausal women [J]. *Br J Cancer*. 2001; 85 Suppl 2(Suppl 2): 1-5.

109. JORDAN VC, ALLEN KE. Evaluation of the antitumour activity of the non-steroidal antioestrogenmonohydroxytamoxifen in the DMBA-induced rat mammary carcinoma model[J]. *Eur J Cancer*. 1980; 16: 239-251.

110. JORDAN VC. Tamoxifen: too much of a good thing[J]? *J Clin Oncol*. 1999; 17(9): 2629-2630.

111. JORDAN VC. Tamoxifen (ICI46,474) as a targeted therapy to treat and prevent breast cancer [J]. *Br J Pharmacol*. 2006; 147 Suppl 1(Suppl 1): S269-S276.

112. Jordan VC. Tamoxifen: catalyst for the change to targeted therapy[J]. *Eur J Cancer*. 2008; 44(1): 30-38.

113. JORDAN VC. Tamoxifen as the first targeted long-term adjuvant therapy for breast cancer[J]. *Endocr Relat Cancer*. 2014; 21(3): R235-246.

114. JORDAN VC. The SERM Saga, Something from Nothing: American Cancer Society/SSO Basic Science Lecture[J]. *Ann Surg Oncol*. 2019; 26(7): 1981-1990.

115. JORDAN VC. 50th anniversary of the first clinical trial with ICI 46,474 (tamoxifen): then what happened[J]? *Endocr Relat Cancer*. 2021; 28(1): R11-R30.

116. KARYDAS I, FENTIMAN IS, TONG D, et al. Adjuvant androgen treatment of operable breast cancer—a 20 year analysis[J]. *Eur J Surg Oncol*. 1987; 13(2): 113-117.

117. KAUFMANN M, JONAT W, BLAMEY R, et al. Survival analyses from the ZEBRA study. goserelin (Zoladex) versus CMF in premenopausal women with node-positive breast cancer[J]. *Eur J Cancer*. 2003; 39(12): 1711-1717.

118. KAUFMANN M, JONAT W, HILFRICH J, et al. Improved overall survival in postmenopausal women with early breast cancer after anastrozole initiated after treatment with tamoxifen compared with

continued tamoxifen: the ARNO 95 Study[J]. *J Clin Oncol*. 2007; 25(19): 2664-2670.

119. KNUDSEN ES, PRUITT SC, HERSHBERGER PA, et al. Cell Cycle and Beyond: Exploiting New RB1 Controlled Mechanisms for Cancer Therapy[J]. *Trends Cancer*. 2019; 5(5): 308-324.

120. KOHN GE, RODRIGUEZ KM, HOTALING J, et al. The History of Estrogen Therapy[J]. *Sex Med Rev*. 2019; 7(3): 416-421.

121. LAIOS K, ANDROUTSOS G, PIAGKOU M, et al. Hypophysis. From outgrowth, to ocular disorder to pituitary gland[J]. *Hormones (Athens)*. 2017; 16(1): 99-100.

122. LAIOS K, LAGIOU E, KONOFAOU V, et al. From thyroid cartilage to thyroid gland[J]. *Folia Morphol (Warsz)*. 2019; 78(1): 171-173.

123. LEE JA. Claude Bernard (1813-1878)[J]. *Anaesthesia*. 1978; 33(8): 741-747.

124. LOVE RR, UY GB. Surgical oophorectomy for breast cancer: back to the future[J]. *Future Oncol*. 2008; 4(6): 785-792.

125. LUDWIG BREAST CANCER STUDY GROUP. A randomized trial of adjuvant combination chemotherapy with or without prednisone in premenopausal breast cancer patients with metastases in one to three axillary lymph nodes[J]. *Cancer Res*. 1985; 45(9): 4454-4459.

126. ŁUKASIK P, ZAŁUSKI M, GUTOWSKA I. Cyclin-Dependent Kinases (CDK) and Their Role in Diseases Development-Review[J]. *Int J Mol Sci*. 2021; 22(6): 2935.

127. LUKONG KE. Understanding breast cancer - The long and winding road[J]. *BBA Clin*. 2017; 7: 64-77.

128. MACMAHON CE, CAHILL JL. The evolution of the concept of the use of surgical castration in the palliation of breast cancer in pre-menopausal females[J]. *Ann Surg*. 1976; 184(6): 713-716.

129. MALUMBRES M. Cyclin-dependent kinases[J]. *Genome Biol*. 2014; 15(6): 122.

130. MARRA A, CURIGLIANO G. Are all cyclin-dependent kinases 4/6 inhibitors created equal[J]?. *NPJ Breast Cancer*. 2019; 5: 27.

131. MATSUSHIME H, ROUSSEL MF, ASHMUN RA, et al. Colony-stimulating factor 1 regulates novel cyclins during the G1 phase of the cell cycle[J]. *Cell*. 1991; 65: 701-713.

132. MATSUSHIME H, QUELLE DE, SHURTLEFF SA, et al. D-type cyclin-dependent kinase activity in mammalian cells[J]. *Mol Cell Biol*. 1994; 14(3): 2066-2076.

133. MOTTAMAL M, KANG B, PENG X, WANG G. From Pure Antagonists to Pure Degraders of the Estrogen Receptor: Evolving Strategies for the Same Target [J]. *ACS Omega*. 2021; 6 (14): 9334-9343.

134. MÜLLER-WILLE S. Cell theory, specificity, and reproduction, 1837-1870[J]. *Stud Hist Philos Biol Biomed Sci*. 2010; 41(3): 225-231.

135. NANCY E DAVIDSON. Bernard Fisher, MD: In Memoriam (1918-2019)[J]. *Cancer Res*, 2020; 80 (1): 3-4.

136. NIESCHLAG E, NIESCHLAG S. ENDOCRINE HISTORY: The history of discovery, synthesis and development of testosterone for clinical use[J]. *Eur J Endocrinol*. 2019; 180(6): R201-R212.

137. NISSEN-MEYER R. Primary breast cancer: the effect of primary ovarian irradiation[J]. *Ann Oncol*. 1991; 2(5): 343-346.

138. NURSE P. A long twentieth century of the cell cycle and beyond[J]. *Cell*. 2000; 100(1): 71-78.

139. NURSE P. The Nobel Prize and beyond: an interview with Sir Paul Nurse. Interview by Susan R. Owens[J]. *EMBO Rep*. 2002; 3(3): 204-206.

140. NURSE P. The cell cycle and beyond: an interview with Paul Nurse. Interview by Jim Smith[J]. *Dis Model Mech*. 2009; 2(3-4): 113-115.

141. NURSE P. Learning from the Uncontrollable[J]. *Cell*. 2016; 165(6): 1301-1306.

142. NURSE P. A Journey in Science：Cell-Cycle Control[J]. *Mol Med*. 2017；22：112-119.

143. OBRADOVIĆ MMS，HAMELIN B，MANEVSKI N，et al. Glucocorticoids promote breast cancer metastasis[J]. *Nature*. 2019；567(7749)：540-544.

144. OLIVECRONA H，LUFT R. Experiences with hypophysectomy in cancer of the breast[J]. *Ann R Coll Surg Engl*. 1957；20(5)：267-279.

145. O'MALLEY BW，KHAN S. Elwood V. Jensen (1920-2012)：father of the nuclear receptors[J]. *Proc Natl Acad Sci U S A*. 2013；110(10)：3707-3708.

146. PAGANI O，REGAN MM，WALLEY BA，et al. Adjuvant exemestane with ovarian suppression in premenopausal breast cancer[J]. *N Engl J Med*. 2014；371(2)：107-118.

147. PATEL HK，BIHANI T. Selective estrogen receptor modulators (SERMs) and selective estrogen receptor degraders (SERDs) in cancer treatmen[J]t. *Pharmacol Ther*. 2018；186(1)：1-24.

148. PAPADAKIS M，MANIOS A，SCHORETSANITIS G，et al. Landmarks in the history of adrenal surgery[J]. *Hormones (Athens)*. 2016；15(1)：136-141.

149. PEARCE JM. Thomas Addison (1793-1860)[J]. *J R Soc Med*. 2004；97(6)：297-300.

150. PETTERSSON M，CREWS CM. PROteolysis TArgeting Chimeras (PROTACs) - Past，present and future[J]. *Drug Discov Today Technol*. 2019；31(1)：15-27.

151. PIKE MC，ROSS RK，LOBO RA，et al. LHRH agonists and the prevention of breast and ovarian cancer[J]. *Br J Cancer*. 1989；60(1)：142-148.

152. PLANT TM. 60 YEARS OF NEUROENDOCRINOLOGY：The hypothalamo-pituitary-gonadal axis[J]. *J Endocrinol*. 2015；226(2)：T41-T54.

153. PETTERSSON M，CREWS CM. PROteolysis TArgeting Chimeras (PROTACs) - Past，present and future[J]. *Drug Discov Today Technol*. 2019；31(1)：15-27.

154. POWLES TJ，ASHLEY S，TIDY A，et al. Twenty-year follow-up of the Royal Marsden randomized，double-blinded tamoxifen breast cancer prevention trial[J]. *J Natl Cancer Inst*. 2007；99(4)：283-290.

155. RANA S，MALLAREDDY JR，SINGH S，et al. Inhibitors，PROTACs and Molecular Glues as Diverse Therapeutic Modalities to Target Cyclin-Dependent Kinase [J]. *Cancers (Basel)*. 2021；13(21)：5506.

156. REGAN MM，PAGANI O，FLEMING GF，et al. Adjuvant treatment of premenopausal women with endocrine-responsive early breast cancer：design of the TEXT and SOFT trials[J]. *Breast*. 2013；22(6)：1094-1100.

157. ROBERTO M，ASTONE A，BOTTICELLI A，et al. CDK4/6 Inhibitor Treatments in Patients with Hormone Receptor Positive，Her2 Negative Advanced Breast Cancer：Potential Molecular Mechanisms，Clinical Implications and Future Perspectives[J]. *Cancers (Basel)*. 2021；13(2)：332.

158. ROBERTSON JF. ICI 182，780 (Fulvestrant)—the first oestrogen receptor down-regulator—current clinical data[J]. *Br J Cancer*. 2001；85 Suppl 2(Suppl 2)：11-14.

159. ROBERTSON JF. Fulvestrant (Faslodex)—how to make a good drug better[J]. *Oncologist*. 2007；12(7)：774-784.

160. ROBERTSON JF，LLOMBART-CUSSAC A，ROLSKI J，et al. Activity of fulvestrant 500 mg versus anastrozole 1 mg as first-line treatment for advanced breast cancer：results from the FIRST study [J]. *J Clin Oncol*. 2009；27(27)：4530-4535.

161. ROBERTSON JF，DIXON JM，SIBBERING DM，et al. A randomized trial to assess the biological activity of short-term (pre-surgical) fulvestrant 500 mg plus anastrozole versus fulvestrant 500 mg alone or anastrozole alone on primary breast cancer[J]. *Breast Cancer Res*. 2013；15(2)：R18.

162. ROBERTSON JFR，BONDARENKO IM，TRISHKINA E，et al. Fulvestrant 500 mg versus anastrozole 1 mg for hormone receptor-positive advanced breast cancer (FALCON)：an international，

randomised，double-blind，phase 3 trial[J]．*Lancet*．2016；388(10063)：2997-3005.

163．RONCATO R，ANGELINI J，PANI A，et al. CDK4/6 Inhibitors in Breast Cancer Treatment：Potential Interactions with Drug，Gene，and Pathophysiological Conditions[J]．*Int J Mol Sci*．2020；21(17)：6350.

164．SAKAMOTO KM，KIM KB，KUMAGAI A，et al. Protacs：chimeric molecules that target proteins to the Skp1-Cullin-F box complex for ubiquitination and degradation[J]．*Proc Natl Acad Sci U S A*．2001；98(15)：8554-8559.

165．SANTEN RJ，BRODIE H，SIMPSON ER，et al. History of aromatase：saga of an important biological mediator and therapeutic target[J]．*Endocr Rev*．2009；30(4)：343-375.

166．SALAZAR AS，RAKHMANKULOVA M，SIMON LE，et al. Chemoprevention Agents to Reduce Mammographic Breast Density in Premenopausal Women：A Systematic Review of Clinical Trials[J]．*J NCI Cancer Spectr*．2021；5(1)：pkaa125.

167．SCHALLY AV，BLOCK NL，RICK FG. Discovery of LHRH and development of LHRH analogs for prostate cancer treatment[J]．*Prostate*．2017；77(9)：1036-1054.

168．SEGALOFF A，CARABASI R，HORWITT BN，et al. Hormonal therapy in cancer of the breast. VI. Effect of ACTH and cortisone on clinical course and hormonal excretion[J]．*Cancer*．1954；7(2)：331-334.

169．SEN M，HONAVAR SG. Wilhelm Conrad Röntgen：Finding X[J]．*Indian J Ophthalmol*．2021；69(10)：2570-2572.

170．SHERR CJ，BEACH D，SHAPIRO GI. Targeting CDK4 and CDK6：From Discovery to Therapy[J]．*Cancer Discov*．2016；6(4)：353-367.

171．SIMPSON E，SANTEN RJ. Celebrating 75 years of oestradiol[J]．*J Mol Endocrinol*．2015；55(3)：T1-20.

172．SMITH EP，BOYD J，FRANK GR，et al. Estrogen resistance caused by a mutation in the estrogen-receptor gene in a man[J]．*N Engl J Med*．1994；331(16)：1056-1061.

173．SMITH I，YARDLEY D，BURRIS H，et al. Comparative Efficacy and Safety of Adjuvant Letrozole Versus Anastrozole in Postmenopausal Patients With Hormone Receptor-Positive，Node-Positive Early Breast Cancer：Final Results of the Randomized Phase III Femara Versus Anastrozole Clinical Evaluation (FACE) Trial[J]．*J Clin Oncol*．2017；35(10)：1041-1048.

174．SOLOMON ZJ，MIRABAL JR，MAZUR DJ，et al. Selective Androgen Receptor Modulators：Current Knowledge and Clinical Applications[J]．*Sex Med Rev*．2019；7(1)：84-94.

175．SPICER DV，PIKE MC. Future possibilities in the prevention of breast cancer：luteinizing hormone-releasing hormone agonists[J]．*Breast Cancer Res*．2000；2(4)：264-267.

176．STOCKWELL S. Classics in oncology. George Thomas Beatson，M. D. (1848-1933)[J]．*CA Cancer J Clin*．1983；33(2)：105-121.

177．TAYLOR SG 3rd，MORRIS RS Jr. Hormones in breast metastasis therapy[J]．*Med Clin North Am*．1951；35(1)：51-61.

178．THORNTON JW. Evolution of vertebrate steroid receptors from an ancestral estrogen receptor by ligand exploitation and serial genome expansions[J]．*Proc Natl Acad Sci U S A*．2001；98(10)：5671-5676.

179．THÜRLIMANN B，CASTIGLIONE M，HSU-SCHMITZ SF，et al. Formestane versus megestrol acetate in postmenopausal breast cancer patients after failure of tamoxifen：a phase III prospective randomised cross over trial of second-line hormonal treatment (SAKK 20/90). Swiss Group for Clinical Cancer Research (SAKK)[J]．*Eur J Cancer*．1997；33(7)：1017-1024.

180．BENTLEY GE，KRIEGSFELD LJ，OSUGI T，et al. Interactions of gonadotropin-releasing hormone (GnRH) and gonadotropin-inhibitory hormone (GnIH) in birds and mammals[J]．*J Exp Zool A*

Comp Exp Biol. 2006；305(9)：807-814.

181. VERMEULEN K，VAN BOCKSTAELE DR，BERNEMAN ZN. The cell cycle：a review of regulation，deregulation and therapeutic targets in cancer[J]. *Cell Prolif*. 2003；36(3)：131-149.

182. VERONESI U，MAISONNEUVE P，COSTA A，et al. Prevention of breast cancer with tamoxifen：preliminary findings from the Italian randomised trial among hysterectomised women. Italian Tamoxifen Prevention Study[J]. *Lancet*. 1998；352(9122)：93-97.

183. VERONESI U，MAISONNEUVE P，ROTMENSZ N，et al. Tamoxifen for the prevention of breast cancer：late results of the Italian Randomized Tamoxifen Prevention Trial among women with hysterectomy[J]. *J Natl Cancer Inst*. 2007；99(9)：727-737.

184. VOGT ML. Geoffrey Wingfield Harris，1913-1971[J]. *Biogr Mem Fellows R Soc*. 1972；18：309-329.

185. VOORHEES JJ，DUELL EA，CHAMBERS DA，et al. Regulation of cell cycles[J]. *J Invest Dermatol*. 1976；67(1)：15-19.

186. WANG Y，JIANG X，FENG F，et al. Degradation of proteins by PROTACs and other strategies [J]. *Acta Pharm Sin B*. 2020；10(2)：207-238.

187. WATSON GW，TURNER RL. Breast cancer：a new approach to therapy[J]. *Br Med J*. 1959；1(5133)：1315-1320.

188. WEDDELL G. Geoffrey Wingfield Harris，C. B. E.，F. R. S.，M. D.，B. Chir.，Sc. D.（Cantab.） [J]. *J Anat*. 1972；113(Pt 1)：151-154.

189. WELLS SA JR，SANTEN RJ，LIPTON A，et al. Medical adrenalectomy with aminoglutethimide：clinical studies in postmenopausal patients with metastatic breast carcinoma[J]. *Ann Surg*. 1978；187(5)：475-484.

190. WEST JB. Galen and the beginnings of Western physiology[J]. *Am J Physiol Lung Cell Mol Physiol*. 2014；307(2)：L121-128.

191. WOLFF AC，DAVIDSON NE. Still waiting after 110 years：the optimal use of ovarian ablation as adjuvant therapy for breast cancer[J]. *J Clin Oncol*. 2006；24(31)：4949-4951.

192. WOLMARK N，FISHER B. Adjuvant tamoxifen and chemotherapy in stage II breast cancer：interim findings from NSABP protocol B-09[J]. *World J Surg*. 1985；9(5)：750-755.

193. YUAN K，WANG X，DONG H，et al. Selective inhibition of CDK4/6：A safe and effective strategy for developing anticancer drugs[J]. *Acta Pharm Sin B*. 2021；11(1)：30-54.

194. YUE W，WANG JP，HAMILTON CJ，et al. In situ aromatization enhances breast tumor estradiol levels and cellular proliferation[J]. *Cancer Res*. 1998；58(5)：927-932.

195. YOSHIMOTO FK，GUENGERICH FP. Mechanism of the third oxidative step in the conversion of androgens to estrogens by cytochrome P450 19A1 steroid aromatase[J]. *J Am Chem Soc*. 2014；136(42)：15016-15025.

196. ZAMPIERI F，ELMAGHAWRY M，ZANATTA A，et al. Andreas Vesalius：Celebrating 500 years of dissecting nature[J]. *Glob Cardiol Sci Pract*. 2015；2015(5)：66.

197. ZHANG M，ZHANG L，HEI R，et al. CDK inhibitors in cancer therapy，an overview of recent development[J]. *Am J Cancer Res*. 2021；11(5)：1913-1935.

198. ZHAO C，DAHLMAN-WRIGHT K，GUSTAFSSON JA. Estrogen receptor beta：an overview and update[J]. *Nucl Recept Signal*. 2008；6：e003.

199. ZHAO H，ZHOU L，SHANGGUAN AJ，et al. Aromatase expression and regulation in breast and endometrial cancer[J]. *J Mol Endocrinol*. 2016；57(1)：R19-33.

200. ZOU Y，MA D，WANG Y. The PROTAC technology in drug development[J]. *Cell Biochem Funct*. 2019；37(1)：21-30.

致谢

2023，癸卯兔年，仲春。

历经 24 个月，九易其稿，终于付梓。

感谢所有的患者，她们对生命的坚持与顽强，使我有动力奉献所有。

感谢徐兵河院士欣然作序，为本书增彩。

感谢王永胜教授、袁芃教授、黄元夕教授自始至终的鼓励、帮助和指教。

感谢陈莉敏女士、容若文先生，在写作中给予的宝贵意见和鼓励。

感谢董敏俊主任、魏群主任、罗黎希博士专业上的建议。

感谢清华大学出版社张宇编辑、宋成斌编辑多次往返修正与专业指教。

感谢家人的鼓励、生活中的帮助。

读书在获取知识、影响我们世界观的同时，使我们有机会看到不一样的多种人生，从而丰富我们的人生阅历，也使我们从多种维度看世间问题。

写作是一种再认识过程，站在当下回望历史，那些曾经闪光的先哲，对医学千余年前赴后继、筚路蓝缕的探索，一砖一瓦，完善着医学的大厦。但任何一种发明或发现，都是在特定的历史条件下形成的。所有的科学知识都是暂时的：不能将其看做终极真理，而应视为一种认识，未来将根据新的发现随时予以修改。我们习惯于倾听前人的错误，但忘了前人所处的环境，以及那些光辉的回响。

未来医学的道路依然漫长，还有更多的未知等待发现，本书的目的不仅是传授已有的知识，更是希望通过了解现今治疗的来龙去脉，由此激发未来的创造力，唤醒生命的价值感。

人类生命的进化到底是生物学上意外的产物，还是宇宙的神圣任务？为什么在浩瀚的已知世界中没有比人类更高的生命形式出现？从这个角度讲，每一个生命都有价值，每一个生命都是天选之人！